中医护理优化方案精选

学术顾问　廖若夷　李文龙　邓曼静

主编⊙黄　琼　刘　艳

中南大學出版社
www.csupress.com.cn
·长 沙·

图书在版编目(CIP)数据

中医护理优化方案精选／黄琼，刘艳主编. --长沙：中南大学出版社，2024. 11.

ISBN 978-7-5487-6075-7

Ⅰ. R248

中国国家版本馆 CIP 数据核字第 2024D937V5 号

中医护理优化方案精选

ZHONGYI HULI YOUHUA FANG'AN JINGXUAN

黄琼　刘艳　主编

□出 版 人　林绵优
□责任编辑　王雁芳
□责任印制　唐　曦
□出版发行　中南大学出版社
　　　　　　社址：长沙市麓山南路　　　　邮编：410083
　　　　　　发行科电话：0731-88876770　　传真：0731-88710482
□印　　装　广东虎彩云印刷有限公司

□开　　本　787 mm×1092 mm　1/16　□印张 23. 875　□字数 606 千字
□互联网+图书　二维码内容　字数 9. 1 千字
□版　　次　2024 年 11 月第 1 版　　□印次 2024 年 11 月第 1 次印刷
□书　　号　ISBN 978-7-5487-6075-7
□定　　价　86. 00 元

序言

Preface

中医药是中华文明的瑰宝，是国家医药卫生事业的重要组成部分。近年来，党中央、国务院高度重视中医药事业的发展，制定了一系列保护、扶持和发展中医药的方针政策。《全国护理事业发展规划(2021—2025年)》指出，要大力发展中医护理，健全完善中医护理常规、方案和技术操作标准，积极开展辨证施护和中医特色专科护理，持续提升中医护理服务质量。国家中医药管理局颁布实施的《52个病种中医护理方案(试行)》是以住院患者常见的中医优势病种主要症状为基础，以中医理论和辨证施护的思想为指导，以突出中医特色为主要特征，形成了辨证思维和整体护理流程，具有可操作性和指导性的特点。该方案在全国各中医医疗机构广泛推广和实施，对培养护理人员的中医护理临床思维能力、促进患者疾病康复、提高中医护理效果具有重要意义。

长沙市中医医院(长沙市第八医院)组织相关护理专家精心编写了《中医护理优化方案精选》这本书，该书以《52个病种中医护理方案(试行)》为指导，对方案的临床应用效果进行了总结分析，增加了常见证候类型、常见症状、常用中医特色技术等内容，进一步对方案效果评价指标进行量化分级，使评价更具客观性和操作性，便于护理人员同质化评价临床护理效果。该书的出版对规范护理人员中医护理行为和提高中医护理效果起到了良好的促进和推动作用。

通过阅读《中医护理优化方案精选》，操作者可以在治疗过程中采取适宜的中医护理操作手段，促进患者疾病的恢复，增加患者的舒适度和满意度。期许此书能作为中医和中西医结合护理人员学习的参考。故乐为之作序。

廖若夷

2024年5月15日

前言

Foreword

为发挥中医护理的特色优势，提高中医护理效果，2013—2015 年国家中医药管理局先后制定并下发了《52 个病种中医护理方案(试行)》，为提升临床中医护理工作水平起到了积极的推动作用。

然而，大部分护理人员毕业于西医院校，中医基础知识相对薄弱，同时中医护理方案实施缺乏统一的操作流程和效果评价标准，导致实际临床中中医护理方案的实施受到限制。长沙市中医医院(长沙市第八医院，以下简称我院)自 2013 年实施中医护理方案以来，经过信息部、药学部、医务部等部门及中医医疗、护理专家的深度参与，进行了 3 次优化。2015 年我院进行了评价效果的量化分级，提升了护理方案评价的客观性。2020 年我院实施了智慧护理管理，建立了基于中医护理方案的智慧护理云平台，使得护理人员在床旁即可完成评估，大幅提升了护士的工作效率，同时上线了知识库，即西医护士或者新护士也可以做到基本正确评估。2023 年我院参照诊疗方案，新增建立了 8 个中医护理方案，补充了效果评价依据，并根据实际运用增删了部分中医护理技术，使之更符合我院目前的临床运用。

为进一步创新中医护理服务模式，实现中医护理信息化建设，我们团队基于中医护理方案的实施现状、信息化发展水平、患者就医智能化需求，撰写了《基于智慧护理云平台在中医院推广中医护理方案的研究及应用》课题，获得了湖南中医药大学重点课题立项，并荣获第六届湖南省护理创新大赛护理技术与管理创新项目一等奖和第一届湖南护理创新发明奖二等奖，同时取得两项软件著作权(图 1、图 2)。

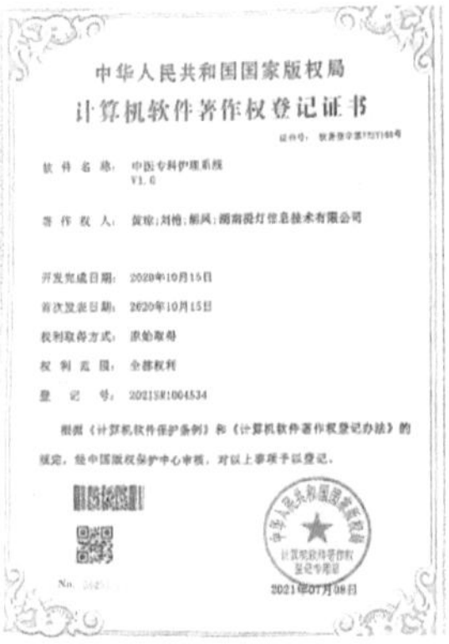
中华人民共和国国家版权局
计算机软件著作权登记证书

软件名称：中医专科护理系统 V1.0
著作权人：[illegible]
开发完成日期：2020年10月15日
首次发表日期：2020年10月15日
权利取得方式：原始取得
权利范围：全部权利
登记号：2021SR1004534

根据《计算机软件保护条例》和《计算机软件著作权登记办法》的规定，经中国版权保护中心审核，对以上事项予以登记。

2021年07月08日

图 1

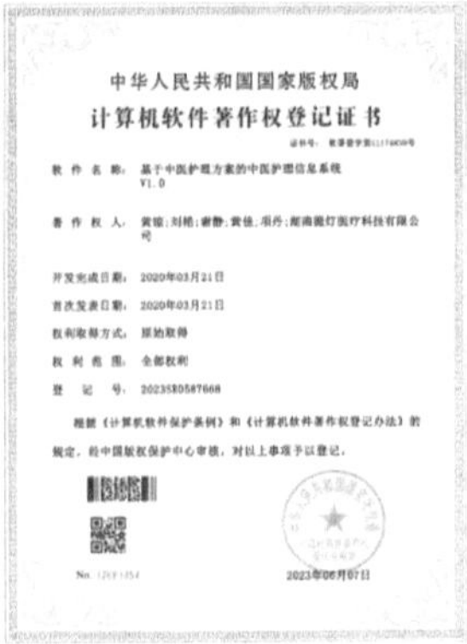
中华人民共和国国家版权局
计算机软件著作权登记证书

软件名称：基于中医护理方案的中医护理信息系统 V1.0
著作权人：[illegible]
开发完成日期：2020年03月21日
首次发表日期：2020年03月21日
权利取得方式：原始取得
权利范围：全部权利
登记号：2023SR0587668

根据《计算机软件保护条例》和《计算机软件著作权登记办法》的规定，经中国版权保护中心审核，对以上事项予以登记。

2023年06月07日

图 2

通过以上工作，推进了我院中医护理方案的临床落实，中医护理水平得到一定程度提升。目前《中医护理优化方案精选》的内容仍有部分不足之处，如对辨证施护措施、护理难点的讨论和优化还不够，中医特色护理技术的使用也有不足，需要在今后的工作中持续优化。同时中医护理方案的优化是一个系统工程，需要从多个层面进行综合考虑和实施，以确保中医护理方案真正落地，为老百姓的健康服务。

在成书的过程中，我们借鉴和参考了广东省中医院、浙江省中医院、湖南省中医药大学附属第一医院等国内一流中医医院的方案优化措施，查阅了较多的医疗诊疗方案、指南等，并得到了张月娟、廖若夷等“大咖”老师们的精心指导和帮助，最终形成了《中医护理优化方案精选》一书，在此表示衷心的感谢！由于编者水平有限，书中尚有诸多不足之处，敬请读者不吝指正。

编　者

2024 年 4 月

本书参考文献

目录

Contents

第一章
心系病证

第一节　心衰病(心力衰竭)中医护理方案

优化内容

一、证候施护

1. 喘促

(1)新增：耳穴压豆，取平喘、支气管、脾、肾、肺、肾上腺、交感等穴。

(2)新增：穴位贴敷，取天突、膻中、大椎、肺俞等穴。

2. 胸闷、心悸

(1)新增：穴位贴敷，取膻中、气海、关元、内关等穴。

(2)新增：耳穴压豆，取心、交感、神门、皮质下等穴。

(3)新增：中药热奄包，取前胸区。

(4)新增：刮痧治疗。

3. 神疲乏力

(1)新增：灸法，取足三里、涌泉等穴。

(2)新增：中药熏洗双足。

4. 尿少肢肿

(1)新增：耳穴压豆，取心、脾、肺、肾、输尿管、膀胱、三焦、皮质下等穴。

(2)新增：中药外敷，遵医嘱予芒硝外敷。

二、中医特色技术

新增中医特色技术：中药热奄包、刮痧治疗、中药外敷。

三、中医护理效果评价表

（一）护理效果

将效果评价中的4个选项（好、较好、一般、差）进行量化分级，实施前后分别进行评价，使评价更加客观和具有操作性。具体量化分级详见效果评价表。

（二）患者对护理的依从性评价进行规范

（1）依从：患者在治疗期间遵医嘱完成规范化中医护理治疗。

（2）部分依从：患者偶尔不能配合完成中医护理治疗。

（3）不依从：患者经常不能配合或自主要求终止中医护理治疗。

（三）对本病中医护理方案的评价

中医护理方案的4个评价（实用性强、实用性较强、实用性一般、不实用）参照国家药品监督管理局颁布的《中药新药临床研究指导原则》，将护理效果的评分采用尼莫地平评分法计算，疗效指数=（治疗前得分-治疗后得分）/治疗前得分×100%。

（1）治愈：症状、体征消失或基本消失，疗效指数>90%，评价为实用性强。

（2）显效：症状、体征明显好转，70%≤疗效指数≤90%，评价为实用性较强。

（3）有效：症状、体征有好转，30%≤疗效指数<70%，评价为实用性一般。

（4）无效：症状、体征无改善或加重，疗效指数<30%，评价为不实用。

中医护理方案

一、常见证候要点

（一）慢性稳定期

1. 心肺气虚、血瘀饮停证　胸闷气喘，心悸，活动后诱发或加重，神疲乏力，咳嗽，咯白痰，面色苍白，或有发绀。舌质淡或边有齿痕，或紫暗、有瘀点、瘀斑。脉沉细、虚数或涩、结代。

2. 气阴两虚、心血瘀阻证　胸闷气喘，心悸，动则加重，乏力自汗，两颧泛红，口燥咽干，五心烦热，失眠多梦，或有发绀。舌红少苔，或紫暗、有瘀点瘀斑。脉沉细、虚数或涩、结代。

3. 阳气亏虚、血瘀水停证　胸闷气喘，心悸，咳嗽，咳稀白痰，肢冷、畏寒，尿少浮肿，自汗，汗出湿冷。舌质暗淡或绛紫，苔白腻。脉沉细或涩、结代。

4. 肾精亏损、阴阳两虚证　心悸，动则气短，时尿少浮肿，腰膝酸软，头晕耳鸣，四肢不温，步履无力，或口干咽燥。舌淡红质胖、苔少，或舌红胖、苔薄白少津。脉沉细无力或数，或结代。

（二）急性加重期

1. 阳虚水泛证　喘促气急，痰涎上涌，咳嗽，咳粉红色泡沫样痰，口唇发绀，汗出肢冷，烦躁不安。舌质暗红，苔白腻，脉细促。

2. 阳虚喘脱证　面色晦暗，喘悸不休，烦躁不安，或额汗如油，四肢厥冷，尿少肢肿，面色苍白。舌淡苔白，脉微细欲绝或疾数无力。

3. 痰浊壅肺证　咳喘痰多，或发热形寒，倚息不得平卧，心悸气短，胸闷，动则尤甚，尿少肢肿，或颈脉显露。舌淡或略青，苔白腻，脉沉或弦滑。

二、常见症状/证候施护

1. 喘促

(1) 观察患者面色、血压、心率、心律、脉象及心电图变化，慎防喘脱危象(张口抬肩，稍动则咳喘欲绝，烦躁不安，面色灰白或面青唇紫，汗出肢冷，咳吐粉红色泡沫样痰)。

(2) 遵医嘱控制输液速度及总量。

(3) 遵医嘱准确使用解痉平喘药物。使用强心药物后，注意观察患者有无出现纳差、恶心、呕吐、头痛、乏力、黄视、绿视及各型心律失常等洋地黄中毒的表现。

(4) 遵医嘱予穴位按摩，取风门、肺俞、合谷等穴，以助宣肺定喘。

(5) 遵医嘱予耳穴压豆，取平喘、支气管、脾、肾、肺、肾上腺、交感等穴。

(6) 遵医嘱予穴位贴敷，取天突、膻中、大椎、肺俞等穴。

(7) 喘脱的护理：①立即通知医生，配合抢救，安慰患者，稳定患者恐惧情绪。②给予端坐位或双下肢下垂坐位，遵医嘱予 20%~30% 乙醇溶液湿化及中高流量面罩吸氧。③遵医嘱准确使用镇静、强心药，如吗啡、洋地黄类药物等。

2. 胸闷、心悸

(1) 协助患者取舒适卧位，加强生活护理，限制探视，减少气血耗损，保证充足的睡眠。

(2) 予间断低流量吸氧，观察吸氧后的效果。

(3) 嘱患者保持平淡情志，勿七情过极。保持情绪稳定，避免焦虑、紧张及过度兴奋。

(4) 做好患者心理护理，消除其恐惧感，避免不良情绪刺激，必要时让亲属陪伴，给予亲情支持。

(5) 遵医嘱予穴位贴敷，取膻中、气海、关元、内关等穴。

(6) 遵医嘱予耳穴压豆，取心、交感、神门、皮质下等穴。

(7) 遵医嘱予中药热奄包，取前胸区。

(8) 遵医嘱予刮痧治疗。

3. 神疲乏力

(1) 卧床休息，限制活动量；减少交谈，限制探视，减少气血耗损。

(2) 加强生活护理，勤巡视，将常用物品放置在患者随手可及的地方。注意患者安全，如加设床档，外出检查时有人陪同，防跌倒、坠床等。

(3) 大便秘结时，鼓励多食蜂蜜、水果、粗纤维蔬菜，予腹部按摩中脘、中极、关元等穴，促进肠蠕动，帮助排便。必要时遵医嘱使用缓泻药。

(4) 遵医嘱予灸法，取足三里、涌泉等穴。

(5) 遵医嘱予中药熏洗。

4. 尿少肢肿

(1) 准确记录 24 小时出入量，限制摄入量(入量比出量少 200~300 mL)，正确测量每日晨起体重(晨起排空大小便，穿轻薄衣服，空腹状态)。

(2) 遵医嘱给予少盐、易消化、高维生素、高膳食纤维饮食，忌饱餐。选用有利尿作用的食品，如芹菜、海带、赤小豆、西瓜等，也可用玉米须煎水代茶饮。

(3)做好皮肤护理，保持床单位整洁干燥，定时翻身，协助患者正确变换体位，避免推、拉、扯等动作，预防压力性损伤。可使用减压垫、气垫床、翻身枕等预防压力性损伤的辅助工具。用温水清洁皮肤，勤换内衣裤，勤剪指甲。会阴部水肿患者要做好会阴清洗，防止尿路感染。男性患者可予吊带托起阴囊，以防止摩擦，减轻水肿。下肢水肿者，可抬高双下肢，以利于血液回流。

(4)应用利尿剂后观察用药后效果，定期复查电解质，观察有无水、电解质紊乱。

(5)形寒肢冷者注意保温，可用艾叶煎水浴足，以温阳通脉，促进血液循环。

(6)中药汤剂宜浓煎，少量多次温服；攻下逐水药宜白天空腹服用。

(7)遵医嘱予耳穴压豆，取肾、心、脾、肺、输尿管、膀胱、三焦、皮质下等穴。

三、中医特色治疗护理

(一)药物治疗

1. 内服中药

(1)根据医生诊疗要求，辨证施护指导中药汤剂及中成药服用方法，汤剂宜浓煎，每剂100 mL分上下午服用。服药期间不宜进食辛辣刺激之品，以免影响药效。红参、西洋参宜另煎，宜上午服用。

(2)中成药适用于慢性稳定期患者，宜饭后半小时服用，以减少对胃黏膜的刺激。服药期间根据治疗药物服用注意事项、禁忌，做好饮食调整。

2. 注射给药

(1)根据医嘱辨证选择适宜中药输注的静脉。用药前询问患者过敏史。

(2)输液过程加强巡视，严格遵医嘱控制液体的入量及输入速度。

(二)中医特色技术

中药熏洗、耳穴压豆、灸法、穴位贴敷、穴位按摩、中药热奄包、刮痧治疗、中药外敷。

四、健康指导

(一)生活起居

(1)指导患者制定适宜的作息时间表，在保证夜间睡眠时间的基础上，尽量安排有规律的起床和入睡时间，最好在上午、下午各有1次卧床休息或短暂睡眠的时间，以30分钟为宜，不宜超过1小时。

(2)强调动静结合，根据患者心功能情况，进行适当活动和锻炼。活动中若出现明显胸闷、气促、眩晕、面色苍白、发绀、汗出、极度疲乏等不适，应停止活动，就地休息。

1)心功能Ⅳ级：绝对卧床休息。1~2天病情稳定后，可从被动运动方式活动各关节过渡到床上主动活动，再到协助下床坐直背扶手椅，逐步增加活动时间。在日常生活活动方面，帮助患者在床上进食、洗漱、翻身、坐盆大小便等。

2)心功能Ⅲ级：卧床休息，严格限制一般的体力活动。可进行床边站立、移步，从扶持步行练习过渡到反复床边步行和室内步行。在日常生活活动方面，帮助患者在床边进餐、坐椅、上厕所、坐式沐浴，直到患者能自行顺利完成。

3)心功能Ⅱ级：多卧床休息，中度限制一般的体力活动，避免比较重的活动。可进行室外步行，自行上1层楼梯，逐步过渡到通过步行测验，制定步行处方。在日常生活活动能自行站位沐浴，蹲厕大小便，轻松进行文娱活动，如广播操、健身操、太极拳等。

4)心功能Ⅰ级：不限制一般的体力活动，但必须避免重体力活动。建议增加午睡和晚上睡眠时间，以全天控制在10小时内为宜。

(3)恢复期可采用静坐调息法，有助于降低基础代谢率，减少心脏耗氧量的功能。方法：患者取坐位，双手伸开，平放于大腿上，双脚分开与肩等宽，膝关节、髋关节均呈90°，沉肩坠肘，含胸收腹，双眼微闭，全身放松。病重者可盘坐于床上。有意识地调整呼吸，采用自然腹式呼吸，要求呼吸做到深、长、细、匀、稳、悠。呼气时轻轻用力，使腹肌收缩，膈肌上抬。呼气完毕后不要憋气，立即吸气，使胸廓膨胀，膈肌下移，腹壁鼓起，要求做到自然柔和，缓慢松弛，避免紧张。呼气和吸气时间之比为3∶2，每分钟呼气10~15次，疗程视病情而定。

(4)太极拳：每天1次，每次20分钟。可改善不良心理状态，疏通经络气血，具有保精、养气和存神的作用。

(二)饮食指导

1. 饮食调节原则 低盐、低脂、清淡、易消化、富含维生素和微量元素的食物。

(1)心肺气虚、血瘀饮停证：饮食宜甘温，忌生冷肥腻之物。宜食补益心肺、活血化瘀之品，如莲子、大枣、蜂蜜、花生等。可选食红糖银耳羹等。

(2)气阴两虚，心血瘀阻证：饮食宜甘凉，忌辛辣、温燥、动火之物。宜食益气养阴、活血化瘀之品，如山药、银耳、百合、莲子、枸杞子等。

(3)阳气亏虚、血瘀水停证：饮食宜温热，忌生冷、寒凉、黏腻之物。宜食益气温阳、化瘀利水之品，如海参、鸡肉、羊肉、桃仁、木耳、大枣、冬瓜、玉米须等。可选食莲子山药饭等。

(4)肾精亏虚、阴阳两虚证：饮食宜温热，忌辛辣寒凉之物。宜食填精化气、益阴通阳之品，如芝麻、黑豆、枸杞子、鹌鹑、牡蛎、鸽肉、桑葚等。可选食山药鸡蛋羹等。

(5)阳虚水泛证：宜食温阳利水、泻肺平喘之品，如牛鞭、海参、羊肉、冬瓜等。

(6)痰浊壅肺证：宜食宣肺化痰之品，如橘皮薏苡仁粥等。

2. 控制液体摄入量 减轻心脏负荷，以24小时入量比出量少200~300 mL为宜。

3. 控制钠盐摄入量 限制量视心力衰竭的程度而定。遵医嘱轻度者每日供给食盐不超过5 g，中度者每日不超过3 g，重度者每日不超过1 g。

4. 进食的次数 宜少量多餐，每日进餐4~6次，每晚进食宜少，避免饱餐。

(三)情志调理

(1)指导患者注意调摄情志，宜平淡静志，避免七情过激和外界不良刺激，不宜用脑过度，避免情绪波动。

(2)劝慰患者正确对待由病程较长造成的体虚、易急躁的情绪变化，帮助患者保持心情愉快，消除因此产生的紧张心理，树立战胜疾病的信心和勇气，以利于疾病的好转或康复。

(3)告知患者诱发心力衰竭的各种因素，使患者对疾病有正确的认识，掌握相关的医学知识，积极主动加强自我保健，增强遵医行为。

五、护理难点

(1)如何加强和改善慢性心力衰竭患者的知识及行为，提高依从性。

(2)心衰病为慢性疾病，患者在院期间对于治疗、护理的依从性较好，而出院后患者的依从性降低，病情易复发和加重。自身知识及行为的加强对患者再住院率、住院时间及病死率均有明显的改善。

(3)解决思路。

1)入院时评估患者及照顾者在知识及行为方面的欠缺程度，据此制定有个性化的健康教育内容，出院时及出院后建立患者档案，电话及门诊追访患者，提高其依从性。

2)可通过完善社区护理的职能而起到监督工作，加强患者意识，增加患者在各个方面的依从性，减少疾病复发和加重。

六、护理效果评价

心衰病(心力衰竭)中医护理效果评价表(表1-1)。

表 1-1　心衰病（心力衰竭）中医护理效果评价表

医院：________科室：______入院日期：______出院日期：______住院天数：____床号：__________姓名：____性别：______年龄：______住院号：______

文化程度：　纳入中医临床路径：是□ 否□　证候诊断：慢性稳定期　心肺气虚、血瘀饮停证□ 气阴两虚、心血瘀阻证□ 阳气亏虚、血瘀水停证□ 肾精亏损、阴阳两虚证□　急性加重期　阳虚水泛证□ 阳虚喘脱证□ 痰浊壅肺证□　其他：

一、护理效果评价

主要症状	主要辨证施护方法	中医护理技术	分级	护理效果			
				实施前评价		实施后评价	
				日期	分值	日期	分值
喘促□	1. 体位□ 2. 活动□ 3. 情志护理□ 4. 强心用药护理□ 5. 其他护理措施：	1. 穴位按摩□　应用次数：____次；应用时间：____天 2. 耳穴压豆□　应用次数：____次；应用时间：____天 3. 穴位贴敷□　应用次数：____次；应用时间：____天 4. 其他：____　应用次数：____次；应用时间：____天	好（0 分）：活动时无喘息、气短，适当休息，情绪稳定 较好（2 分）：轻微喘息，活动量大时明显，不影响日常活动 一般（4 分）：呼吸急促，活动后气喘加重 差（6 分）：喘促、呼吸困难，端坐呼吸，不能平卧				
胸闷、心悸□	1. 体位□ 2. 活动□ 3. 情志护理□ 4. 其他护理措施：	1. 耳穴压豆□　应用次数：____次；应用时间：____天 2. 穴位贴敷□　应用次数：____次；应用时间：____天 3. 中药热奄包□　应用次数：____次；应用时间：____天 4. 刮痧治疗□　应用次数：____次；应用时间：____天 5. 其他：____　应用次数：____次；应用时间：____天	好（0 分）：无胸闷、心悸症状 较好（2 分）：活动大时有胸部憋闷感，正常活动时稍感心悸 一般（4 分）：胸闷明显，日常活动受影响，正常活动时明显心悸休息后可缓解，可勉强坚持日常活动 差（6 分）：胸闷如窒，呼吸困难，轻微活动或静息时有心悸，不能进行日常活动				

续表1-1

主要症状	主要辨证施护方法	中医护理技术	分级	护理效果			
				实施前评价		实施后评价	
				日期	分值	日期	分值
神疲乏力□	1. 限制活动□ 2. 生活照顾□ 3. 排便护理□ 4. 皮肤护理□ 5. 情志护理□ 6. 其他护理措施：	1. 穴位按摩□　应用次数：____次；应用时间：____天 2. 灸法□　应用次数：____次；应用时间：____天 3. 中药熏洗□　应用次数：____次；应用时间：____天 4. 其他：____　应用次数：____次；应用时间：____天	好(0分)：无乏力 较好(2分)：精神不振，有疲乏感，不影响日常生活和工作 一般(4分)：精神疲乏，懒言少动，有时影响日常生活和工作 差(6分)：精神严重疲惫，卧床不起，影响日常生活和工作				
尿少肢肿□	1. 记录出入量□ 2. 测量体重□ 3. 合理体位□ 4. 皮肤护理□ 5. 饮食护理□ 6. 其他护理措施：	1. 耳穴压豆□　应用次数：____次；应用时间：____天 2. 中药外敷□　应用次数：____次；应用时间：____天 3. 其他：____　应用次数：____次；应用时间：____天	好(0分)：尿量正常，无肢体肿胀 较好(2分)：尿量稍减少、24小时尿量为1000 mL以上，晨起晚间轻微浮肿 一般(4分)：尿量减少，24小时尿量为400 mL以内，指陷性浮肿(+)~(++) 差(6分)：尿量明显减少，24小时尿量为100 mL以上，指陷性浮肿++以上				
其他：□（请注明）							

二、护理依从性及满意度评价

评价项目		患者对护理的依从性			患者对护理及健康指导的满意度		
		依从	部分依从	不依从	满意	一般	不满意
中医护理技术	耳穴压豆						
	灸法						
	穴位按摩						
	穴位贴敷						
	中药熏洗						
	中药热奄包						
	刮痧治疗						
	中药外敷						
健康指导		—	—	—			
签名		责任护士签名：			上级护士或护士长签名：		

注：1. 患者对护理的依从性。依从：患者在治疗期间遵医嘱完成规范化中医护理治疗。部分依从：偶尔不能配合完成中医护理治疗。不依从：经常不能配合或自主要求终止中医护理治疗。2. 患者对护理的满意度。询问患者对护理的满意度。

三、对本病中医护理方案的评价

实用性强：>90%□　实用性较强：70%≤实用性≤90%□　实用性一般：30%≤实用性<70%□　不实用：<30%□

改进意见：

四、评价人（责任护士）

姓名：＿＿＿＿＿＿技术职称：＿＿＿＿＿＿完成日期：＿＿＿＿＿＿护士长签字：＿＿＿＿＿＿

第二节　胸痹心痛病中医护理方案

优化内容

一、证候施护

1. 胸闷、胸痛

(1)新增：可应用疼痛自评工具数字分级评分法评分，记录具体分值。

(2)新增：中药热奄包，取胸前区。

2. 心悸、气短

新增：刮痧治疗，可刮督脉大椎穴至至阳穴，膀胱经双侧厥阴俞穴至心俞、神堂穴，心包经双侧郄门穴至间使、内关等穴。

3. 便秘

(1)新增：耳穴压豆，取直肠、大肠、便秘点、腹、皮质下等穴，实秘配胃、肺、三焦等穴；虚秘配脾、肾、肺等穴。

(2)新增：灸法，取大肠俞、天枢、支沟、神阙等穴。

(3)新增：八卦揉腹。

(4)新增：脐灸，根据患者情况辨证用药。

二、中医特色技术

新增中医特色技术：中药热奄包、刮痧治疗、脐灸、八卦揉腹。

三、中医护理效果评价表

(一)护理效果

将效果评价中的4个选项(好、较好、一般、差)进行量化分级，实施前后分别进行评价，使评价更加客观和具有操作性。具体量化分级详见效果评价表。

(二)患者对护理的依从性评价进行规范

(1)依从：患者在治疗期间遵医嘱完成规范化中医护理治疗。

(2)部分依从：患者偶尔不能配合完成中医护理治疗。

(3)不依从：患者经常不能配合或自主要求终止中医护理治疗。

(三)对本病中医护理方案的评价

中医护理方案的4个评价(实用性强、实用性较强、实用性一般、不实用)参照国家药品监督管理局颁布的《中药新药临床研究指导原则》，将护理效果的评分采用尼莫地平评分法计算，疗效指数=(治疗前得分-治疗后得分)/治疗前得分×100%。具体如下：

(1)治愈：症状、体征消失或基本消失，疗效指数>90%，评价为实用性强。

（2）显效：症状、体征明显好转，70%≤疗效指数≤90%，评价为实用性较强。
（3）有效：症状、体征有好转，30%≤疗效指数<70%，评价为实用性一般。
（4）无效：症状、体征无改善或加重，疗效指数<30%，评价为不实用。

中医护理方案

一、常见证候要点

（一）心痛发作期

1. 寒凝血瘀证　遇冷则疼痛发作，或闷痛。舌淡暗，苔白腻，脉滑涩。
2. 气滞血瘀证　疼痛剧烈，多与情绪因素有关。舌暗或紫暗，苔白，脉弦滑。

（二）心痛缓解期

1. 气虚血瘀证　胸闷、胸痛，动则尤甚，休息时减轻，乏力气短，心悸汗出。舌体胖有齿痕，舌质暗有瘀斑或瘀点，苔薄白，脉弦或有间歇。

2. 气阴两虚、心血瘀阻证　胸闷隐痛，时痛时止，心悸气短，倦怠懒言，面色少华，头晕目眩，遇劳则甚。舌暗红少津，脉细弱或结代。

3. 痰阻血瘀证　胸脘痞闷如窒而痛，或痛引肩背，气短，肢体沉重，形体肥胖痰多，纳呆恶心，舌暗苔浊腻，脉弦滑。

4. 气滞血瘀证　胸闷、胸痛，时痛时止，窜行左右，疼痛多与情绪因素有关，伴有胁胀，喜叹息。舌暗或紫暗，苔白，脉弦。

5. 热毒血瘀证　胸痛发作频繁、加重，口苦口干，口气浊臭，烦热，大便秘结。舌紫暗或暗红，苔黄厚腻，脉弦滑或滑数。

二、常见症状/证候施护

1. 胸闷、胸痛

（1）密切观察胸痛的部位、性质、持续时间、诱发因素及伴随症状，遵医嘱监测心率、心律、脉搏、血压等变化。可应用疼痛自评工具数字分级分法评分，记录具体分值，出现异常或胸痛加剧，汗出肢冷时，立即报告医生。

（2）发作时须绝对卧床休息，必要时给予氧气。

（3）遵医嘱舌下含服麝香保心丸或速效救心丸，必要时舌下含服硝酸甘油，并观察疗效。

（4）遵医嘱予穴位贴敷，取心俞、膈俞、脾俞、肾俞等穴。

（5）遵医嘱予耳穴压豆，取心、神门、胸、皮质下、交感、肾上腺等穴。

（6）遵医嘱予中药泡洗，常选用当归、红花等活血化瘀药物。

（7）遵医嘱予穴位按摩，取内关、神门、心俞等穴。

（8）遵医嘱予中药离子导入治疗，选择手少阴心经、手厥阴心包经、足太阳膀胱经的背俞穴等穴。

（9）寒凝血瘀、气虚血瘀者予隔姜灸，选取心俞、膈俞、膻中、气海等穴，每日交替施灸，也可取穴使用艾条灸，常选足三里、内关等穴。

（10）遵医嘱予中药热奄包，取胸前区。

2. 心悸、气短

(1)观察心率、心律、血压、脉搏及呼吸频率和节律，面唇色泽及有无头晕、黑蒙等伴随症状。

(2)遵医嘱予穴位贴敷，取关元、气海、膻中、内关、足三里、太溪、复溜等穴。

(3)遵医嘱予耳穴压豆，取心、肺、肾、神门、皮质下、小肠等穴；伴失眠者，加枕、垂前、内分泌等穴。

(4)遵医嘱予穴位按摩，取神门、心俞、肾俞、三阴交、内关等穴；伴汗出者，加合谷、复溜穴。

(5)遵医嘱予中药泡洗，选用红花、当归、川芎、薄荷、艾叶等药物；伴失眠者，加穴位按摩涌泉穴。

(6)遵医嘱予刮痧治疗，可刮督脉大椎穴至至阳穴，膀胱经双侧厥阴俞穴至心俞、神堂穴，心包经双侧郄门穴至间使、内关等穴。

3. 便秘

(1)腹部按摩，顺时针按摩，每次15~20分钟，每日2~3次。

(2)遵医嘱予穴位贴敷，可用醋调大黄粉、吴茱萸粉或一捻金贴敷神阙穴。

(3)遵医嘱予穴位按摩，虚寒性便秘，取天枢、上巨虚等穴；实热性便秘取足三里、支沟、上髎、次髎等穴。

(4)晨起饮温水一杯(200~300 mL，消渴患者除外)，15分钟内分次频饮。

(5)虚秘者服用苁蓉通便口服液；热秘者口服黄连上清丸或麻仁丸；热毒血瘀者遵医嘱予大黄煎剂200 mL灌肠。

(6)遵医嘱予耳穴压豆，取直肠、大肠、角窝中、腹、皮质下等穴，实秘配胃、肺、三焦等穴；虚秘配脾、肾、肺等穴。

(7)遵医嘱予灸法，取大肠俞、天枢、支沟、神阙等穴。

(8)遵医嘱予八卦揉腹。

(9)遵医嘱予脐灸，根据患者情况辨证用药。

三、中医特色治疗护理

(一)内服中药

(1)中药汤剂一般饭后温服。寒凝血瘀者偏热服；热毒血瘀者偏凉服。

(2)速效救心丸舌下含服，麝香保心丸、丹参滴丸舌下含服或口服。须密闭保存，置于阴凉干燥处。

(3)三七粉用少量温水调服，或装胶囊服用。

(4)活血化瘀类中成药宜饭后服用，如冠心丹参胶囊、通心络胶囊、血栓通胶囊、银杏叶片、血府逐瘀口服液等。

(5)宁心安神类药物宜睡前半小时服用，如枣仁宁心胶囊、琥珀粉等。

(6)补益类药物宜饭前服用，如滋心阴口服液、补心气口服液等。

(二)注射给药

(1)中药注射剂应单独输注，须使用一次性精密输液器；与西药注射剂合用时，建议用生理盐水间隔，注意观察有无不良反应。

(2)使用活血化瘀药时应注意有无出血倾向，常用药物有丹参、丹红、红景天、血栓通、参芎、舒血宁、红花、灯盏细辛、苦碟子等注射液。

(三)中医特色技术

穴位贴敷、耳穴压豆、中药泡洗、穴位按摩、中药离子导入、灸法、中药灌肠、中药热奄包、刮痧治疗、八卦揉腹、脐灸。

四、健康指导

(一)生活起居

(1)环境安静，空气新鲜，温湿度适宜。

(2)避免劳累、饱餐、情绪激动、寒冷、便秘、感染等诱发因素，戒烟、限酒。

(3)起居有常，发作时休息，缓解期适当锻炼，如快步走、打太极拳等，以不感疲劳为度。

(二)饮食指导

(1)寒凝血瘀者，宜食温阳散寒、活血通络之品，如龙眼肉、羊肉、韭菜、荔枝、山楂、桃仁、薤白、干姜、大蒜等；少食苦瓜等生冷、寒凉之品。食疗方：薤白粥等。

(2)气滞血瘀者，宜食行气活血之品，如山药、山楂、桃仁、木耳、白萝卜等；少食红薯、豆浆等壅阻气机之品。食疗方：陈皮桃仁粥等。

(3)气虚血瘀者，宜食益气活血之品，如鸡肉、牛肉、蛇肉、山药、木耳、大枣、薏苡仁等。食疗方：海蜇煲猪蹄等。

(4)气阴两虚、心血瘀阻者，宜食益气养阴、活血通络之品，如甲鱼、鸭肉、海参、木耳。

(5)痰阻血瘀者，宜食通阳泄浊、活血化瘀之品，如海参、海蜇、薏苡仁、荸荠、冬瓜、海带、白萝卜、蘑菇、百合、白扁豆、桃仁、柚子等。食疗方：薏苡仁桃仁粥等。

(6)热毒血瘀者，宜食清热解毒、活血化瘀之品，如百合、芹菜、菊花、苦瓜、绿豆、莲心、黑木耳、荸荠、马齿苋等；忌食羊肉、荔枝、龙眼肉等温燥、动火之品。食疗方：绿豆汤、菊花决明子粥等。

(三)情志调理

(1)嘱患者保持情绪稳定，避免不良刺激。

(2)鼓励患者表达内心感受，针对性给予心理支持。

(3)指导患者掌握自我排解不良情绪的方法，如音乐疗法、谈心释放法、转移法。

五、护理难点

(一)服药依从性差

解决思路：

(1)建立目标人群档案，利用多种形式进行健康教育干预。

(2)对目标人群进行定期追踪、随访和效果评价。

(二)不良生活方式

解决思路：

(1)利用多种形式进行健康教育并进行个体化指导，建立良好的生活方式。
(2)定期门诊复查。
(3)筛查危险因素(不良生活习惯、便秘等)，进行针对性干预。

六、护理效果评价

胸痹心痛病中医护理效果评价表(表1-2)。

表 1-2 胸痹心痛病中医护理效果评价表

医院：________科室：______入院日期：______出院日期：______住院天数：____床号：__________姓名：____性别：______年龄：______住院号：______

文化程度： 纳入中医临床路径：是□ 否□ 证候诊断：发作期 寒凝血瘀证□ 气滞血瘀证□ 缓解期 气虚血瘀证□ 气阴两虚、心血瘀阻证□ 气滞血瘀证□ 热毒血瘀证□ 其他：

一、护理效果评价

主要症状	主要辨证施护方法	中医护理技术	分级	护理效果			
				实施前评价		实施后评价	
				日期	分值	日期	分值
胸闷、胸痛□	1. 评估疼痛□ 评分：______ 2. 活动□ 3. 体位□ 4. 情志护理□ 5. 其他护理措施：	1. 耳穴压豆□ 应用次数：____次；应用时间：____天 2. 灸法□ 应用次数：____次；应用时间：____天 3. 穴位按摩□ 应用次数：____次；应用时间：____天 4. 中药泡洗□ 应用次数：____次；应用时间：____天 5. 穴位贴敷□ 应用次数：____次；应用时间：____天 6. 中药离子导入□ 应用次数：____次；应用时间：____天 7. 中药热奄包□ 应用次数：____次；应用时间：____天 8. 其他：____ 应用次数：____次；应用时间：____天	好(0分)：无疼痛 较好(2分)：轻度疼痛，疼痛评分1~3分，有疼痛但可忍受，生活正常，睡眠无干扰 一般(4分)：中度疼痛，疼痛评分4~6分，疼痛明显，不能忍受，要求服用镇痛药，睡眠受干扰 差(6分)：重度疼痛，疼痛评分7~10分，难忍，需服镇痛药，睡眠受严重干扰，可伴自主神经紊乱或被动体位				

续表1-2

主要症状	主要辨证施护方法	中医护理技术	分级	护理效果			
				实施前评价		实施后评价	
				日期	分值	日期	分值
心悸、气短□	1. 活动□ 2. 情志护理□ 3. 其他护理措施：	1. 耳穴压豆□　应用次数：____次；应用时间：____天 2. 穴位按摩□　应用次数：____次；应用时间：____天 3. 中药泡洗□　应用次数：____次；应用时间：____天 4. 穴位贴敷□　应用次数：____次；应用时间：____天 5. 刮痧治疗□　应用次数：____次；应用时间：____天 6. 其他：____　应用次数：____次；应用时间：____天	好(0分)：无 较好(2分)：偶尔发生，不适感轻微；一般活动后气短 一般(4分)：时有发生，持续时间较长，不适感较明显；稍活动后气短 差(6分)：经常发生，惕惕而动，难以平静，甚则影响生活；平素不活动亦感气短喘促				

续表1-2

主要症状	主要辨证施护方法	中医护理技术	分级	护理效果			
				实施前评价		实施后评价	
				日期	分值	日期	分值
便秘□	1. 饮水□ 2. 腹部按摩□ 3. 排便指导□ 3. 其他护理措施：	1. 耳穴压豆□ 应用次数：____次；应用时间：____天 2. 穴位按摩□ 应用次数：____次；应用时间：____天 3. 穴位贴敷□ 应用次数：____次；应用时间：____天 4. 中药灌肠□ 应用次数：____次；应用时间：____天 5. 灸法□ 应用次数：____次；应用时间：____天 6. 八卦揉腹□ 应用次数：____次；应用时间：____天 7. 脐灸□ 应用次数：____次；应用时间：____天 8. 其他：____ 应用次数：____次；应用时间：____天	好(0分)：无 较好(2分)：大便偏硬，1~2日1次 一般(4分)：大便硬结，便难解，3~5日大便1次 差(6分)：大便硬结，异常难解，5日以上大便1次				
其他：□ (请注明)							

二、护理依从性及满意度评价

评价项目		患者对护理的依从性			患者对护理及健康指导的满意度		
		依从	部分依从	不依从	满意	一般	不满意
中医护理技术	耳穴压豆						
	灸法						
	穴位按摩						
	穴位贴敷						
	中药泡洗						
	中药离子导入						
	中药灌肠						
	中药热奄包						
	刮痧治疗						
	八卦揉腹						
	脐灸						
健康指导		—	—	—			
签名		责任护士签名：			上级护士或护士长签名：		

注：1. 患者对护理的依从性。依从：患者在治疗期间遵医嘱完成规范化中医护理治疗。部分依从：偶尔不能配合完成中医护理治疗。不依从：经常不能配合或自主要求终止中医护理治疗。2. 患者对护理的满意度。询问患者对护理的满意度。

三、对本病中医护理方案的评价

实用性强：>90%□　实用性较强：70%≤实用性≤90%□　实用性一般：30%≤实用性<70%□　不实用：<30%□

改进意见：

四、评价人(责任护士)

姓名：________技术职称：________完成日期：________护士长签字：________

第二章
脑系病证

第一节　眩晕病(原发性高血压)中医护理方案

优化内容

一、证候施护

1. 头痛

(1)新增：可应用疼痛自评工具数字分级评分法评分，记录具体分值。

(2)新增：放血疗法，取耳尖、肝阳结节、耳背沟静脉等穴。

(3)新增：刮痧治疗，刮头部、肩颈等部位。

2. 心悸气短

新增：穴位贴敷，取关元、气海、膻中、内关等穴。

3. 呕吐痰涎

(1)新增：穴位贴敷，取神阙、内关、中脘、足三里等穴。

(2)新增：穴位注射，取足三里等穴。

(3)新增：耳穴压豆，取降压点、皮质下、交感、脾、胃、神门、贲门等穴。

(4)新增：灸法，取中脘、足三里等穴。

(5)新增：中药热奄包，取上腹部。

二、中医特色技术

新增中医特色技术：刮痧治疗、放血疗法、穴位注射、灸法、中药热奄包。

三、健康指导

1. 肾气亏虚证　新增：黑米、乌骨鸡、山药。

2. 肝火亢盛证　新增：西瓜、西红柿。

四、中医护理效果评价表

（一）护理效果

将效果评价中的 4 个选项（好、较好、一般、差）进行量化分级，实施前后分别进行评价，使评价更加客观和具有操作性。具体量化分级详见效果评价表。

（二）患者对护理的依从性评价进行规范

（1）依从：患者在治疗期间遵医嘱完成规范化中医护理治疗。

（2）部分依从：患者偶尔不能配合完成中医护理治疗。

（3）不依从：患者经常不能配合或自主要求终止中医护理治疗。

（三）对本病中医护理方案的评价

中医护理方案的 4 个评价（实用性强、实用性较强、实用性一般、不实用）参照国家药品监督管理局颁布的《中药新药临床研究指导原则》，将护理效果的评分采用尼莫地平评分法计算，疗效指数 =（治疗前得分 - 治疗后得分）/ 治疗前得分 ×100%。具体如下：

（1）治愈：症状、体征消失或基本消失，疗效指数 >90%，评价为实用性强。

（2）显效：症状、体征明显好转，70% ≤疗效指数≤ 90%，评价为实用性较强。

（3）有效：症状、体征有好转，30% ≤疗效指数 <70%，评价为实用性一般。

（4）无效：症状、体征无改善或加重，疗效指数 <30%，评价为不实用。

中医护理方案

一、常见证候要点

1. 肾气亏虚证　腰脊酸痛（外伤性除外），胫酸膝软和足跟痛，耳鸣或耳聋，心悸或气短，发脱或齿摇，夜尿频、尿后有余沥或失禁。舌淡苔白，脉沉细弱。

2. 痰瘀互结证　头如裹，呕吐痰涎，胸闷，胸痛（刺痛、痛有定处或拒按），脉络瘀血，皮下瘀斑，肢体麻木或偏瘫，口淡食少。舌胖苔腻，脉滑；或舌质紫暗有瘀斑瘀点，脉涩。

3. 肝火亢盛证　眩晕，头痛，急躁易怒，面红，目赤，口干、口苦，便秘，溲赤。舌红苔黄，脉弦数。

4. 阴虚阳亢证　腰酸，膝软，五心烦热，心悸，失眠，耳鸣，健忘。舌红少苔，脉弦细而数。

二、常见症状 / 证候施护

1. 眩晕

（1）眩晕发作时应卧床休息，改变体位时应动作缓慢，防止跌倒，避免深低头、旋转等动作。环境宜清静，避免声光刺激。

（2）观察眩晕发作的次数、持续时间、伴随症状及血压等变化。

（3）进行血压监测并做好记录。若出现血压持续上升或伴有眩晕加重、头痛剧烈、呕吐、视物模糊、言语謇涩、肢体麻木或行动不便者，要立即报告医生，并做好抢救准备。

（4）遵医嘱予耳穴压豆，取神门、肝、脾、肾、降压沟、降压点、心、交感等穴。

(5)遵医嘱予穴位按摩，取百会、风池、上星、头维、太阳、印堂等穴，每次20分钟，每晚睡前1次。

(6)遵医嘱予中药泡洗，根据不同证型，选用相应中药制剂，每日1次。

(7)遵医嘱予穴位贴敷，取双足涌泉穴，每日1次。

2. 头痛

(1)观察头痛的性质、持续时间、发作次数及伴随症状。可应用疼痛自评工具数字分级评分法评分，记录具体分值。

(2)进行血压监测并做好记录，血压异常时应及时报告医生并遵医嘱给予处理。

(3)头痛时嘱患者卧床休息，抬高床头，改变体位时如起、坐、下床动作要缓慢，必要时有人扶持。

(4)避免劳累、情绪激动、精神紧张、环境嘈杂等不良因素。

(5)目赤心烦、头痛者，可用菊花泡水代茶饮。

(6)遵医嘱予穴位按摩，取太阳、印堂、风池、百会等穴。

(7)遵医嘱予耳穴压豆，取神门、皮质下、交感、相应区(额、颞、枕)、降压点、降压沟等穴。

(8)遵医嘱予穴位贴敷，取双侧太阳穴。

(9)遵医嘱予刮痧治疗，刮头部、肩颈等部位。

(10)遵医嘱予放血疗法，取耳尖、耳结节、耳背沟静脉等穴。

3. 心悸气短

(1)观察心悸发作是否与情志、进食、体力活动等变化有关。

(2)心悸发作时卧床休息，观察患者心率、心律、血压、呼吸、神色、汗出等变化。

(3)心悸发作有恐惧感者，应有专人陪伴，并给予心理安慰。必要时遵医嘱给予镇静安神类药物。

(4)遵医嘱予耳穴压豆，取心、小肠、皮质下、交感、神门、枕、肺、肾等穴。

(5)遵医嘱予穴位按摩，取内关、通里穴，配穴取大陵、心俞、膻中、劳宫、照海等。

(6)遵医嘱予穴位贴敷，取关元、气海、膻中、内关等穴。

4. 呕吐痰涎

(1)急性发作呕吐剧烈者暂禁食，呕吐停止后可给予流质或半流质易消化饮食。

(2)恶心呕吐者应及时清理呕吐物，指导患者采取正确体位，以防止发生窒息，可按揉双侧内关、合谷、足三里等穴，以降血压止吐。

(3)呕吐甚者，中药宜少量多次频服，并可在服药前口含鲜生姜片，或服少量姜汁。

(4)呕吐停止后，协助患者用温开水或淡盐水漱口以保持口腔清洁。

(5)饮食宜以细软温热素食为主，如生姜枇杷叶粥或生姜陈皮饮；忌食生冷、肥甘、甜腻生痰之品。

(6)遵医嘱予穴位贴敷，取神阙、内关、中脘、足三里等穴。

(7)遵医嘱予穴位注射，取足三里等穴。

(8)遵医嘱予耳穴压豆，取降压点、皮质下、脾、胃、交感、神门、贲门等穴。

(9)遵医嘱予灸法，取中脘、足三里等穴。

(10)遵医嘱予中药热奄包，取上腹部。

三、中医特色治疗护理

（一）药物治疗

1. 内服中药

（1）中药与西药的服药时间应间隔1～2小时，肾气亏虚证中药宜温服，肝火亢盛证宜凉服。

（2）眩晕伴有呕吐者宜姜汁滴舌后服，并采用少量频服。

（3）遵医嘱服用调节血压的药物，需密切观察患者血压变化情况。

2. 注射给药　静脉滴注扩血管药应遵医嘱调整滴速，并监测血压、心电图、肝肾功能等变化，指导患者在改变体位时要动作缓慢，以预防直立性低血压的发生，如出现头晕、眼花、恶心等应立即平卧。

（二）五行音乐疗法

根据不同证型选择不同的音乐，肝火亢盛者，可给予商调式音乐，有良好制约愤怒和稳定血压的作用，如《江河水》《汉宫秋月》等；阴虚阳亢者，可给予羽调式音乐，其柔和清润的特点可有滋阴潜阳的作用，如《二泉映月》《寒江残雪》等。

（三）中药药枕

将夏枯草、菊花、草决明和晚蚕沙匀量装入布袋制成枕芯枕于头部，通过药物的发散作用以达到清肝明目、息风化痰之功效。

（四）中医特色技术

中药泡洗、穴位贴敷、耳穴压豆、穴位按摩、放血疗法、刮痧治疗、中药热奄包、灸法、穴位注射。

四、健康指导

（一）生活起居

（1）病室保持安静、舒适，空气新鲜，光线不宜过强。

（2）眩晕轻者可适当休息，不宜过度疲劳。眩晕急性发作时，应卧床休息，闭目养神，减少头部晃动，切勿摇动床架；症状缓解后方可下床活动，动作宜缓慢，以防止跌倒。

（3）为避免强光刺激，外出时可佩戴变色眼镜，不宜从事高空作业。

（4）指导患者自我监测血压，如实做好记录，以供临床治疗参考。

（5）指导患者戒烟、限酒。

（二）饮食指导

（1）指导患者正确选择清淡、高维生素、高钙、低脂肪、低胆固醇、低盐饮食。

（2）肾气亏虚证：饮食宜富营养，如黑米、乌骨鸡、山药、甲鱼、淡菜、银耳等，忌食煎炸炙烤及辛辣烟酒。日常可以将黑芝麻、核桃肉捣烂后加适当蜂蜜调服。

（3）痰瘀互结证：少食肥甘厚腻、生冷荤腥之品。素体肥胖者适当控制饮食，高血压患者饮食不宜过饱，急性发作呕吐剧烈者暂时禁食，待呕吐停止后可给予半流质饮食。可配合食疗，如荷叶粥等。

（4）肝火亢盛证：饮食以清淡为主，宜食山楂、淡菜、紫菜、芹菜、西瓜、西红柿等，忌食辛辣、油腻及过咸之品。

（5）阴虚阳亢证：饮食宜清淡和富于营养、低盐，多吃新鲜蔬菜水果，如芹菜、萝卜、海带、雪梨等，忌食辛辣烟酒、动物内脏等。可配合菊花泡水代茶饮。

（三）情志调理

（1）多与患者沟通，了解其心理状态，进行有效针对性指导。

（2）肝火亢盛、情绪易激动者，讲明情绪激动对疾病的不良影响，指导患者学会自我情绪控制。

（3）眩晕较重、心烦焦虑者，减少探视人群，给患者提供安静的休养空间，鼓励患者听舒缓的音乐，分散心烦焦虑感。

（4）多向患者介绍有关疾病知识及治疗的成功经验，以增强患者信心，鼓励患者积极面对疾病。

（四）功能锻炼护理

根据患者病情，在医生指导下可适当选择舌操、降压操等进行功能锻炼；在眩晕缓解期，可在医生指导下进行眩晕康复操功能锻炼。

五、护理难点

患者服用降压药物依从性较差。

解决思路：

（1）加强与患者的沟通，重视对眩晕患者的宣教，普及眩晕病（原发性高血压）知识。

（2）让患者认识到高血压降压治疗是长期的，而且是终身的，因为降压治疗只能控制血压，不能根治。因此，让患者了解到规律服药对疾病的转归有着重要的作用。

（3）指导长期服用降压药者服从医生的安排，遵医嘱适时调整药物，可以避免药物不良反应的发生。

（4）讲解药膳饮食及调摄护理方面的知识。

（5）建立眩晕病患者信息系统，对出院患者定期随访，增强患者对高血压自我管理的意识和行为能力。

六、护理效果评价

眩晕病（原发性高血压）中医护理效果评价表（表 2-1）。

表 2-1　眩晕病（原发性高血压）中医护理效果评价表

医院：________科室：______入院日期：______出院日期：______住院天数：____床号：__________姓名：____性别：______年龄：______住院号：______

文化程度：　纳入中医临床路径：是□ 否□　证候诊断：肾气亏虚证□ 痰瘀互结证□ 肝火亢盛证□阴虚阳亢证□　其他：

一、护理效果评价

主要症状	主要辨证施护方法	中医护理技术	分级	护理效果			
				实施前评价		实施后评价	
				日期	分值	日期	分值
眩晕□	1. 体位□ 2. 监测生命体征□ 3. 情志护理□ 4. 其他护理措施：	1. 耳穴压豆□　应用次数：____次；应用时间：____天 2. 穴位按摩□　应用次数：____次；应用时间：____天 3. 穴位贴敷□　应用次数：____次；应用时间：____天 4. 中药泡洗□　应用次数：____次；应用时间：____天 5. 其他：____　应用次数：____次；应用时间：____天	好（0 分）：无症状 较好（2 分）：头晕眼花，时作时止 一般（4 分）：视物旋转，不能行走 差（6 分）：眩晕欲仆，不能站立				
头痛□	1. 评估疼痛□ 评分：________ 2. 体位□ 3. 监测生命体征□ 4. 情志护理□ 5. 其他护理措施：	1. 耳穴压豆□　应用次数：____次；应用时间：____天 2. 穴位按摩□　应用次数：____次；应用时间：____天 3. 穴位贴敷□　应用次数：____次；应用时间：____天 4. 刮痧治疗□　应用次数：____次；应用时间：____天 5. 放血疗法□　应用次数：____次；应用时间：____天 6. 其他：____　应用次数：____次；应用时间：____天	好（0 分）：无疼痛 较好（2 分）：轻度疼痛，疼痛评分 1～3 分，有疼痛但可忍受，生活正常，睡眠无干扰 一般（4 分）：中度疼痛，疼痛评分 4～6 分，疼痛明显，不能忍受，要求服用镇痛药，睡眠受干扰 差（6 分）：重度疼痛，疼痛评分 7～10 分，难忍，需服镇痛药，睡眠受严重干扰，可伴自主神经紊乱或被动体位				

续表2-1

主要症状	主要辨证施护方法	中医护理技术	分级	护理效果			
				实施前评价		实施后评价	
				日期	分值	日期	分值
心悸、气短□	1. 观察□ 2. 监测生命体征□ 3. 情志护理□ 4. 其他护理措施：	1. 耳穴压豆□　应用次数：____次；应用时间：____天 2. 穴位按摩□　应用次数：____次；应用时间：____天 3. 穴位贴敷□　应用次数：____次；应用时间：____天 4. 其他：____　应用次数：____次；应用时间：____天	好(0分)：无 较好(2分)：偶尔发生，不适感轻微；一般活动后气短 一般(4分)：时有发生，持续时间较长，不适感较明显；稍活动后气短 差(6分)：经常发生，惕惕而动，难以平静，甚则影响生活；平素不活动亦感气短喘促				
呕吐痰涎□	1. 体位□ 2. 口腔清洁□ 3. 服药护理□ 4. 其他护理措施：	1. 穴位按摩□　应用次数：____次；应用时间：____天 2. 穴位贴敷□　应用次数：____次；应用时间：____天 3. 穴位注射□　应用次数：____次；应用时间：____天 4. 耳穴压豆□　应用次数：____次；应用时间：____天 5. 灸法□　应用次数：____次；应用时间：____天 6. 中药热奄包□　应用次数：____次；应用时间：____天 7. 其他：____　应用次数：____次；应用时间：____天	好(0分)：无 较好(2分)：恶心，偶见痰涎清稀 一般(4分)：干呕时吐痰涎如唾 差(6分)：呕吐痰涎量多				

二、护理依从性及满意评价

评价项目		患者对护理的依从性			患者对护理的满意度		
		依从	部分依从	不依从	满意	一般	不满意
中医护理技术	耳穴压豆						
	穴位贴敷						
	中药泡洗						
	穴位按摩						
	放血疗法						
	刮痧治疗						
	穴位注射						
	灸法						
	中药热奄包						
健康指导		—	—	—			
签　名		责任护士签名：			上级护士或护士长签名：		

注：1. 患者对护理的依从性。依从：患者在治疗期间遵医嘱完成规范化中医护理治疗。部分依从：偶尔不能配合完成中医护理治疗。不依从：经常不能配合或自主要求终止中医护理治疗。2. 患者对护理的满意度。询问患者对护理的满意度。

三、对本病中医护理方案的评价

实用性强：>90%□　实用性较强：70%≤实用性≤90%□　实用性一般：30%≤实用性<70%□　不实用：<30%□

改进意见：

四、评价人（责任护士）

姓名：________________技术职称：________________完成日期：________________护士长签字：________________

第二节　中风(脑梗死急性期)中医护理方案

优化内容

一、证候施护

1. 意识障碍

新增：遵医嘱中药涂擦，预防压力性损伤。

2. 半身不遂

(1)新增：中医定向透药疗法。

(2)新增：中药热奄包。

(3)新增：穴位注射，取曲池、足三里等穴。

3. 眩晕

(1)新增：灸法，取双足涌泉穴。

(2)新增：刮痧治疗。

4. 痰多息促

新增：耳穴压豆，取肺、气管、咽喉、大肠、三焦等穴。

5. 高热

(1)新增：放血疗法，取耳尖等穴。

(2)新增：穴位贴敷，取大椎、曲池等穴。

(3)新增：刮痧治疗。

6. 二便失禁

新增：耳穴压豆，取大肠、小肠、胃、脾、交感、肾、皮质下、膀胱、尿道等穴。

7. 便秘

(1)新增：穴位贴敷，取神阙、天枢等穴。

(2)新增：耳穴压豆，取大肠、直肠、三焦、脾、皮质下、小肠、肺等穴。

(3)新增：八卦揉腹。

(4)新增：脐灸，根据患者情况辨证用药。

8. 吞咽困难

(1)新增：穴位按摩，取廉泉、哑门、风府、颊车、下关、人迎等穴，以促进吞咽感觉的恢复。

(2)新增：揿针治疗，取廉泉、哑门、风府、颊车、下关、人迎等穴。

二、中医特色技术

新增中医特色技术：中药涂擦、穴位注射、中医定向透药疗法、中药热奄包、放血疗法、刮痧治疗、揿针。

三、中医护理效果评价表

(一)护理效果

将效果评价中的4个选项(好、较好、一般、差)进行量化分级，实施前后分别进行评价，使评价更加客观和具有操作性。具体量化分级详见效果评价表。

(二)患者对护理的依从性评价进行规范

(1)依从：患者在治疗期间遵医嘱完成规范化中医护理治疗。

(2)部分依从：患者偶尔不能配合完成中医护理治疗。

(3)不依从：患者经常不能配合或自主要求终止中医护理治疗。

(三)对本病中医护理方案的评价

中医护理方案的4个评价(实用性强、实用性较强、实用性一般、不实用)参照国家药品监督管理局颁布的《中药新药临床研究指导原则》，将护理效果的评分采用尼莫地平评分法计算，疗效指数=(治疗前得分-治疗后得分)/治疗前得分×100%。具体如下：

(1)治愈：症状、体征消失或基本消失，疗效指数>90%，评价为实用性强。

(2)显效：症状、体征明显好转，70%≤疗效指数≤90%，评价为实用性较强。

(3)有效：症状、体征有好转，30%≤疗效指数<70%，评价为实用性一般。

(4)无效：症状、体征无改善或加重，疗效指数<30%，评价为不实用。

中医护理方案

一、常见证候要点

(一)中脏腑

1. 痰蒙清窍证　意识障碍，半身不遂，口舌歪斜，言语謇涩或不语，痰鸣漉漉，面白唇暗，肢体瘫软，手足不温，静卧不烦，二便自遗。舌质紫暗，苔白腻，脉滑或缓。

2. 痰热内闭证　意识障碍，半身不遂，口舌歪斜，言语謇涩或不语，鼻鼾痰鸣，或肢体拘急，或躁扰不宁，或身热，或口臭，或抽搐，或呕血。舌质红，舌苔黄腻，脉滑数有力。

3. 元气败脱证　昏语不知，目合口开，四肢松懈瘫软，肢冷汗多，二便自遗。舌卷缩，舌质紫暗，苔白腻，脉微欲绝。

(二)中经络

1. 风火上扰证　眩晕头痛，面红耳赤，口苦咽干，心烦易怒，尿赤便干。舌质红绛，舌苔黄腻而干，脉弦数。

2. 风痰阻络证　头晕目眩，痰多而黏。舌质暗淡，舌苔薄白或白腻，脉弦滑。

3. 痰热腑实证　腹胀便干便秘，头痛目眩，咳痰或痰多。舌质暗红，苔黄腻，脉弦滑或偏瘫侧弦滑而大。

4. 气虚血瘀证　面色㿠白，气短乏力，口角流涎，自汗出，心悸便溏，手足肿胀。舌质暗淡，舌苔白腻，有齿痕，脉沉细。

5. 阴虚风动证　眩晕耳鸣，手足心热，咽干口燥。舌质红而体瘦，少苔或无苔，脉弦细数。

二、常见症状/证候施护

1. 意识障碍

（1）密切观察神志、瞳孔、心率、血压、呼吸、汗出等生命体征变化，及时报告医生，配合抢救。

（2）保持病室空气流通，温湿度适宜，保持安静，避免人多惊扰。

（3）取适宜体位，避免引起颅内压增高的因素，如头颈部过度扭曲、用力，保持呼吸道通畅等。

（4）遵医嘱予中药涂擦，定时变换体位，用温水擦身，保持局部气血运行，预防压力性损伤。

（5）遵医嘱取藿香、佩兰、金银花、荷叶等煎煮后做中药口腔护理。眼睑不能闭合者，覆盖生理盐水纱布或涂金霉素眼膏。

（6）遵医嘱鼻饲流质饮食，如肠外营养液、匀浆膳、混合奶、米汤等。

（7）遵医嘱留置导尿，做好尿管护理。

（8）遵医嘱给予醒脑开窍药枕，置于患者枕部，借中药之辛散香窜挥发性刺激头部腧穴，如风池、风府、哑门、大椎等。

2. 半身不遂

（1）观察患侧肢体的感觉、肌力、肌张力、关节活动度和肢体活动的变化。

（2）加强对患者的安全保护，如床边上床档，防止坠床摔伤；每日用温水擦拭全身，按摩骨隆突处和经常受压部位，促进血液循环，预防压力性损伤。

（3）协助康复医生进行良肢位摆放，经常观察并及时予以纠正，指导并协助患者进行肢体功能锻炼，如伸屈、抬肢等被动运动，注意患肢保暖防寒。

（4）遵医嘱予穴位按摩，患侧上肢取极泉、尺泽、肩髃、合谷等穴；患侧下肢取委中、阳陵泉、足三里等穴。

（5）遵医嘱予灸法，患侧上肢取极泉、尺泽、肩髃、合谷等穴；患侧下肢取委中、阳陵泉、足三里等穴。

（6）遵医嘱予中药熏洗，在辨证论治原则下给予具有活血通络的中药局部熏洗患肢。

（7）遵医嘱予中医定向透药疗法。

（8）遵医嘱予中药热奄包。

（9）遵医嘱予穴位注射，取曲池、足三里等穴。

3. 眩晕

（1）观察眩晕发作的次数、程度、持续时间、伴随症状等。遵医嘱监测血压，若出现血压持续上升或伴有眩晕加重、头痛剧烈、呕吐、视物模糊等变化，及时通知医生，做好抢救准备。

（2）向患者讲解发生眩晕的病因、诱因，指导患者避免诱因的方法，如自我调适，保持心理平衡，避免急躁、发怒等不良情绪刺激。嘱患者改变体位时动作缓慢，避免深低头、旋转等动作，以防止摔倒。

（3）眩晕发作时应卧床休息，头部稍抬高，伴有呕吐时取侧卧位，做好口腔护理。保持室内安静，空气流通，光线调暗，避免光刺激。多做解释工作以消除患者紧张情绪。

（4）遵医嘱予穴位按摩，适用于风痰阻络或阴虚风动引起的眩晕头痛。取百会、太阳、风池、内关、曲池等穴。

(5)遵医嘱予耳穴压豆，取神门、枕、晕区、肝、脾、肾、降压沟、心、交感等穴。

(6)遵医嘱予穴位贴敷，取双足涌泉穴。

(7)遵医嘱予灸法，取双足涌泉穴。

(8)遵医嘱予刮痧治疗。

4. 痰多息促

(1)密切观察痰的颜色、性状、量及气味，观察患者有无喘促、发绀等伴随症状，必要时给予氧气吸入。

(2)保持室内空气流通、温湿度适宜，避免外感风寒。

(3)保持呼吸道通畅，定时翻身拍背；及时清除口腔内分泌物，每日用中药漱口液清洁口腔2次；痰液黏稠时多饮水，或遵医嘱予雾化吸入，以促进痰液排出；神昏或痰多无力咳出者可行机械吸痰。

(4)遵医嘱予循经拍背法，排痰前沿脊柱两侧膀胱经，由下往上轻叩，根据痰液的多少，增加力度、时间、次数。

(5)遵医嘱予穴位贴敷，取肺俞、膏肓、定喘、天突等穴。

(6)遵医嘱予耳穴压豆，取肺、气管、咽喉、大肠、三焦等穴。

5. 高热

(1)遵医嘱定时测体温，监测生命体征及汗出情况，及时擦干皮肤，更换汗湿的衣服、被褥等，保持皮肤和床单位清洁、干燥。

(2)遵医嘱予亚低温治疗、中药擦浴、头部冷敷等物理降温方法。

(3)遵医嘱予穴位按摩，取大椎、合谷、曲池等穴。

(4)指导多饮温开水，使用漱口液漱口，若使用中药时应遵医嘱。

(5)宜进食清热生津之品，如西瓜、荸荠等。忌辛辣、香燥、助热动火之品。

(6)遵医嘱予放血疗法，取耳尖、耳轮1~6等穴。

(7)遵医嘱予穴位贴敷，取大椎、曲池等穴。

(8)遵医嘱予刮痧治疗。

6. 二便失禁

(1)观察排便次数、量、质及有无里急后重感；尿液的色、质、量，有无尿频、尿急、尿痛感。

(2)保持会阴及肛周皮肤清洁干燥；使用便器时动作轻缓，避免拖、拉，以免擦伤患者的皮肤；每次便后将会阴部及肛周擦洗干净；如留置导尿，需做好相关护理。

(3)宜进食健脾养胃益肾食物，遵医嘱进行肠内营养补充。

(4)遵医嘱予灸法，适用于气虚及元气衰败所致的二便失禁，取神阙、气海、关元、百会、三阴交、足三里等穴。

(5)遵医嘱予穴位按摩，适用于气虚及元气衰败所致的二便失禁，取肾俞、八髎、足三里、天枢等穴。

(6)遵医嘱予耳穴压豆，取大肠、小肠、胃、脾、交感、肾、皮质下、膀胱、尿道等穴。

7. 便秘

(1)观察排便次数、性状、排便费力程度及伴随症状。

(2)指导患者保持生活规律，适当运动，定时排便，忌努挣。习惯性便秘者宜畅情志，克服对排便的恐惧与焦虑。

(3)鼓励患者多饮水，建议每日饮水量在1500 mL以上，饮食以粗纤维为主，多吃有利于通便的食物，如黑芝麻、蔬菜、瓜果等；戒烟酒；禁食产气多刺激性的食物，如甜食、豆制品、圆葱等。热秘患者以清热、润肠、通便饮食为佳，可食用白萝卜、蜂蜜汁；气虚便秘患者以补气血、润肠通便饮食为佳，可食用核桃仁、松子仁。芝麻粥适用于各种症状的便秘。

(4)遵医嘱予穴位按摩，取胃俞、脾俞、内关、足三里、中脘、关元等穴；腹胀者加涌泉穴，用揉法。

(5)遵医嘱予腹部按摩，取平卧位，以肚脐为中心，顺时针方向按揉腹部，以腹内有热感为宜。

(6)遵医嘱予灸法，取神阙、天枢、气海、关元等穴。

(7)遵医嘱予穴位贴敷，取神阙、双天枢等穴。

(8)遵医嘱予耳穴压豆，取大肠、直肠、三焦、脾、皮质下、小肠等穴。

8. 言语謇涩

(1)观察患者语言功能情况，建立护患交流板，与患者达到良好沟通，对家属进行健康宣教，共同参与语言康复训练。

(2)鼓励患者开口说话，随时给予肯定，在此过程中，尽量减少纠正，更不应责难，以增强患者的信心。

(3)配合康复治疗师进行语言康复训练，包括放松疗法、发音器官运动训练、呼吸训练、发音训练及语言矫治等。初期可用手势或书面笔谈，以加强沟通，进而从简单的字、音、词开始。对遗忘性患者应有意识地反复进行训练，以强化记忆。鼓励患者读书看报、听音乐。

(4)遵医嘱予穴位按摩，取廉泉、哑门、承浆、大椎等穴。

9. 吞咽困难

(1)协助医生进行吞咽试验以观察患者有无呛水、呛食等情况。

(2)遵医嘱胃管鼻饲，做好留置胃管的护理。

(3)对轻度吞咽障碍患者以摄食训练和体位训练为主。如采用改变食物性状和采取代偿性进食的方法，通过姿势和手法等改善患者吞咽状况，一般先用糊状或胶状食物进行训练，少量多次，逐步过渡到普通食物。

(4)对中度、重度吞咽障碍患者采用间接训练为主，主要包括：增强口面部肌群运动、舌体运动和下颌骨的张合运动；咽部冷刺激；空吞咽训练；呼吸功能训练等。

(5)保持环境安静、舒适，减少进餐时分散注意力的干扰因素，如关闭电视、收音机等，嘱患者进餐时不要讲话，以防止误吸。

(6)遵医嘱予穴位按摩，取廉泉、哑门、风府、颊车、下关、人迎等穴，以促进吞咽感觉的恢复。

(7)遵医嘱予揿针，取廉泉、哑门、风府、颊车、下关、人迎等穴。

三、中医特色治疗护理

(一)药物治疗

(1)内服中药。

(2)注射给药。

(二)康复护理

(1)安全防护:康复锻炼时必须有人陪同,以防外伤、跌倒、坠床。

(2)落实早期康复计划,鼓励患者坚持锻炼,如肢体运动、语言功能、吞咽功能训练等,增强自我照顾的能力。

(3)康复过程中经常和康复治疗师联系,及时调整训练方案。

(三)中医特色技术

穴位按摩、中药熏洗、穴位贴敷、灸法、耳穴压豆、中药涂擦、中药口腔护理、穴位注射、中医定向透药、中药热奄包、放血疗法、刮痧治疗、揿针。

四、健康指导

(一)生活起居

(1)病室宜安静、整洁,光线柔和,避免噪声、强光等一切不良刺激。

(2)指导患者起居有常,慎避外邪,保持大便通畅,养成定时排便的习惯,忌努挣。

(3)注意安全,防呛咳窒息、跌倒坠床、烫伤等意外。做好健康宣教,增强患者及家属的防范意识。

(二)饮食指导

中脏腑昏迷或吞咽困难者,根据病情予禁食或鼻饲,以补充足够的水分及富有营养的流质,如米汤、匀浆膳、混合奶等,饮食忌肥甘厚味等生湿助火之品。

(三)情志调理

(1)关心尊重患者,多与患者沟通,了解其心理状态,及时予以心理疏导。

(2)解除患者因突然得病而产生的恐惧、焦虑、悲观情绪,可采用释放、宣泄法,使患者心中的焦躁、痛苦释放出来。

(3)鼓励家属多陪伴患者,亲朋好友多探视,给予情感支持。

(4)鼓励病友间相互交流治疗体会,以提高对疾病的认知,增强治疗信心。

五、护理难点

患者及家属对治疗与护理依从性差。

解决思路:

(1)向患者及家属讲解疾病的发生、发展及转归,使患者了解及早开展康复锻炼的重要性和必要性。

(2)加强与患者及家属的沟通和反复宣教。

(3)制订可行的康复锻炼计划,积极指导患者进行康复训练。

六、护理效果评价

中风(脑梗死急性期)中医护理效果评价表(表2-2)。

表 2-2　中风(脑梗死急性期)中医护理效果评价表

医院：________科室：______入院日期：______出院日期：______住院天数：____床号：__________姓名：____性别：______年龄：______住院号：______

文化程度：　纳入中医临床路径：是□ 否□　证候诊断：中脏腑　痰蒙清窍证□ 痰热内闭证□ 元气败脱证□　中经络　风火上扰证□ 风痰阻络证□ 痰热腑实证□ 气虚血瘀证□ 阴虚风动证□　其他：

一、护理效果评价

<table>
<tr><th rowspan="3">主要症状</th><th rowspan="3">主要辨证施护方法</th><th rowspan="3">中医护理技术</th><th rowspan="3">分级</th><th colspan="4">护理效果</th></tr>
<tr><th colspan="2">实施前评价</th><th colspan="2">实施后评价</th></tr>
<tr><th>日期</th><th>分值</th><th>日期</th><th>分值</th></tr>
<tr><td>意识障碍□</td><td>1. 体位□
2. 观察□
3. 饮食□
4. 皮肤护理□
5. 其他护理措施：</td><td>1. 中药口腔护理□　应用次数：____次；应用时间：____天
2. 中药涂擦□　应用次数：____次；应用时间：____天
3. 其他：____　应用次数：____次；应用时间：____天</td><td>好(0 分)：神清，GCS 评分 15 分
较好(2 分)：嗜睡，GCS 评分 13~14 分
一般(4 分)：昏睡，GCS 评分 9~12 分
差(6 分)：昏迷，GCS 评分 3~8 分</td><td></td><td></td><td></td><td></td></tr>
<tr><td>半身不遂□</td><td>1. 观察□
2. 安全保护□
3. 功能锻炼□
4. 其他护理措施：</td><td>1. 穴位注射□　应用次数：____次；应用时间：____天
2. 穴位按摩□　应用次数：____次；应用时间：____天
3. 穴位贴敷□　应用次数：____次；应用时间：____天
4. 中医定向透药□　应用次数：____次；应用时间：____天
5. 中药热奄包□　应用次数：____次；应用时间：____天
6. 灸法□　应用次数：____次；应用时间：____天
7. 中药熏洗□　应用次数：____次；应用时间：____天
8. 其他：____　应用次数：____次；应用时间：____天</td><td>好(0 分)：5 级。肌力正常
较好(2 分)：肌力 3~4 级。4 级，肌力能做对抗外界的阻力运动，但不完全；3 级，肢体能抬离床面，但不能抵抗阻力
一般(4 分)：肌力 1~2 级。2 级，肢体能在床上平行移动但不能抵抗自身重力，即不能抬离床面；1 级，仅测到肌肉收缩，但不能产生动作
差(6 分)：0 级。完全瘫痪，测不到肌肉收缩</td><td></td><td></td><td></td><td></td></tr>
</table>

续表2-2

主要症状	主要辨证施护方法	中医护理技术	分级	护理效果			
				实施前评价		实施后评价	
				日期	分值	日期	分值
眩晕头痛□	1. 观察□ 2. 避免诱因□ 3. 卧床休息□ 4. 其他护理措施：	1. 穴位按摩□ 应用次数：____次；应用时间：____天 2. 耳穴压豆□ 应用次数：____次；应用时间：____天 3. 穴位贴敷□ 应用次数：____次；应用时间：____天 4. 灸法□ 应用次数：____次；应用时间：____天 5. 刮痧治疗□ 应用次数：____次；应用时间：____天 6. 其他：____ 应用次数：____次；应用时间：____天	好(0分)：无 较好(2分)：头晕眼花，时作时止 一般(4分)：视物旋转，不能行走 差(6分)：眩晕欲仆，不能行走				
痰多息促□	1. 观察□ 2. 环境□ 3. 穴位排痰□ 4. 循经拍背□ 5. 其他护理措施：	1. 穴位贴敷□ 应用次数：____次；应用时间：____天 2. 中药口腔护理□ 应用次数：____次：应用时间：____天 3. 耳穴压豆□ 应用次数：____次：应用时间：____天 4. 其他：____ 应用次数：____次；应用时间：____天	好(0分)：无 较好(2分)：偶有咳痰 一般(4分)：咳痰较多 差(6分)：咳痰壅盛或喉中痰鸣				

续表2-2

主要症状	主要辨证施护方法	中医护理技术	分级	护理效果			
				实施前评价		实施后评价	
				日期	分值	日期	分值
高热□	1. 观察□ 2. 皮肤管理□ 3. 饮食护理□ 4. 物理降温□ 5. 其他护理措施：	1. 放血疗法□ 应用次数：____次；应用时间：____天 2. 穴位按摩□ 应用次数：____次；应用时间：____天 3. 穴位贴敷□ 应用次数：____次；应用时间：____天 4. 刮痧治疗□ 应用次数：____次；应用时间：____天 4. 其他：____ 应用次数：____次；应用时间：____天	好(0分)：正常 较好(2分)：37.3~38.0℃ 一般(4分)：38.1~39.0℃ 差(6分)：39.0℃以上				
二便失禁□	1. 观察□ 2. 皮肤管理□ 3. 饮食护理□ 4. 其他护理措施：	1. 灸法□ 应用次数：____次；应用时间：____天 2. 耳穴压豆□ 应用次数：____次；应用时间：____天 3. 穴位按摩□ 应用次数：____次；应用时间：____天 5. 其他：____ 应用次数：____次；应用时间：____天	好(0分)：无 较好(2分)：小便失禁24 h<1次；大便失禁每周<1次 一般(4分)：小便失禁24 h>1次，1 h<1次，但是无须导尿；大便失禁每周>1次 差(6分)：小便失禁1 h≥1次，需持续导尿；大便失禁严重，每天≥1次				

续表2-2

主要症状	主要辨证施护方法	中医护理技术	分级	护理效果			
				实施前评价		实施后评价	
				日期	分值	日期	分值
便秘□	1. 观察□ 2. 饮食□ 3. 其他护理措施：	1. 灸法□　应用次数：____次；应用时间：____天 2. 耳穴压豆□　应用次数：____次；应用时间：____天 3. 穴位贴敷□　应用次数：____次；应用时间：____天 4. 穴位按摩□　应用次数：____次；应用时间：____天 4. 其他：____　应用次数：____次；应用时间：____天	好(0分)：无 较好(2分)：大便偏硬，1~2日1次 一般(4分)：大便硬结，便难解，3~5日大便1次 差(6分)：大便硬结，异常难解，5日以上大便1次				
言语謇涩□	1. 观察□ 2. 语言功能训练□ 3. 其他护理措施：	1. 穴位按摩□　应用次数：____次；应用时间：____天 2. 其他：____　应用次数：____次；应用时间：____天	好(0分)：无言语謇涩，可正常交流 较好(2分)：表达困难，可简单交流 一般(4分)：单字式的联系，需借助表情动作表达语言意思 差(6分)：不能表达语言意思				
吞咽困难□	1. 评估□ 2. 鼻饲管□ 3. 吞咽功能训练□ 4. 其他护理措施：	1. 穴位按摩□　应用次数：____次；应用时间：____天 2. 揿针□　应用次数：____次；应用时间：____天 2. 其他：____　应用次数：____次；应用时间：____天	好(0分)：1级，能顺利1次将水咽下 较好(2分)：2级，分2次以上，能不呛咳地咽下 一般(4分)：3级，能1次咽下，但有呛咳；4级，分2次以上咽下，但有呛咳 差(6分)：5级，频繁呛咳，不能全部咽下				

二、护理依从性及满意评价

评价项目		患者对护理的依从性			患者对护理的满意度		
		依从	部分依从	不依从	满意	一般	不满意
中医护理技术	穴位贴敷						
	中药口腔护理						
	穴位注射						
	中药涂擦						
	耳穴压豆						
	放血疗法						
	灸法						
	中药热奄包						
	中药熏洗						
	刮痧治疗						
	穴位按摩						
	揿针						
	中医定向透药						
健康指导							
签名		责任护士签名：			上级护士或护士长签名：		

注：1. 患者对护理的依从性。依从：患者在治疗期间遵医嘱完成规范化中医护理治疗。部分依从：偶尔不能配合完成中医护理治疗。不依从：经常不能配合或自主要求终止中医护理治疗。2. 患者对护理的满意度。询问患者对护理的满意度。

三、对本病中医护理方案的评价

实用性强：>90%□　实用性较强：70%≤实用性≤90%□　实用性一般：30%≤实用性<70%□　不实用：<30%□

改进意见：

四、评价人（责任护士）

姓名：________技术职称：________完成日期：________护士长签字：________

第三节 中风(脑梗死恢复期)中医护理方案

优化内容

一、证候施护

1. 半身不遂

(1)新增：中药熏洗。

(2)新增：中药热奄包。

(3)新增：中医定向透药。

2. 吞咽困难

新增：穴位按摩，取廉泉、哑门、风府、颊车、下关、人迎等穴，以促进吞咽感觉的恢复。

3. 便秘

(1)新增：穴位贴敷，取神阙、双天枢等穴。

(2)新增：八卦揉腹。

(3)新增：脐灸，根据患者情况辨证用药。

二、中医特色技术

新增中医特色技术：中药熏洗、中药热奄包、中医定向透药、穴位贴敷、穴位按摩、八卦揉腹、脐灸。

三、中医护理效果评价表

(一)护理效果

将效果评价中的4个选项(好、较好、一般、差)进行量化分级，实施前后分别进行评价，使评价更加客观和具有操作性。具体量化分级详见效果评价表。

(二)患者对护理的依从性评价进行规范

(1)依从：患者在治疗期间遵医嘱完成规范化中医护理治疗。

(2)部分依从：患者偶尔不能配合完成中医护理治疗。

(3)不依从：患者经常不能配合或自主要求终止中医护理治疗。

(三)对本病中医护理方案的评价

中医护理方案的4个评价(实用性强、实用性较强、实用性一般、不实用)参照国家药品监督管理局颁布的《中药新药临床研究指导原则》，将护理效果的评分采用尼莫地平评分法计算，疗效指数=(治疗前得分-治疗后得分)/治疗前得分×100%。具体如下：

(1)治愈：症状、体征消失或基本消失，疗效指数>90%，评价为实用性强。

(2)显效：症状、体征明显好转，70%≤疗效指数≤90%，评价为实用性较强。

（3）有效：症状、体征有好转，30%≤疗效指数<70%，评价为实用性一般。

（4）无效：症状、体征无改善或加重，疗效指数<30%，评价为不实用。

中医护理方案

一、常见证候要点

1. 风痰瘀阻证　口眼歪斜，舌强语謇或失语，半身不遂，肢体麻木。舌苔白腻或黄腻，脉弦滑。

2. 气虚血瘀证　肢体偏枯不用，肢软无力，面色萎黄。舌质暗淡，苔薄白或白腻，脉细缓或细涩。

3. 肝肾亏虚证　半身不遂，患肢僵硬，拘挛变形，舌强不语，或偏瘫，肢体肌肉萎缩。舌红或暗淡，苔少或光剥，脉细弦或数。

二、常见症状/证候施护

1. 半身不遂

（1）观察四肢肌力、肌张力、关节活动度和肢体活动的变化。

（2）根据疾病不同阶段，指导协助患者良肢位摆放、肌肉收缩及关节运动，减少或减轻肌肉挛缩及关节畸形。

（3）尽早指导患者进行床上的主动性活动训练，包括翻身、床上移动、床边坐起、桥式运动等。如患者不能做主动活动，则应尽早进行各关节的被动活动训练。

（4）做好各项基础护理，满足患者生活所需。

（5）遵医嘱使用中频、低频治疗仪，上肢选取肩井、曲池、合谷、外关等穴，下肢选取委中、昆仑、悬钟、阳陵泉等穴，进行经络穴位电刺激，每次30分钟。适用于肢体萎软乏力、麻木，严禁直接刺激痉挛肌肉。

（6）遵医嘱予拔罐，选穴后留罐5~10分钟。适用于肢体萎缩、关节疼痛。

（7）遵医嘱予灸法，中风病（脑梗死急性期）痰热腑实证和痰火闭窍证者不宜使用此法。

（8）遵医嘱予穴位拍打，用穴位拍打棒循患肢手阳明大肠经（上肢段）、足阳明胃经（下肢段）轻轻拍打，每次30分钟。有静脉血栓者禁用，以防止栓子脱落，造成其他组织器官血管栓塞。

（9）遵医嘱予中药热熨。将中药籽装入药袋混合均匀，微波加热≥70℃，放于患处相应的穴位上适时来回或旋转药熨15~30分钟，以达到温经通络、消肿止痛，帮助恢复肢体功能。

（10）遵医嘱予中药熏洗，选用当归活血液熏洗患肢，每次20~30分钟。

（11）遵医嘱予中药热奄包，取患肢等部位。

（12）遵医嘱予中医定向透药。

（13）遵医嘱予中药塌渍。

2. 舌强语謇

（1）建立护患交流板，与患者良好沟通，从患者手势及表情中理解其需求，可与患者共同协调设定一种表达需求的方法。无法用手势及语言表达需求的患者，可利用物品或自制卡片，无书写障碍的失语患者可借助文字书写的方式来表达自己及亲属双方的需求。

(2)训练有关发音肌肉，先做简单的张口、伸舌、露齿、鼓腮动作，再进行软腭提高训练，再做舌部训练，还有唇部训练，指导患者反复进行抿嘴、噘嘴、叩齿等动作。采用吞咽言语治疗仪电刺激发音肌群，同时配合发音训练。

(3)利用口形及声音训练，采用“示教—模仿方法”，即训练者先做好口形与发音示范，然后指导患者通过镜子观察自己发音的口形，以纠正发音错误。

(4)进行字、词、句训练，单音训练 1 周后逐步训练患者“单词—词组—短句”发音。从简单的单词开始，然后再说短句。经过 1~2 周的阅读训练及书写训练，掌握一般词组、短句后，即能接受跟读或阅读短文的训练。

(5)对家属进行健康宣教，鼓励他们共同参与语言康复训练。

(6)遵医嘱予穴位按摩，取廉泉、哑门、承浆、通里等穴，以促进语言功能恢复。

3. 吞咽困难

(1)对轻度吞咽障碍患者以摄食训练和体位训练为主。

(2)对中度、重度吞咽障碍患者以间接训练为主，主要包括：增强口面部肌群运动、舌体运动和下颌骨的张合运动；咽部冷刺激；空吞咽训练；呼吸功能训练等。

(3)对有吸入性肺炎风险患者，给予鼻饲饮食。

(4)遵医嘱予穴位按摩，取廉泉、哑门、风府、颊车、下关、人迎等穴，以促进吞咽感觉的恢复。

(5)遵医嘱予以自制中药方银翘当归饮进行中药口腔护理。

4. 便秘

(1)气虚血瘀证患者大多为慢传输型便秘，可教会患者或家属用双手沿脐周顺时针按摩，每次 20~30 周，每日 2~3 次，促进肠蠕动。

(2)鼓励患者多饮水，每日饮水量在 1500 mL 以上，养成每日清晨定时排便的习惯，克服长时间如厕，忌努挣。

(3)饮食以粗纤维为主，多吃增加胃肠蠕动的食物，如黑芝麻、蔬菜、瓜果等；多饮水，戒烟酒；禁食产气多刺激性的食物，如甜食、豆制品、圆葱等。热秘患者以清热、润肠、通便饮食为佳，可食用白萝卜、蜂蜜汁；气虚便秘患者以补气血、润肠通便饮食为佳，可食用核桃仁、松子仁。芝麻粥适用于各种症状的便秘。

(4)遵医嘱予穴位按摩，取胃俞、脾俞、内关、足三里、中脘、关元等穴；腹胀者加涌泉，采用揉法。

(5)遵医嘱予耳穴压豆，取便秘点、大肠、直肠、三焦、脾、皮质下、小肠、肺等穴。

(6)遵医嘱予灸法，对脾弱气虚者，取脾俞、气海、太白、三阴交、足三里等穴；对肠道气秘者，取太冲、大敦、大都、支沟、天枢等穴；对脾肾阳虚者，取肾俞、大钟、关元、承山、太溪等穴。于腹部施回旋灸，每次 20 分钟。

(7)葱白敷脐(行气通腑)：取适量圆葱洗净沥干，选用葱白，加适量食盐，置于研钵内捣烂成糊状后敷贴于脐周，厚度为 0.2~0.3 厘米，外用医用胶贴包裹，用纱布固定，每次敷贴 1~2 小时。

(8)遵医嘱予穴位贴敷，取神阙、天枢等穴。

(9)必要时遵医嘱使用番泻叶泡水顿服。气虚血瘀、肝肾亏虚的患者不适用。

(10)遵医嘱予八卦揉腹。

(11)遵医嘱予脐灸,根据患者情况辨证用药。

5. 二便失禁

(1)观察排便次数、量、质及有无里急后重感;观察尿液的色、质、量,有无尿频、尿急、尿痛感。

(2)保持会阴皮肤清洁干燥。

(3)宜进食健脾、养胃、益肾的食物,如山药、薏苡仁、小米、木瓜、南瓜、胡萝卜等。

(4)遵医嘱予灸法,取神阙、气海、关元、百会、三阴交、足三里等穴。适用于气虚及元气衰败所致的二便失禁。

(5)遵医嘱予耳穴压豆,取大肠、小肠、胃、脾、交感、肾、皮质下、膀胱、尿道等穴。

(6)遵医嘱予穴位按摩,取肾俞、八髎、足三里、天枢等穴。适用于气虚及元气衰败所致的二便失禁。

(7)遵医嘱予中药贴敷加红外线灯照射。将中药置于患者中脘或神阙穴,予红外线灯在距离相应穴位或病变部位30~50厘米处直接照射,治疗30分钟,注意防烫伤。

(8)遵医嘱予针灸疗法,必要时导尿。如留置导尿,需做好相关护理。

三、中医特色治疗护理

(一)药物治疗

(1)内服中药。

(2)注射给药。

(3)外用中药。

(二)中医特色技术

中药热熨、中药贴敷、中药熏洗、灸法、穴位按摩、穴位贴敷、耳穴压豆、中药热奄包、中医定向透药、敷脐疗法、中药塌渍、穴位拍打、拔罐疗法、八卦揉腹、脐灸、穴位电刺激。

(三)皮肤按摩

适用于长期卧床患者压力性损伤的防治。

(1)保持皮肤清洁,床单位清洁、干燥、平整。

(2)操作者右手大鱼际处喷取适量1%当归红花液或50%红花酒精液,于受压部位或骨突处中心向外旋转按摩,力量由轻到重,再由重到轻。

(3)按摩过程中观察患者局部皮肤情况,如皮肤已有破损,严禁按摩。

四、健康指导

(一)生活起居

(1)调摄情志,建立信心,起居有常,不妄作劳,戒烟酒、慎避外邪。

(2)注意安全,防呛咳窒息、防跌倒坠床、防压力性损伤、防烫伤、防走失等意外。

(二)饮食指导

(1)风痰瘀阻证:进食祛风化痰、开窍的食品,如山楂、荸荠、黄瓜。食疗方:鱼头汤。

忌食羊肉、牛肉、狗肉等。

(2)气虚血瘀证：进食益气活血的食品，如山楂。食疗方：大枣滋补粥(大枣、枸杞子、瘦猪肉)。

(3)肝肾亏虚证：进食滋养肝肾的食品，如芹菜黄瓜汁、清蒸鱼等。食疗方：百合莲子薏仁粥。

(4)对神智障碍或吞咽困难者，根据病情予禁食或鼻饲喂服，以补充足够的水分及富有营养的流质，如果汁、米汤、肉汤、菜汤、匀浆膳等；忌食肥甘厚味等生湿助火之品。

(5)注意饮食禁忌，如糖尿病患者注意控制葡萄糖及碳水化合物的摄入，高血脂患者注意控制总热量、脂肪、胆固醇的摄入等。

(三)情志调理

1. 语言疏导法　运用语言，鼓励病友间多沟通、多交流；鼓励家属多陪伴患者，家庭温暖是疏导患者情志的重要方法。

2. 移情易志法　通过戏娱、音乐等手段设法培养患者某种兴趣、爱好，以分散患者注意力，调节其心境情志。

3. 五行相胜法　在情志调护中，护士要善于运用《内经》情志治疗中的五行制约法则，即“怒伤肝，悲胜怒；喜伤心，恐胜喜；思伤脾，怒胜思；忧伤肺，喜胜忧；恐伤肾，思胜恐”。同时，要注意掌握情绪刺激的程度，避免刺激过度带来新的身心问题。

(四)功能锻炼

1. 良肢位摆放

(1)仰卧位：①偏瘫侧肩放在枕头上，保持肩前伸、外旋。②偏瘫侧上肢放在枕头上，外展20°~40°，肘、腕、指关节尽量伸直，掌心向上。③偏瘫侧臀部固定于枕头上。④偏瘫侧膝部膝外应放在枕头上，防止屈膝位控制不住突然髋膝旋造成股内收肌拉伤，膝下垫一小枕保持患膝稍屈，足尖向上。

(2)患侧卧位：①躯干略后仰，背后放枕头固定。②偏瘫侧肩向前平伸外旋。③偏瘫侧上肢和躯干呈90°，肘关节尽量伸直，手掌向上。④偏瘫侧下肢膝关节略弯曲，髋关节伸直。⑤健侧上肢放在身上或枕头上。⑥健侧下肢保持踏步姿势，放在枕头上，膝关节和踝关节略屈曲。

(3)健侧卧位：①躯干略前倾。②偏瘫侧肩关节向前平伸，患肩前屈90°~100°。③偏瘫侧上肢放在枕头上。④偏瘫侧下肢膝关节、髋关节略弯曲，下肢放在枕头上，避免足外翻。⑤健侧上肢摆放以患者舒适为宜。⑥健侧下肢膝关节、髋关节伸直。

2. 功能锻炼方法

(1)防止肩关节僵硬：平卧于床上，两手相握，肘部保持伸直，以健侧手牵拉患侧肢体向上伸展，越过头顶，直至双手能触及床面。

(2)防止前臂伸肌挛缩：仰卧，屈膝，两手互握，环抱双膝，臂部稍用力伸展，使双肘受牵拉而伸直，臂也受牵拉伸展，重复做这样的动作，也可以只屈患侧腿，另一腿平置于床上。

(3)保持前臂旋转：坐在桌旁，两手掌心相对，手指互握，手臂伸直，身体略向患侧倾斜，以健侧手推动患侧手外旋，直至大拇指能触及桌面。反复锻炼，逐渐过渡到两手手指伸直对合，健侧手指能使患侧大拇指接触桌面。

（4）保持手腕背屈：双肘支撑于桌面，双手互握，置于前方，健侧手用力按压患侧手，使患侧手腕充分背屈。

（5）防止腕、指、肘屈肌挛缩：站立于桌前，双手掌对合，手指交叉互握，将掌心向下支撑于桌面，然后伸直手臂，将体重施加于上，使手腕充分背屈，屈肌群受到牵拉伸展；或坐于椅上，用健侧手帮助患侧手腕背屈，掌心置于椅面，并将蜷曲的患指逐一伸直，然后以健侧手保持患肢伸直，稍倾斜身体，将体重施加于患肢。

（6）防止跟腱缩短和脚趾屈曲：将一条毛巾卷成一卷，放在患肢脚趾下，站立起来，用健侧手按压患肢膝盖，尽量使足跟触地。站稳后，抬起健侧腿，让患肢承受体重，并反复屈曲膝关节。

（7）保持患臂水平外展：患者平卧，两手相握，向上举过头顶，然后由助手抓住患臂，保持伸直并慢慢水平移动，直至手臂平置于床面上，掌心向上，患肢与身体呈90°；再将其大拇指拉直、外展，并将其余患指伸展。在锻炼时，患者背部垫枕头，可增强锻炼的效果，同时还可以使胸椎保持伸直。

五、护理难点

功能锻炼依从性差：患者多表现为近期记忆力明显减退、反应迟钝、呆滞等，对康复锻炼配合不主动，康复锻炼效果差。

解决思路：

（1）向患者及家属讲解疾病的发生、发展及转归，使其了解早期进行康复锻炼的重要性和必要性。

（2）护士多与患者沟通交流，制订可行的康复训练计划和分阶段目标，积极指导康复锻炼。

（3）鼓励病友间沟通、交流，争取亲友等社会支持。

六、护理效果评价

中风（脑梗死恢复期）中医护理效果评价表（表2-3）。

表 2-3　中风(脑梗死恢复期)中医护理效果评价表

医院：________科室：______入院日期：______出院日期：______住院天数：____床号：__________姓名：____性别：______年龄：______住院号：______

文化程度：　纳入中医临床路径：是□ 否□　证候诊断：风痰瘀阻证□ 气虚血瘀证□ 肝肾亏虚证□　其他：

一、护理效果评价

主要症状	主要辨证施护方法	中医护理技术	分级	护理效果			
				实施前评价		实施后评价	
				日期	分值	日期	分值
半身不遂□	1. 体位□ 2. 皮肤护理□ 3. 功能锻炼□ 次数/天 4. 其他护理措施：	1. 拔罐疗法□　应用次数：____次；应用时间：____天 2. 灸法□　应用次数：____次；应用时间：____天 3. 中药热熨□　应用次数：____次；应用时间：____天 4. 穴位拍打□　应用次数：____次；应用时间：____天 5. 穴位电刺激□　应用次数：____次；应用时间：____天 6. 中药塌渍□　应用次数：____次；应用时间：____天 7. 中医定向透药□　应用次数：____次；应用时间：____天 8. 中药熏洗□　应用次数：____次；应用时间：____天 9. 中药热奄包□　应用次数：____次；应用时间：____天 10. 中药熏洗□　应用次数：____次；应用时间：____天 11. 其他：____　应用次数：____次；应用时间：____天	好(0分)：5级。肌力正常 较好(2分)：肌力3~4级。4级，肌力能做对抗外界的阻力运动，但不完全；3级，肢体能抬离床面，但不能抵抗阻力 一般(4分)：肌力1~2级。2级，肢体能在床上平行移动但不能抵抗自身重力，即你能抬离床面；1级，仅测到肌肉收缩，但不能产生动作 差(6分)：0级。完全瘫痪，测不到肌肉收缩				

续表2-3

主要症状	主要辨证施护方法	中医护理技术	分级	护理效果			
				实施前评价		实施后评价	
				日期	分值	日期	分值
舌强语謇□	1. 体位□ 2. 功能锻炼□ 次数/天 3. 口腔清洁□ 4. 情志护理□ 5. 言语训练□ 6. 其他护理措施：	1. 穴位按摩□　应用次数：____次；应用时间：____天 2. 其他：____　应用次数：____次；应用时间：____天	好（0分）：无言语謇涩，正常交流 较好（2分）：表达困难，可简单交流 一般（4分）：单字式的联系，需借助表情动作表达语言意思 差（6分）：不能表达语言意思				
吞咽困难□	1. 体位□ 2. 功能锻炼□ 次数/天 3. 口腔清洁□ 4. 情志护理□ 5. 吞咽训练□ 6. 其他护理措施：	1. 穴位按摩□　应用次数：____次；应用时间：____天 2. 其他：____　应用次数：____次；应用时间：____天	好（0分）：1级，能顺利1次将水咽下 较好（2分）：2级，分2次以上，能不呛咳地咽下 一般（4分）：3级，能1次咽下，但有呛咳；4级，分2次以上咽下，但有呛咳 差（6分）：5级，频繁呛咳，不能全部咽下				
腹胀便秘□	1. 饮食□ 2. 腹部按摩□ 3. 排便指导□ 4. 其他护理措施：	1. 穴位按摩□　应用次数：____次；应用时间：____天 2. 耳穴压豆□　应用次数：____次；应用时间：____天 3. 灸法□　应用次数：____次；应用时间：____天 4. 敷脐疗法□　应用次数：____次；应用时间：____天 5. 穴位贴敷□　应用次数：____次；应用时间：____天 6. 八卦揉腹□　应用次数：____次；应用时间：____天 7. 脐灸□　应用次数：____次；应用时间：____天 8. 其他：____　应用次数：____次；应用时间：____天	好（0分）：无 较好（2分）：大便偏硬，1~2日1次 一般（4分）：大便硬结，便难解，3~5日大便1次 差（6分）：大便硬结，异常难解，5日以上大便1次				

续表2-3

主要症状	主要辨证施护方法	中医护理技术	分级	护理效果			
				实施前评价		实施后评价	
				日期	分值	日期	分值
二便失禁□	1. 皮肤护理□ 2. 饮食/水□ 3. 其他护理措施:	1. 灸法□ 应用次数:____次;应用时间:____天 2. 耳穴压豆□ 应用次数:____次;应用时间:____天 3. 穴位按摩□ 应用次数:____次;应用时间:____天 4. 中药贴敷□ 应用次数:____次;应用时间:____天 5. 其他:____ 应用次数:____次;应用时间:____天	好(0分):无 较好(2分):小便失禁24 h<1次;大便失禁每周<1次 一般(4分):小便失禁24 h>1次,1 h<1次,但是无须导尿;大便失禁每周>1次 差(6分):小便失禁1 h≥1次,需持续导尿;大便失禁严重,每天≥1次				
其他:□ (请注明)							

二、护理依从性及满意度评价

评价项目		患者对护理的依从性			患者对护理的满意度		
		依从	部分依从	不依从	满意	一般	不满意
中医护理技术	拔罐疗法						
	灸法						
	中药热熨						
	耳穴压豆						
	穴位按摩						
	敷脐疗法						
	中药塌渍						
	穴位拍打						
	穴位贴敷						
	中医定向透药						
	穴位电刺激						
	中药熏洗						
	中药热奄包						
	脐灸						
	八卦揉腹						
	中药贴敷						
健康指导		—	—	—			
签名		责任护士签名：			上级护士或护士长签名：		

注：1. 患者对护理的依从性。依从：患者在治疗期间遵医嘱完成规范化中医护理治疗。部分依从：偶尔不能配合完成中医护理治疗。不依从：经常不能配合或自主要求终止中医护理治疗。2. 患者对护理的满意度。询问患者对护理的满意度。

三、对本病中医护理方案的评价

实用性强：>90%□　实用性较强：70%≤实用性≤90%□　实用性一般：30%≤实用性<70%□　不实用：<30%□

改进意见：

四、评价人(责任护士)

姓名：________ 技术职称：________ 完成日期：________ 护士长签字：________

第三章
肺系病证

第一节　肺炎喘嗽(支气管肺炎)中医护理方案

一、常见证候要点

1. 风寒闭肺证　恶寒发热，无汗，呛咳气急，痰白而稀，口不渴，咽不红。舌质不红，苔薄白或白腻，脉浮紧，指纹浮红。

2. 风热闭肺证　发热恶风，微有汗出，咳嗽气急，痰多，痰黏稠或黄，口渴咽红。舌红，苔薄白或黄，脉浮数，指纹浮紫或紫滞。

3. 痰热闭肺证　发热，烦躁，咳嗽喘促，气急鼻扇，喉间痰鸣，口唇发绀，面赤口渴，胸闷胀满，泛吐痰涎。舌质红，舌苔黄腻，脉滑数，指纹紫滞。

4. 毒热闭肺证　高热持续，咳嗽剧烈，气急鼻扇，喘憋，涕泪俱无，鼻孔干燥，面赤唇红，烦躁口渴，小便短黄，大便秘结。舌红而干，苔黄燥，脉洪数，指纹紫滞。

5. 阴虚肺热证　病程较长，干咳少痰，低热盗汗，面色潮红，五心烦热。舌质红少津，苔花剥，少苔或无苔，脉细数，指纹淡红。

6. 肺脾气虚证　咳嗽无力，喉中痰鸣，低热起伏不定，面白少华，动则汗出，食欲不振，大便溏。舌质偏淡，苔薄白，脉细无力，指纹淡。

二、常见症状/证候施护

1. 发热

(1)密切观察发热的时间、程度、性质和规律。

(2)注意有无伴随症状，如怕冷、出汗、口渴、面色变化、舌苔、脉象、神志等的变化。

(3)体温过高或过低、发热程度与伴随症状不符时，及时报告医生并配合处理。

(4)遵医嘱予中药熏洗。

(5)遵医嘱予放血疗法，取耳尖等穴。

(6)遵医嘱予穴位贴敷，取大椎等穴。

(7)遵医嘱予小儿推拿。

2. 咳喘

(1)注意观察咳喘的声音、时间、性质，呼吸的频率、节律，咳痰的性质、量、气味、颜色，以及有无恶寒、发热、发绀、汗出等症状。

(2)咳喘严重者卧床休息，痰多者取侧卧位，经常变换体位，将痰排出，协助翻身拍背，必要时将痰液吸出。

(3)出现呼吸困难、面唇发绀时予以半坐卧位，并及时报告医生并配合处理。

(4)遵医嘱予穴位贴敷，取膻中、肺俞、天突等穴。

(5)遵医嘱予贴敷疗法，用大黄、芒硝、大蒜子敷于背部。

(6)遵医嘱予耳穴压豆，取肺、气管、平喘、肾上腺、交感、内分泌、喘点等穴。

(7)遵医嘱予中药雾化。

(8)遵医嘱予小儿推拿。

三、中医特色治疗护理

(一)药物治疗

(1)内服中药。

(2)外用中药。

(二)中医特色技术

穴位贴敷、中药熏洗、放血疗法、贴敷疗法、耳穴压豆、中药雾化、小儿推拿。

四、健康指导

(一)生活起居

(1)保持病室安静，室内空气流通，温湿度适宜，确保患儿充分睡眠与休息。

(2)风寒闭肺、肺脾气虚患儿宜保持室内环境温暖，勿当风受凉；风热、痰热、毒热闭肺患儿，病室温度宜偏低，衣被不宜太厚，汗出当避风；阴虚肺热患儿盗汗时，要及时擦干并更换汗湿衣物，注意避风；肺脾气虚患儿，需注意休息，避免过度耗气伤津，加重病情。

(二)病情观察

观察患儿恶寒、发热、体温变化情况，观察患儿气急、鼻扇情况，以及痰的色、质、量并做好记录。对重症患儿应加强巡视，观察患儿是否出现面色苍白、发绀、气急、惊厥等情况，及时发现心阳虚衰、邪陷心肝等变证。

(三)饮食指导

饮食应以清淡、富营养、易消化为原则。伴有发热者，宜给予流质饮食，如牛奶、米汤等，热退后可加半流质食物，如稀饭、面条等，忌食肥甘、生冷、辛辣之品。

(1)风寒闭肺咳嗽剧烈患儿，可用苏叶煎取浓汁，兑姜汁频服，以散寒止咳。

(2)风热闭肺患儿，多饮水或饮梨汁、藕汁、荸荠汁、萝卜汁等，以生津解渴。

(3)痰热闭肺患儿，用冰糖炖梨或柚子皮，频饮以清热化痰、宣肺止咳；少食过甜的食物或饮料，以免助湿生痰；喉间痰多气急时，可服饮鲜竹沥水。

(4)毒热闭肺患儿，多饮水或藕汁、荸荠汁等，必要时给予静脉补充水分和营养。

(5)阴虚肺热干咳患儿，用川贝粉蒸梨或用百合、杏仁、麦冬等煎水频服，以养阴生津。

(6)肺脾气虚自汗患儿，可用黄芪、浮小麦、麻黄根等煎水代茶饮。

(四)用药护理

风寒闭肺患儿，汤药宜热服，药后进食热饮，并加盖衣被，避免吹风，切忌大汗，以免耗伤阴津，汗出后及时擦干。风热闭肺患儿，汤药宜温服，多饮水，或饮梨汁、藕汁、荸荠汁、萝卜汁等，以生津解渴。痰热闭肺患儿，汤药宜温服、频服，若出现痰多黄稠、阻于喉间，气急鼻扇，面色发绀应立即予以吸氧，还可用中药雾化吸入，以促进排痰。毒热闭肺患儿，汤药宜凉服。

(五)情志调理

(1)稳定患儿情绪，避免烦躁哭闹加重病情。

(2)根据患儿喜好转移其注意力，从而使其积极配合治疗。

(3)指导家长掌握排解不良情绪的方法，如音乐疗法、谈心释放法、转移法等。

五、护理效果评价

肺炎喘嗽(支气管肺炎)中医护理效果评价表(表3-1)。

表 3-1 肺炎喘嗽(支气管肺炎)中医护理效果评价表

医院：________科室：______入院日期：______出院日期：______住院天数：____床号：__________姓名：____性别：______年龄：______住院号：______

文化程度： 纳入中医临床路径：是□否□ 证候诊断：风寒闭肺证□ 风热闭肺证□ 痰热闭肺证□ 毒热闭肺证□ 阴虚肺热证□ 肺脾气虚证□ 其他：

一、护理效果评价

主要症状	主要辨证施护方法	中医护理技术	分级	护理效果			
				实施前评价		实施后评价	
				日期	分值	日期	分值
发热□	1. 病情观察□ 2. 生命体征监测□ 3. 安全防护□ 4. 用药护理□ 5. 其他护理措施：	1. 穴位贴敷□ 应用次数：____次；应用时间：____天 2. 中药熏洗□ 应用次数：____次；应用时间：____天 3. 放血疗法□ 应用次数：____次；应用时间：____天 4. 小儿推拿□ 应用次数：____次；应用时间：____天 5. 其他：____ 应用次数：____次；应用时间：____天	好(0分)：正常 较好(2分)：37.3~38.0℃ 一般(4分)：38.1~39.0℃ 差(6分)：39.0℃以上				
咳喘□	1. 病情观察□ 2. 生命体征监测□ 3. 安全防护□ 4. 用药护理□ 5. 其他护理措施：	1. 穴位贴敷□ 应用次数：____次；应用时间：____天 2. 耳穴压豆□ 应用次数：____次；应用时间：____天 3. 贴敷疗法□ 应用次数：____次；应用时间：____天 4. 中药雾化□ 应用次数：____次；应用时间：____天 5. 小儿推拿□ 应用次数：____次；应用时间：____天 6. 其他：____ 应用次数：____次；应用时间：____天	好(0分)：无咳嗽及喘息 较好(2分)：咳嗽清浅，喘息较重，活动偶发，不影响学习跟生活 一般(4分)：间断咳嗽，次数不频；喘息多数日常活动发生，但休息时不发生 差(6分)：昼夜频咳，喘息休息时亦发生，影响睡眠				
其他□ (请注明)							

二、护理依从性及满意度评价

评价项目		患者对护理的依从性			患者对护理的满意度		
		依从	部分依从	不依从	满意	一般	不满意
中医护理技术	穴位贴敷						
	放血疗法						
	耳穴压豆						
	中药熏洗						
	贴敷疗法						
	中药雾化						
	小儿推拿						
健康指导		—	—	—			
签名：		责任护士签名：			上级护士或护士长签名：		

注：1. 患者对护理的依从性。依从：患者在治疗期间遵医嘱完成规范化中医护理治疗。部分依从：偶尔不能配合完成中医护理治疗。不依从：经常不能配合或自主要求终止中医护理治疗。2. 患者对护理的满意度。询问患者对护理的满意度。

三、对本病中医护理方案的评价

实用性强：>90%□　实用性较强：70%≤实用性≤90%□　实用性一般：30%≤实用性<70%□　不实用：<30%□

改进意见：

四、评价人(责任护士)

姓名：________技术职称：________完成日期：________护士长签字：________

第二节 哮病(支气管哮喘)中医护理方案

优化内容

一、证候施护

1. 喘息哮鸣

(1)新增：灸法，取定喘、肺俞、天突、风门、膻中等穴。

(2)新增：刮痧治疗，从大椎穴至阳穴刮拭督脉，从大杼穴至膈俞穴刮拭两侧膀胱经，从天突穴至膻中穴刮拭任脉，点刮中府、定喘、尺泽穴；痰多者加刮胃经足三里穴至丰隆穴，以出痧为度。

(3)新增：中药雾化吸入。

2. 咳嗽、咳痰

新增：中药热奄包。

二、中医特色技术

新增中医特色技术：灸法、刮痧治疗、中药雾化吸入、中药热奄包。

三、中医护理效果评价表

(一)护理效果

将效果评价中的4个选项(好、较好、一般、差)进行量化分级，实施前后分别进行评价，使评价更加客观和具有操作性。具体量化分级详见效果评价表。

(二)患者对护理的依从性评价进行规范

(1)依从：患者在治疗期间遵医嘱完成规范化中医护理治疗。

(2)部分依从：患者偶尔不能配合完成中医护理治疗。

(3)不依从：患者经常不能配合或自主要求终止中医护理治疗。

(三)对本病中医护理方案的评价

中医护理方案的4个评价(实用性强、实用性较强、实用性一般、不实用)参照国家药品监督管理局颁布的《中药新药临床研究指导原则》，将护理效果的评分采用尼莫地平评分法计算，疗效指数=(治疗前得分-治疗后得分)/治疗前得分×100%。具体如下：

(1)治愈：症状、体征消失或基本消失，疗效指数>90%，评价为实用性强。

(2)显效：症状、体征明显好转，70%≤疗效指数≤90%，评价为实用性较强。

(3)有效：症状、体征有好转，30%≤疗效指数<70%，评价为实用性一般。

(4)无效：症状、体征无改善或加重，疗效指数<30%，评价为不实用。

中医护理方案

一、常见证候要点

(一)发作期(急性发作期和部分慢性持续期患者)

1. 风哮证　时发时止，发时喉中哮鸣有声，反复发作，止时又如常人，发病前多有鼻痒、咽痒、喷嚏、咳嗽等不适。舌淡苔白，脉浮紧。

2. 寒哮证　喉中哮鸣如水鸡声，呼吸急促，喘憋气逆，痰多、色白多泡沫，易咳，口不渴或渴喜热饮，恶寒，天冷或受寒易发，肢冷，面色青晦。舌苔白滑，脉弦紧或浮紧。

3. 热哮证　喉中痰鸣如吼，痰多黄稠，胸闷，气喘息粗，甚则鼻翼扇动，烦躁不安，发热口渴，或咳吐脓血腥臭痰，胸痛，大便秘结，小便短赤。舌红苔黄腻，脉滑数。

4. 虚哮证　喉中哮鸣如鼾，声低，气短息促，动则喘甚，发作频繁，甚至持续喘哮，咳痰无力。舌质淡或偏红，或紫暗，脉沉细或细数。

(二)缓解期(缓解期和部分慢性持续期患者)

1. 肺脾气虚证　气短声低，喉中时有轻度哮鸣，痰多质稀，色白，自汗，怕风，常易感冒，倦怠乏力，食少便溏。舌质淡，苔白。

2. 肺肾两虚证　气短息促，动则为甚，吸气不利，咳痰质黏起沫，脑转耳鸣，腰膝酸软，心慌，不耐劳累，或五心烦热，颧红，口干。舌质红，少苔，脉细数；或畏寒肢冷，面色苍白，舌苔淡白，质胖。

二、常见症状/证候施护

1. 喘息哮鸣

(1)观察患者呼吸频率、节律、深浅，发作持续时间，发现异常应及时报告医生。

(2)取适宜体位，可高枕卧位、半卧位或端坐位。

(3)遵医嘱予耳穴压豆，取平喘、肺、肾上腺、交感等穴。

(4)遵医嘱予穴位按摩，取中府、云门、孔最、膻中等穴。

(5)遵医嘱予拔罐疗法，取肺俞、膏肓、定喘等穴。

(6)遵医嘱予穴位贴敷，取肺俞、天突、天枢、定喘等穴，三伏贴效果尤甚。

(7)遵医嘱予中药泡洗。

(8)遵医嘱予中药离子导入。

(9)遵医嘱予灸法，取定喘、肺俞、天突、风门、膻中等穴。

(10)遵医嘱予刮痧治疗，大椎穴至阳穴刮拭督脉，大杼穴至膈俞刮拭两侧膀胱经，天突穴至膻中刮拭任脉，点刮中府、定喘、尺泽穴，痰多者加刮胃经足三里穴至丰隆穴，以出痧为度。

(11)遵医嘱予中药雾化吸入。

2. 咳嗽咳痰

(1)观察咳嗽的性质、程度、持续时间、规律，以及咳痰的量、颜色、性状。

(2)咳嗽胸闷者取半坐卧位。

(3)持续性咳嗽时，可频饮温开水。

(4)做深呼吸训练，采用有效咳嗽、翻身拍背、胸背部叩击或使用设备进行排痰等方法。

(5)保持口腔清洁。

(6)遵医嘱予耳穴压豆，取肺、气管、神门、皮质下、大肠等穴。

(7)遵医嘱予拔罐疗法，取肺俞、膏肓、定喘、脾俞、肾俞等穴。

(8)遵医嘱予穴位贴敷，取肺俞、膏肓、定喘、天突等穴。

(9)遵医嘱予穴位按摩，取肺俞、膻中、中府、云门、孔最等穴。

(10)遵医嘱予中药热奄包，取胸部。

3. 胸闷

(1)观察胸闷的性质、持续时间、诱发因素及伴随症状等。

(2)协助患者变换舒适的体位。

(3)遵医嘱予穴位按摩，取膻中等穴。

(4)遵医嘱予耳穴压豆，取心、胸、神门、小肠、皮质下等穴。

三、中医特色治疗护理

(一)药物治疗

(1)内服中药：寒哮证患者服用中药汤剂宜热服，热哮证患者宜偏凉服。补虚汤药宜温服。服用含麻黄的中药时，注意观察患者的汗出情况及生命体征变化。

(2)注射给药。

(3)外用中药。

(4)使用吸入剂的注意事项：①吸入药物时取坐位，指导患者正确使用吸入装置，保证嘴包住吸入制剂的吸嘴。②指导患者正确的呼吸方法，先用力呼气后再用口尽力吸入，以确保药物充分发挥药效。③使用含激素类药物后应及时漱口，避免激素残留在口腔引起真菌感染。④在医生指导下坚持使用吸入药物，不得擅自停药。⑤指导患者按时规律用药，遵医嘱适时调整药物，不可自行减药或停药。⑥告知患者哮病难以速愈和根治，虽然缓解期常自我感觉没有症状，但是气道的高反应性仍持续存在，必须坚持长期用药。

(二)中医特色技术

耳穴压豆、穴位按摩、拔罐疗法、穴位贴敷、中药泡洗、中药离子导入、中药雾化吸入、灸法、刮痧治疗、中药热奄包。

(三)物理治疗

(1)胸背部叩击。

(2)有效咳嗽。

(四)呼吸功能锻炼

(1)腹式呼吸。

(2)缩唇呼吸。

(3)呼吸吐纳功。

四、健康指导

(一)生活起居

(1)寒哮患者的病室宜阳光充足，温度宜偏暖，避风寒；热哮患者的病室应凉爽通风。

(2)在心肺康复锻炼的基础上，可增加太极拳、八段锦等锻炼；同时可做腹式呼吸、缩唇呼吸和呼吸吐纳功，以提高肺活量，改善呼吸功能。

(3)注意加强过敏原识别与规避，及时检测过敏原的类别，在日常生活中进行规避和防范。

(4)自我保健锻炼：①按摩保健穴位，取迎香、风池、三阴交、膻中等穴。②足底按摩，取涌泉穴。③叩齿保健。

(二)饮食指导

避免摄入易引起过敏的食品，如蛋白、海鲜类，忌食辛辣油腻等刺激之品。

(1)风哮证：宜食祛风涤痰、降气平喘的食品，如杏仁、萝卜等。食疗方：杏仁粥等。

(2)寒哮证：宜食温肺散寒、豁痰利窍的食品，如葱、姜、胡椒等。食疗方：椒目粉可配菜或制成胶囊。

(3)热哮证：宜食清热宣肺、化痰定喘的食品，如梨汁、杏仁等。食疗方：雪梨川贝冰糖饮等。

(4)虚哮证：宜食补肺纳肾、降气化痰的食品，如木耳、核桃、胡桃等。食疗方：核桃粥等。

(5)肺脾气虚证：宜食健脾补肺、益气的食品，如南瓜、银耳、山药等。食疗方：莲子银耳汤等。

(6)肺肾两虚证：宜食补肺益肾的食品，如杏仁、黑豆、百合等。食疗方：白果核桃粥等。

(三)情志调理

(1)进行心理疏导，耐心倾听患者的倾诉，避免不良情绪刺激。

(2)鼓励家属多陪伴患者，给予患者心理支持。

(3)介绍疾病相关知识，积极配合治疗。

(4)告知患者情志因素对疾病的影响。

五、护理效果评价

哮病(支气管哮喘)中医护理效果评价表(表3-2)。

表 3-2　哮病（支气管哮喘）中医护理效果评价表

医院：________科室：______入院日期：______出院日期：______住院天数：____床号：__________姓名：____性别：______年龄：______住院号：______

文化程度：　纳入中医临床路径：是□ 否□　证候诊断：发作期　风哮□ 寒哮□ 热哮□ 虚哮□　缓解期　肺脾气虚证□ 肺肾两虚证□　其他：

一、护理效果评价

主要症状	主要辨证施护方法	中医护理技术	分级	护理效果			
				实施前评价		实施后评价	
				日期	分值	日期	分值
喘息、鸣哮□	1. 体位□ 2. 氧疗□ 3. 活动□ 4. 缓慢深呼吸□ 5. 缩唇/腹式呼吸训练□ 6. 情志护理□ 7. 其他护理措施：	1. 耳穴压豆□　应用次数：____次；应用时间：____天 2. 穴位按摩□　应用次数：____次；应用时间：____天 3. 穴位贴敷□　应用次数：____次；应用时间：____天 4. 拔罐疗法□　应用次数：____次；应用时间：____天 5. 中药泡洗□　应用次数：____次；应用时间：____天 6. 中药离子导入□　应用次数：____次；应用时间：____天 7. 中药雾化吸入□　应用次数：____次；应用时间：____天 8. 灸法□　应用次数：____次；应用时间：____天 9. 刮痧治疗□　应用次数：____次；应用时间：____天 10. 其他：____　应用次数：____次；应用时间：____天	好（0 分）：无喘息、气短等症状 较好（2 分）：偶感喘息、气短，不影响睡眠或活动 一般（4 分）：喘息日夜可见，尚能坚持工作 差（6 分）：喘息不能平卧，影响睡眠或活动				

续表3-2

主要症状	主要辨证施护方法	中医护理技术	分级	护理效果			
				实施前评价		实施后评价	
				日期	分值	日期	分值
咳嗽、咳痰□	1. 体位□ 2. 有效咳痰/深呼吸□ 3. 口腔护理□ 4. 气道湿化□ 5. 翻身拍背□ 6. 其他护理措施：	1. 耳穴压豆□ 应用次数：____次；应用时间：____天 2. 穴位贴敷□ 应用次数：____次；应用时间：____天 3. 拔罐疗法□ 应用次数：____次；应用时间：____天 4. 穴位按摩□ 应用次数：____次；应用时间：____天 5. 中药热奄包□ 应用次数：____次；应用时间：____天 6. 其他：____ 应用次数：____次；应用时间：____天	好(0分)：无咳嗽、咳痰 较好(2分)：白天间断咳嗽，咳少量痰，昼夜咳痰10~50 mL 一般(4分)：频繁咳嗽，不影响睡眠，有痰，昼夜咳痰51~100 mL 差(6分)：昼夜咳嗽频繁或阵咳，痰量多，昼夜咳痰100 mL以上				
胸闷□	1. 体位□ 2. 氧疗□ 3. 情志护理□ 4. 其他护理措施□	1. 穴位按摩□ 应用次数：____次；应用时间：____天 2. 耳穴压豆□ 应用次数：____次；应用时间：____天 3. 其他：____ 应用次数：____次；应用时间：____天	好(0分)：无胸闷 较好(2分)：胸胁隐隐闷痛 一般(4分)：胸胁闷痛时作时止 差(6分)：胸胁闷痛明显				
其他：□（请注明）							

二、护理依从性及满意度评价

评价项目		患者对护理的依从性			患者对护理的满意度		
		依从	部分依从	不依从	满意	一般	不满意
中医护理技术	耳穴压豆						
	穴位按摩						
	拔罐疗法						
	穴位贴敷						
	中药泡洗						
	中药离子导入						
	中药雾化吸入						
	灸法						
	刮痧治疗						
	中药热奄包						
健康指导		—	—	—			
签名		责任护士签名：			上级护士或护士长签名：		

注：1. 患者对护理的依从性。依从：患者在治疗期间遵医嘱完成规范化中医护理治疗。部分依从：偶尔不能配合完成中医护理治疗。不依从：经常不能配合或自主要求终止中医护理治疗。2. 患者对护理的满意度。询问患者对护理的满意度。

三、对本病中医护理方案的评价

实用性强：>90%□　实用性较强：70%≤实用性≤90%□　实用性一般：30%≤实用性<70%□　不实用：<30%□

改进意见：

四、评价人(责任护士)

姓名：________技术职称：________完成日期：________护士长签字：________

第三节　咳嗽病中医护理方案

一、常见证候要点

1. 风寒袭肺证　咳嗽、痰白、痰清稀，或干咳；鼻塞、流清涕；恶寒、无汗或并发热；肢体酸痛。舌苔白，脉浮或浮紧。

2. 风热犯肺证　咳嗽、痰黄或白黏，或痰少、咳痰不爽，或干咳；鼻塞、流浊涕，或鼻窍干热；恶风或并发热；咽干甚则咽痛，口干渴。舌尖红，苔薄黄或薄白干，脉浮数。

3. 燥邪犯肺证　干咳，或痰少或黏、难以咳出；唇鼻干燥，口干甚则口渴；咽干甚则咽痛；恶风或并发热。舌尖红，苔薄黄或薄白干，脉浮或浮数。

4. 痰热壅肺证　咳嗽，痰黏、色黄，或咳痰不爽；发热，或口渴；大便秘结。舌质红，苔黄或黄腻，脉数或滑数。

5. 痰湿阻肺证　咳嗽，痰多、白黏或泡沫；口黏腻，纳呆或食少；胃脘痞满。舌边齿痕，苔白或白腻，脉滑或脉濡或脉弦滑。

6. 肝火犯肺证　上气咳逆阵作，咳时面红目赤，引胸胁作痛，咽干口苦，常感痰滞咽喉而咳之难出，量少质黏，或痰如絮条，症状可随情绪波动而增减。舌红，苔薄黄少津，脉弦数。

7. 肺气虚证　咳嗽，或咳痰无力；神疲或乏力或气短，动则加重；自汗，动则加重；畏风寒，或易感冒。舌质淡，苔白，脉沉细或沉缓或细弱。

8. 气阴两虚证　干咳或咳嗽少痰；神疲或乏力或气短，动则加重；畏风寒，或易感冒；自汗或盗汗，手足心热；口干甚则口渴。舌体胖大甚至边有齿痕或舌体瘦小，舌质淡或红，或苔薄少或花剥，脉沉细或细弱或细数。

二、常见症状/证候施护

1. 咳嗽、咳痰

(1)保持病室空气新鲜、温湿度适宜，保持舒适体位，咳嗽胸闷者取半坐卧位，持续性咳嗽时可频饮温开水，以减轻咽喉部的刺激。

(2)密切观察咳嗽的性质、程度、持续时间，以及咳痰的颜色、性状、量及气味，注意有无喘促、发绀等伴随症状。

(3)保持口腔卫生，每日清洁口腔2次，有助于预防口腔感染，增进食欲。

(4)协助翻身拍背，指导患者掌握有效咳嗽、咳痰、深呼吸的方法。

(5)饮食宜清淡、易消化，少食多餐，避免油腻、辛辣刺激及海腥发物。可适当食用化痰止咳的食疗方，如杏仁、梨、陈皮粥等。

(6)遵医嘱予灸法，取天突、肺俞、合谷等穴。

(7)遵医嘱予拔罐疗法，取肺俞、膏肓、定喘等穴。

(8)遵医嘱予穴位贴敷，取肺俞、膏肓、定喘、天突等穴。

(9)遵医嘱予耳穴压豆，取肺、气管、神门、皮质下等穴。

(10)遵医嘱予刮痧治疗，循经刮手太阴肺经、督脉、足太阳膀胱经等。

2. 发热

(1)保持病室整洁、安静，空气清新流通，温湿度适宜。

(2)采用温水擦浴、冰袋等物理降温措施，患者汗出时，及时协助擦拭和更换衣物、被褥，避免汗出当风。

(3)饮食宜清淡、易消化、富有营养，多食新鲜水果和蔬菜，进食清热生津之品，如苦瓜、冬瓜、绿豆等，忌煎炸、肥腻、辛辣之品。

(4)遵医嘱予中药口腔护理，鼓励患者经常漱口，可用金银花液等漱口，每日饮水量≥2000 mL。

(5)遵医嘱予刮痧治疗，取大椎、风池、肺俞等穴。

(6)遵医嘱予放血疗法，取耳尖等穴。

3. 喘息气短

(1)保持病室安静、整洁、空气流通、温湿度适宜，避免灰尘和刺激性气味。

(2)密切观察生命体征变化，遵医嘱给予吸氧，可根据血气分析结果调整吸氧的方式和浓度。

(3)密切观察患者喘息、气短的程度、持续时间及有无短期内突然加重的征象。

(4)根据喘息气短的程度及伴随症状，取适宜体位，如高枕卧位、半卧位或端坐位。

(5)指导患者进行呼吸功能锻炼，常用的锻炼方式有缩唇呼吸、腹式呼吸等。

(6)指导患者进食低碳水化合物、高脂肪、高蛋白、高维生素的食物，忌食辛辣、煎炸之品。

(7)遵医嘱予耳穴压豆，取交感、心、胸、肺、皮质下等穴。

(8)遵医嘱予穴位按摩，取列缺、内关、天突、足三里等穴。

(9)遵医嘱予灸法，取大椎、肺俞、足三里、三阴交等穴。

三、中医特色治疗护理

(一)药物治疗

(1)内服中药。

(2)注射给药。

(二)中医特色技术

穴位贴敷、耳穴压豆、灸法、刮痧治疗、拔罐疗法、放血疗法、穴位按摩、中药口腔护理。

四、健康指导

(一)生活起居

(1)保持室内空气清新流通，避免尘埃和烟雾等刺激，定时开窗通风，温湿度适宜。

(2)汗出多者应及时擦汗更衣，予以口腔护理，可用10%一枝黄花水或金银花液漱口，嘱患者注意休息和气候变化，可适当进行户外活动。

(二)病情观察

(1)注意观察咳嗽的声音、时间、节律、性质，以及有无恶寒、发热、汗出、咳痰等伴发症状。咳嗽时作，发于白昼，鼻塞声重，多为外感咳嗽。

(2)晨起咳嗽阵发加剧，咳声重浊，多为痰湿或痰热咳嗽；夜卧咳嗽较重，持续难已，短气乏力，多为气虚咳嗽。

(3)观察痰的色、质、量及咳吐情况，痰白而稀薄者多属风、属寒；痰黄而稠者属热；痰多稀薄者属痰湿、虚寒；咳而少痰或干咳无痰者则为燥热、气火、阴虚；咳痰有热腥味或腥臭气者为痰热。

(4)观察服药后的寒热、汗出、咳嗽及咳痰情况，若年老患者突然出现烦躁不安、神志不清、面色苍白或发绀、出冷汗、呼吸急促、喉间痰鸣，应考虑窒息的可能，立即报告医生并配合抢救。

(三)饮食护理

饮食宜清淡、易消化、富营养，多食新鲜果蔬，鼓励患者多饮水，忌食肥甘厚腻、辛辣刺激之品，戒烟酒；如为过敏体质者，应忌食鱼、虾、蟹。

(1)风寒袭肺者：可适当进食葱白、生姜、茴香、紫苏叶等辛温发散之品。

(2)风热犯肺者：宜食疏风清热之品，如菊花、白萝卜、梨、薄荷叶等。

(3)燥邪犯肺者：宜食清热润肺化痰之品，多食黄瓜、西红柿、油菜等多汁蔬菜，以及梨、枇杷、荸荠等新鲜水果，也可服用川贝雪梨。

(4)痰热壅肺者：宜食竹笋、豆芽、荸荠等寒凉食物，忌辛热之品。

(5)痰湿阻肺者：应饮食有节，配健脾利湿化痰的食物，如薏苡仁、白扁豆、赤小豆，忌食糯米、甜食及肥肉类。

(6)肝火犯肺者：可选疏肝泻火的食物，如芹菜、香菇等，忌油炸、香燥之品。

(7)肺气虚及气阴两虚者：可选银耳、百合、甲鱼等滋阴之品，多食水果，或用麦冬、沙参等养阴之品泡水代茶饮，或食用杏仁猪肺粥。

(四)情志护理

病程较长者应予安慰和鼓励，以消除思想顾虑，增强治疗的信心。保持心情愉悦，避免精神刺激，指导患者学会自我情绪调节。

(五)用药护理

(1)外感咳嗽者，忌用敛肺、收涩的镇咳药，以免肺气郁遏不得宣畅，不能达邪外出。

(2)汤药多为发散之品，不宜久煎，以免降低药效。汤药服用时应温凉适宜，热证者宜凉服，寒证、虚证者宜温热服。

(3)指导患者遵医嘱服用祛痰、止咳的药物，并观察服药后的效果。

五、护理效果评价

咳嗽中医护理效果评价表(表3-3)。

表 3-3 咳嗽中医护理效果评价表

医院：________科室：______入院日期：______出院日期：______住院天数：____床号：__________姓名：____性别：______年龄：______住院号：______

纳入中医临床路径：是□ 否□ 证候诊断：风寒袭肺证□ 风热犯肺证□ 燥邪犯肺证□ 痰热壅肺证□ 痰湿阻肺证□ 肝火犯肺□ 肺气虚证□ 气阴两虚证□ 其他：

一、护理效果评价

主要症状	主要辨证施护方法	中医护理技术	分级	护理效果			
				实施前		实施后	
				日期	分值	日期	分值
咳嗽、咳痰□	1. 体位□ 2. 有效咳痰/深呼吸□ 3. 口腔护理□ 4. 气道湿化□ 5. 翻身拍背□ 6. 其他护理措施：	1. 耳穴压豆□ 应用次数：____次；应用时间：____天 2. 灸法□ 应用次数：____次；应用时间：____天 3. 穴位贴敷□ 应用次数：____次；应用时间：____天 4. 拔罐疗法□ 应用次数：____次；应用时间：____天 5. 刮痧治疗□ 应用次数：____次；应用时间：____天 6. 其他：____ 应用次数：____次；应用时间：____天	好(0 分)：无咳嗽咳痰 较好(2 分)：白天间断咳嗽，不影响工作生活，昼夜咳痰 10~50 mL 一般(4 分)：白天咳嗽，或夜里见偶咳，尚能坚持上班，昼夜咳痰 51~100 mL 差(6 分)：昼夜频咳或阵发，影响工作和休息，昼夜咳痰 100 mL 以上				

续表3-3

主要症状	主要辨证施护方法	中医护理技术	分级	护理效果			
				实施前		实施后	
				日期	分值	日期	分值
发热□	1. 监测体温□ 2. 物理降温□ 3. 口腔护理□ 4. 皮肤护理□ 5. 其他护理措施：	1. 刮痧治疗□ 应用次数：____次；应用时间：____天 2. 放血疗法□ 应用次数：____次；应用时间：____天 3. 中药口腔护理□ 应用次数：____次；应用时间：____天 4. 其他：____ 应用次数：____次；应用时间：____天	好(0分)：正常 较好(2分)：37.3~38.0℃ 一般(4分)：38.1~39.0℃ 差(6分)：39.0℃以上				
喘息、气短□	1. 体位□ 2. 氧疗□ 3. 活动□ 4. 缓慢深呼吸□ 5. 缩唇/腹式呼吸训练□ 6. 情志护理□ 7. 其他护理措施：	1. 耳穴压豆□ 应用次数：____次；应用时间：____天 2. 穴位按摩□ 应用次数：____次；应用时间：____天 3. 灸法□ 应用次数：____次；应用时间：____天 4. 其他：____ 应用次数：____次；应用时间：____天	好(0分)：无喘息、气短等症状 较好(2分)：偶感喘息、气短，不影响睡眠或活动 一般(4分)：喘息日夜可见，气短活动加剧，尚能坚持工作 差(6分)：喘息不能平卧，明显气短，影响睡眠或活动				
其他：□（请注明）							

二、护理依从性及满意评价

评价项目		患者对护理的依从性			患者对护理的满意度		
		依从	部分依从	不依从	满意	一般	不满意
中医护理技术	耳穴压豆						
	穴位贴敷						
	拔罐疗法						
	刮痧治疗						
	穴位按摩						
	灸法						
	放血疗法						
	中药口腔护理						
健康指导		—	—	—			
签名		责任护士签名：			上级护士或护士长签名：		

注：1. 患者对护理的依从性。依从：患者在治疗期间遵医嘱完成规范化中医护理治疗。部分依从：偶尔不能配合完成中医护理治疗。不依从：经常不能配合或自主要求终止中医护理治疗。2. 患者对护理的满意度。询问患者对护理的满意度。

三、对本病中医护理方案的评价

实用性强：>90%□　实用性较强：70%≤实用性≤90%□　实用性一般：30%≤实用性<70%□　不实用：<30%□

改进意见：

四、评价人（责任护士）

姓名：________技术职称：________完成日期：________护士长签字：________

第四节　肺胀（慢性阻塞性肺疾病稳定期）中医护理方案

优化内容

一、证候施护

1. 咳嗽、咳痰

新增：中药热奄包。

2. 喘息、气短

新增：刮痧治疗，从大椎穴至阳穴刮拭督脉，从大杼穴至膈俞穴刮拭两侧膀胱经，从天突穴至膻中穴刮拭任脉，点刮中府、定喘、尺泽穴；痰多者加刮胃经足三里穴至丰隆穴，以出痧为度。

3. 自汗、盗汗

新增：穴位注射，取足三里等穴。

4. 腹胀、纳呆

（1）新增：八卦揉腹。

（2）新增：脐灸，根据患者情况辨证用药。

（3）新增：中药热奄包。

二、中医特色技术

新增5项中医特色技术：中药热奄包、刮痧治疗、穴位注射、八卦揉腹、脐灸。

三、中医护理效果评价表

（一）护理效果

将效果评价中的4个选项（好、较好、一般、差）进行量化分级，实施前后分别进行评价，使评价更加客观和具有操作性。具体量化分级详见效果评价表。

（二）患者对护理的依从性评价进行规范

（1）依从：患者在治疗期间遵医嘱完成规范化中医护理治疗。

（2）部分依从：患者偶尔不能配合完成中医护理治疗。

（3）不依从：患者经常不能配合或自主要求终止中医护理治疗。

（三）对本病中医护理方案的评价

中医护理方案的4个评价（实用性强、实用性较强、实用性一般、不实用）参照国家药品监督管理局颁布的《中药新药临床研究指导原则》，将护理效果的评分采用尼莫地平评分法计算，疗效指数=（治疗前得分-治疗后得分）/治疗前得分×100%。具体如下：

（1）治愈：症状、体征消失或基本消失，疗效指数>90%，评价为实用性强。

（2）显效：症状、体征明显好转，70%≤疗效指数≤90%，评价为实用性较强。

(3)有效：症状、体征有好转，30%≤疗效指数<70%，评价为实用性一般。

(4)无效：症状、体征无改善或加重，疗效指数<30%，评价为不实用。

中医护理方案

一、常见证候要点

1. 肺脾气虚证 咳嗽、喘息、气短，动则加重；神疲、乏力或自汗；恶风，易感冒；纳呆或食少；胃脘胀满或腹胀或便溏。舌体胖大或有齿痕，舌苔薄白或腻，脉细弱。

2. 肺肾气虚证 喘息、气短，动则加重；乏力或自汗；易感冒，恶风；腰膝酸软，耳鸣，头昏或面目虚浮；小便频数、夜尿多，或咳而遗尿。舌质淡，舌苔白，脉沉细虚数无力或有结代。

3. 肺肾气阴两虚证 喘息、气短，动则加重；自汗或乏力；易感冒；腰膝酸软、耳鸣，头昏或头晕；干咳或少痰，咳嗽不爽；盗汗，手足心热。舌质淡或红，舌苔薄少或花剥，脉细弱而数。

二、常见症状/证候施护

1. 咳嗽、咳痰

(1)取舒适体位，指导患者有效咳嗽、咳痰、深呼吸的方法。卧床患者定时翻身拍背，痰液无力咳出者，予胸部叩击或振动排痰。

(2)遵医嘱予耳穴压豆，取肺、气管、神门、皮质下等穴。

(3)遵医嘱予拔罐疗法，取大椎、定喘、肺俞、风门、膏肓等穴。

(4)遵医嘱予中药离子导入，离子导入的部位为背部湿啰音最明显处。

(5)遵医嘱予足部中药泡洗。

(6)遵医嘱予中药雾化。

(7)遵医嘱予中药热奄包，取背部肺俞等部位。

2. 喘息、气短

(1)观察喘息气短的程度及有无发绀，遵医嘱给予氧疗，观察吸氧效果。

(2)取合适体位，如高枕卧位、半卧位或端坐位，指导采用放松术，如缓慢呼吸、全身肌肉放松、听音乐等。

(3)指导患者进行呼吸功能锻炼，常用的锻炼方式有缩唇呼吸、腹式呼吸等。

(4)遵医嘱予穴位贴敷，取大椎、定喘、肺俞、脾俞、天突等穴。

(5)遵医嘱予耳穴压豆，取交感、心、胸、肺、皮质下等穴。

(6)遵医嘱予穴位按摩，取列缺、内关、气海、关元、足三里等穴。

(7)遵医嘱予灸法，取大椎、肺俞、命门、足三里、三阴交、气海等穴，用补法。

(8)遵医嘱予刮痧治疗，从大椎穴至阳穴刮拭督脉，从大杼穴至膈俞穴刮拭两侧膀胱经，从天突穴至膻中穴刮拭任脉，点刮中府、定喘、尺泽穴；痰多者加刮胃经足三里穴至丰隆穴，以出痧为度。

3. 自汗、盗汗

(1)衣着柔软、透气，便于穿脱；汗出时应及时擦干汗液并更衣，避免汗出当风。

(2)遵医嘱予耳穴压豆，取交感、肺、内分泌、肾上腺等穴。

(3)遵医嘱予穴位贴敷，取神阙等穴。

(4)遵医嘱予穴位注射，取足三里等穴。

4. 腹胀、纳呆

(1)病室整洁，避免刺激性气味，咳痰后及时用温水漱口。

(2)顺时针按摩腹部 10~20 分钟，鼓励患者适当运动，促进肠蠕动，减轻腹胀。

(3)遵医嘱予穴位贴敷，取中脘、气海、关元、神阙等穴。

(4)遵医嘱予耳穴压豆，取脾、胃、三焦、胰胆、交感、神门等穴。

(5)遵医嘱予穴位按摩，取中脘、足三里等穴。

(6)遵医嘱予灸法，取中脘、足三里等穴。

(7)遵医嘱予八卦揉腹。

(8)遵医嘱予脐灸，根据患者情况辨证用药。

(9)遵医嘱予中药热奄包。

三、中医特色治疗护理

(一)药物治疗

(1)内服中药膏方：宜早晨、晚上和睡前空腹温水调服，服药期间避免进食油腻、海鲜、辛辣之品，戒烟、限酒，忌食萝卜，忌饮浓茶。若出现感冒、咳嗽痰多或其他急性疾病时应暂停服用。膏方开启后应冷藏。

(2)注射给药。

(二)中医特色技术

穴位贴敷、耳穴压豆、穴位按摩、拔罐疗法、中药离子导入、中药泡洗、灸法、中药雾化、中药热奄包、穴位注射、刮痧治疗、八卦揉腹、脐灸。

(三)五行音乐疗法

宜选用商调、羽调音乐，于 15—19 时欣赏《阳春白雪》《黄河》《金蛇狂舞》等曲目可助长肺气；于 7—11 时欣赏《梅花三弄》《船歌》《梁祝》等曲目，可促使肾气隆盛。

(四)物理治疗

(1)胸部叩击。

(2)有效咳嗽。

(3)振动排痰。

(五)呼吸功能锻炼

(1)缩唇呼吸及腹式呼吸。

(2)全身呼吸操练习：以缩唇呼吸配合肢体动作为主，吸气用鼻，呼气用嘴。第一节：双手上举吸气，放下呼气，10~20 次。第二节：双手放于身体侧面，交替沿体侧上移下滑，10~20 次。第三节：双肘屈曲握拳，交替向斜前方击拳，出拳吸气，还原呼气，10~20 次。第四节：双腿交替抬起，屈曲 90°，抬起吸气，放下呼气。第五节：吹悬挂的小纸条进行训练。

四、健康指导

(一)生活起居

(1)保持室内空气清新，温湿度适宜，室内勿摆放鲜花。

(2)顺应四时，根据气温变化，及时增减衣物，勿汗出当风。呼吸道传染病流行期间，避免去公共场所，以防止感受外邪诱发或加重病情。

(二)饮食指导

(1)肺脾气虚证：宜食健脾补肺的食品，如山药、百合、薏苡仁、核桃、胡萝卜、鸡肉等。

(2)肺肾气虚证：宜食补益肺气、肾气的食品，如枸杞子、黑芝麻、核桃、木耳、山药、杏仁、桂圆、牛肉、猪心、羊肉等。

(3)肺肾气阴两虚证：宜食益气养阴的食品，如莲子、牛乳、蛋类、百合、荸荠、鲜藕、雪梨、银耳、老鸭等。

(4)汗出较多者，可多饮淡盐水，进食含钾丰富的食物，如橘子、香蕉等；腹胀纳呆者可用山楂、炒麦芽少许代茶饮。

(5)饮食宜少量多餐，每餐不宜过饱，以高热量、高蛋白、高维生素、易消化的饮食为主，烹调方式以炖、蒸、煮为宜，忌食辛辣、煎炸、过甜、过咸之品。

(三)情志调理

(1)经常与患者沟通，了解其心理问题，及时予心理疏导。

(2)采取说理开导、顺情解郁、移情易性等方法对患者进行情志护理，并注意充分发挥患者社会支持系统的作用。

(四)康复指导

(1)呼吸功能锻炼：进行腹式呼吸、缩唇呼吸和全身呼吸操锻炼，以提高肺活量，改善呼吸功能。

(2)对病情较轻者，鼓励其下床活动，可每日散步 20~30 分钟或打太极拳等；对病情较重者，指导其在床上进行翻身、四肢活动等主动运动，或予四肢被动运动。

(3)自我按摩印堂、迎香、合谷、内关、足三里、三阴交、涌泉等穴，以促进气血运行增强体质。

(4)进行耐寒训练，如入秋后开始用凉水洗脸等。

五、护理难点

患者对呼吸功能锻炼依从性差。

解决思路：

(1)向患者讲解呼吸功能锻炼对改善肺功能、延缓疾病的进展和提高生活质量的重要意义。

(2)为患者制定切实可行的锻炼方案，采取多种指导和教育的方法，使患者易于接受和掌握。

(3)提供病友之间沟通交流的机会，分享锻炼体会，提高患者锻炼的信心。

(4)定期随访，鼓励患者坚持锻炼。

六、护理效果评价

肺胀(慢性阻塞性肺疾病稳定期)中医护理效果评价表(表 3-4)。

表 3-4 肺胀（慢性阻塞性肺疾病稳定期）中医护理效果评价表

医院：________科室：______入院日期：______出院日期：______住院天数：____床号：__________姓名：____性别：______年龄：______住院号：______

文化程度： 是否纳入中医临床路径：是□ 否□ 证候诊断：肺肾气虚证□ 肺脾气虚证□ 肺肾气阴两虚证□ 其他：

一、护理效果评价

主要症状	主要辨证施护方法	中医护理技术	分级	护理效果			
				实施前评价		实施后评价	
				日期	分值	日期	分值
咳嗽、咳痰□	1. 体位□ 2. 有效咳嗽□ 3. 胸部叩击□ 4. 振动排痰□ 5. 其他护理措施：	1. 耳穴压豆□ 应用次数：____次；应用时间：____天 2. 拔罐疗法□ 应用次数：____次；应用时间：____天 3. 中药泡洗□ 应用次数：____次；应用时间：____天 4. 中药离子导入□ 应用次数：____次；应用时间：____天 5. 中药雾化□ 应用次数：____次；应用时间：____天 6. 中药热奄包□ 应用次数：____次；应用时间：____天 7. 其他：____ 应用次数：____次；应用时间：____天	好（0 分）：无咳嗽咳痰 较好（2 分）：白天间断咳嗽，咳少量痰，昼夜咳痰 10~50 mL 一般（4 分）：频繁咳嗽，不影响睡眠，有痰，昼夜咳痰 51~100 mL 差（6 分）：昼夜咳嗽频繁或阵咳，痰量多，昼夜咳痰 100 mL 以上				
喘息、气短□	1. 体位□ 2. 氧疗□ 3. 活动□ 4. 缓慢深呼吸□ 5. 缩唇/腹式呼吸训练□ 6. 情志护理□ 7. 其他护理措施：	1. 耳穴压豆□ 应用次数：____次；应用时间：____天 2. 穴位按摩□ 应用次数：____次；应用时间：____天 3. 穴位贴敷□ 应用次数：____次；应用时间：____天 4. 灸法□ 应用次数：____次；应用时间：____天 5. 刮痧治疗□ 应用次数：____次；应用时间：____天 6. 其他：____ 应用次数：____次；应用时间：____天	好（0 分）：无喘息、气短等症状 较好（2 分）：偶感喘息、气短，不影响睡眠或活动 一般（4 分）：喘息日夜可见，尚能坚持工作 差（6 分）：喘息不能平卧，影响睡眠或活动				

续表3-4

主要症状	主要辨证施护方法	中医护理技术	分级	护理效果			
				实施前评价		实施后评价	
				日期	分值	日期	分值
自汗、盗汗□	1. 皮肤护理□ 2. 其他护理措施：	1. 耳穴压豆□ 应用次数：____次；应用时间：____天 2. 穴位贴敷□ 应用次数：____次；应用时间：____天 3. 穴位注射□ 应用次数：____次；应用时间：____天 4. 其他：____ 应用次数：____次；应用时间：____天	好(0分)：无不适症状 较好(2分)：偶有自汗，见于进食时 一般(4分)：自汗阵作，身感有汗 差(6分)：常有自汗，湿衣，动则明显				
腹胀、纳呆□	1. 口腔清洁□ 2. 情志护理□ 3. 运动指导□ 4. 饮食调护□ 5. 其他护理措施：	1. 耳穴压豆□ 应用次数：____次；应用时间：____天 2. 穴位贴敷□ 应用次数：____次；应用时间：____天 3. 穴位按摩□ 应用次数：____次；应用时间：____天 4. 灸法□ 应用次数：____次；应用时间：____天 5. 八卦揉腹□ 应用次数：____次；应用时间：____天 6. 脐灸□ 应用次数：____次；应用时间：____天 7. 其他：____ 应用次数：____次；应用时间：____天	好(0分)：无，胃纳正常 较好(2分)：食量减少1/4，偶感腹胀 一般(4分)：食量减少1/3，时有腹胀 差(6分)：食量减少1/2，持续腹胀				
其他：□（请注明）							

二、护理依从性及满意度评价

评价项目		患者对护理的依从性			患者对护理的满意度		
		依从	部分依从	不依从	满意	一般	不满意
中医护理技术	穴位贴敷						
	耳穴压豆						
	穴位按摩						
	拔罐疗法						
	中药离子导入						
	中药泡洗						
	灸法						
	中药雾化						
	中药热奄包						
	穴位注射						
	刮痧治疗						
	八卦揉腹						
	脐灸						
健康指导		—	—	—			
签名		责任护士签名：			上级护士或护士长签名：		

注：1. 患者对护理的依从性。依从：坚持长期遵照医嘱进行规范化治疗。部分依从：大多数情况下可遵照医嘱治疗，偶尔有不规范化的治疗行为。不依从：不能长期坚持治疗或中断治疗，经常不能遵照医嘱执行。2. 患者对护理的满意度。使用满意度调查表问卷调查。

三、对本病中医护理方案的评价

实用性强：>90%□　实用性较强：70%≤实用性≤90%□　实用性一般：30%≤实用性<70%□　不实用：<30%□

改进意见：

四、评价人（责任护士）

姓名：________技术职称：________完成日期：________护士长签字：________

第四章
脾胃病证

第一节　胃疡(消化性溃疡)中医护理方案

优化内容

一、证候施护

1. 胃脘疼痛

(1)新增：遵医嘱予火龙罐，热证不宜使用。

(2)新增：遵医嘱予中药热奄包，取胃脘部。

(3)新增：腕踝针。

2. 嗳气、反酸

(1)新增：遵医嘱予中药热奄包，取胃脘部。

(2)新增：遵医嘱予拔罐疗法。部位：背部、胸部、腹部。方法：闪罐、走罐、留罐，留罐5~8分钟。

二、中医特色技术

新增中医特色技术：火龙罐、中药热奄包、腕踝针。

三、中医护理效果评价表

(一)护理效果

将效果评价中的4个选项(好、较好、一般、差)进行量化分级，实施前后分别进行评价，使评价更加客观和具有操作性。具体量化分级详见效果评价表。

(二)患者对护理的依从性评价进行规范

(1)依从：患者在治疗期间遵医嘱完成规范化中医护理治疗。

（2）部分依从：患者偶尔不能配合完成中医护理治疗。

（3）不依从：患者经常不能配合或自主要求终止中医护理治疗。

（三）对本病中医护理方案的评价

中医护理方案的4个评价（实用性强、实用性较强、实用性一般、不实用）参照国家药品监督管理局颁布的《中药新药临床研究指导原则》，将护理效果的评分采用尼莫地平评分法计算，疗效指数=（治疗前得分-治疗后得分）/治疗前得分×100%。具体如下：

（1）治愈：症状、体征消失或基本消失，疗效指数>90%，评价为实用性强。

（2）显效：症状、体征明显好转，70%≤疗效指数≤90%，评价为实用性较强。

（3）有效：症状、体征有好转，30%≤疗效指数<70%，评价为实用性一般。

（4）无效：症状、体征无改善或加重，疗效指数<30%，评价为不实用。

中医护理方案

一、常见证候要点

1. 肝胃不和证　胃脘胀痛，窜及两胁，善叹息，遇情志不遂时胃痛加重，嗳气频繁，口苦，性急易怒，嘈杂泛酸。舌质淡红，苔薄白或薄黄，脉弦滑。

2. 脾胃气虚证　胃脘隐痛，腹胀纳少，食后尤甚，大便溏薄，肢体倦怠，少气懒言，面色萎黄，消瘦。舌淡苔白，脉弱。

3. 脾胃虚寒证　胃脘隐痛，喜暖喜按，空腹痛重，得食痛减，纳呆食少，畏寒肢冷，头晕或肢倦，泛吐清水，便溏腹泻。舌体胖，边有齿痕，苔薄白，脉沉细无力。

4. 肝胃郁热证　胃脘痛势急迫，有灼热感，口干口苦，吞酸嘈杂，烦躁易怒，便秘，喜冷饮。舌质红，苔黄或苔腐或苔腻，脉弦或弦数。

5. 胃阴不足证　胃脘隐痛或灼痛，似饥而不欲食，口干而不欲饮，口干舌燥，纳呆干呕，失眠多梦，手足心热，大便干燥。舌红少津裂纹、少苔、无苔或剥脱苔，脉细或数。

二、常见症状/证候施护

1. 胃脘疼痛

（1）观察疼痛部位、性质、程度、持续时间、诱发因素及伴随症状，做好疼痛评分，可应用疼痛自评工具数字分级评分法评分，记录具体分值。

（2）指导患者卧床休息，避免活动及精神紧张。患者出现呕吐或便血时，应立即报告医生，并协助处理。

（3）遵医嘱予穴位贴敷，隐痛取中脘、建里、神阙、关元等穴；胀痛取气海、天枢等穴。

（4）遵医嘱予穴位按摩，取中脘、气海、胃俞、合谷、足三里等穴。

（5）遵医嘱予灸法，取中脘、神阙、气海、关元等穴。

（6）遵医嘱予烫熨疗法，取胃脘部，热证不宜使用。

（7）遵医嘱予耳穴压豆。

（8）遵医嘱予拔罐疗法，取脾俞、胃俞、肾俞、肝俞等穴。

（9）遵医嘱予火龙罐，热证不宜使用。

(10)遵医嘱予中药热奄包，取胃脘部。

(11)遵医嘱予腕踝针治疗。

2. 嗳气、反酸

(1)观察嗳气、反酸的频率、程度、伴随症状及与饮食的关系。

(2)指导患者饭后不宜立即平卧，发作时宜取坐位，可饮用温开水，若空腹时出现嗳气、反酸，应立即进食以缓解不适。

(3)遵医嘱穴位贴敷，取足三里、天突、中脘、内关等穴。

(4)遵医嘱予灸法，取肝俞、胃俞、足三里、中脘、神阙等穴。

(5)遵医嘱予穴位注射，取足三里、内关等穴。

(6)遵医嘱予穴位按摩，取足三里、合谷、天突、中脘、内关等穴。

(7)遵医嘱予中药热奄包，取胃脘部。

(8)遵医嘱予拔罐疗法。部位：背部、胸部、腹部。方法：闪罐、走罐、留罐，留罐5~8分钟。

3. 纳呆

(1)观察饮食状况、口腔气味、伴随症状及舌质舌苔的变化，保持口腔清洁。

(2)定期测量体重，并做好记录。

(3)遵医嘱予耳穴压豆，取脾、胃、肝、小肠、心、交感等穴。

(4)遵医嘱予穴位按摩，取足三里、内关、丰隆、合谷、中脘等穴。

三、中医特色治疗护理

(一)药物治疗

(1)内服中药，脾胃虚寒证者汤剂宜热服，对有特殊治疗需要的应遵医嘱服用。

(2)注射给药。

(3)外用中药。

(二)中医特色技术

穴位贴敷、烫熨疗法、穴位注射、灸法、耳穴压豆、穴位按摩、拔罐疗法、火龙罐、中药热奄包、腕踝针。

四、健康指导

(一)生活起居

(1)病室安静、整洁，空气清新无异味。

(2)生活规律，劳逸结合。

(3)急性发作时宜卧床休息。

(4)指导患者注意保暖，避免腹部受凉，根据气候变化及时增减衣服。

(5)避免服用止痛药物，尤其是非甾体抗炎药，以免掩盖病情及加重对胃黏膜的损害。避免服用对胃肠有刺激的药物，如解热镇痛药、强的松等。

(6)观察患者大便的颜色、性状及有无出血情况发生。

（二）饮食指导

（1）肝胃不和证：宜食疏肝理气的食品，如佛手、山楂、山药、萝卜、生姜等。忌食壅阻气机的食物，如豆类、红薯、南瓜等。食疗方：山药粥、萝卜汤。

（2）脾胃气虚证：宜食补中健胃的食品，如大枣、白扁豆、山药。食疗方：大枣山药粥。

（3）脾胃虚寒证：宜食温中健脾的食品，如桂圆、大枣、生姜、羊肉等。食疗方：姜汁羊肉汤。

（4）肝胃郁热证：宜食疏肝清热的食品，如薏苡仁、莲子、菊花等。食疗方：苡仁莲子粥等。

（5）胃阴不足证：宜食健脾和胃的食品，如蛋类、莲子、山药、白扁豆、百合、大枣、薏苡仁、枸杞子等。食疗方：山药百合大枣粥等。

（三）情志调理

（1）责任护士多与患者沟通，了解其心理状态，指导其保持乐观情绪，规律生活，避免过度紧张与劳累。

（2）针对患者忧思恼怒、恐惧紧张等不良情志，指导患者采用移情相制疗法，转移其注意力，淡化甚至消除不良情志；针对患者焦虑或抑郁的情绪变化，可采用暗示疗法或顺情从欲法，如精神放松法、呼吸控制训练法等，以提高自我调控能力及心理应急能力。

（3）鼓励家属多陪伴患者，给予患者心理支持。

（4）鼓励病友间多沟通交流疾病防治经验，提高对疾病的认识，增强治疗信心。

（5）指导患者掌握控制疼痛的简单方法，以减轻身体痛苦和精神压力。

五、护理效果评价

胃疡（消化性溃疡）中医护理效果评价表（表4-1）。

表 4-1　胃疡（消化性溃疡）中医护理效果评价表

医院：________科室：______入院日期：______出院日期：______住院天数：____床号：__________姓名：____性别：______年龄：______住院号：______

文化程度：　纳入中医临床路径：是□ 否□　证候诊断：肝胃不和证□ 脾胃气虚证□ 脾胃虚寒证□ 肝胃郁热证□ 胃阴不足证□　其他：

一、护理效果评价

主要症状	主要辨证施护方法	中医护理技术	分级	护理效果			
				实施前评价		实施后评价	
				日期	分值	日期	分值
胃脘疼痛□	1. 评估疼痛□ 评分：________ 2. 情志护理□ 3. 其他护理措施：	1. 穴位贴敷□　应用次数：____次；应用时间：____天 2. 穴位按摩□　应用次数：____次；应用时间：____天 3. 灸法□　应用次数：____次；应用时间：____天 4. 烫熨疗法□　应用次数：____次；应用时间：____天 5. 耳穴压豆□　应用次数：____次；应用时间：____天 6. 拔罐疗法□　应用次数：____次；应用时间：____天 7. 火龙罐□　应用次数：____次；应用时间：____天 8. 中药热奄包□　应用次数：____次；应用时间：____天 9. 腕踝针□　应用次数：____次；应用时间：____天 10. 其他：____　应用次数：____次；应用时间：____天	好（0分）：无疼痛 较好（2分）：轻度疼痛，疼痛评分1~3分，有疼痛但可忍受，生活正常，睡眠无干扰 一般（4分）：中度疼痛，疼痛评分4~6分，疼痛明显，不能忍受，要求服用镇痛药物，睡眠受干扰 差（6分）：重度疼痛，疼痛评分7~10分，不能忍受，需用镇痛药物，睡眠受严重干扰，可伴自主神经紊乱或被动体位				

续表4-1

主要症状	主要辨证施护方法	中医护理技术	分级	护理效果			
				实施前评价		实施后评价	
				日期	分值	日期	分值
嗳气、反酸□	1. 观察□ 2. 体位□ 3. 其他护理措施：	1. 穴位注射□　应用次数：____次；应用时间：____天 2. 穴位按摩□　应用次数：____次；应用时间：____天 3. 穴位贴敷□　应用次数：____次；应用时间：____天 4. 灸法□　应用次数：____次；应用时间：____天 5. 拔罐疗法□　应用次数：____次；应用时间：____天 6. 中药热奄包□　应用次数：____次；应用时间：____天 7. 其他：____　应用次数：____次；应用时间：____天	好（0分）：无 较好（2分）：偶尔嗳气（每天<4次）、偶有反酸 一般（4分）：经常嗳气（每天4～10次）、时有反酸 差（6分）：频繁嗳气（每天>10次）、频繁反酸				
纳呆□	1. 口腔清洁□ 2. 监测体重□ 3. 其他护理措施：	1. 穴位按摩□　应用次数：____次；应用时间：____天 2. 耳穴压豆□　应用次数：____次；应用时间：____天 3. 其他：____　应用次数：____次；应用时间：____天	好（0分）：无 较好（2分）：食欲欠佳，口味不香，食量减少不超过1/4 一般（4分）：食欲不振，口味不香，食量减少1/4～1/2 差（6分）：食欲甚差，无饥饿感，食量减少1/2以上				
其他：□（请注明）							

二、护理依从性及满意度评价

评价项目		患者对护理的依从性			患者对护理的满意度		
		依从	部分依从	不依从	满意	一般	不满意
中医护理技术	穴位贴敷						
	烫熨疗法						
	穴位注射						
	灸法						
	耳穴压豆						
	穴位按摩						
	火龙罐						
	拔罐疗法						
	腕踝针						
	中药热奄包						
健康指导		—	—	—			
签　名		责任护士签名：			上级护士或护士长签名：		

注：1. 患者对护理的依从性：依从：患者在治疗期间遵医嘱完成规范化中医护理治疗。部分依从：偶尔不能配合完成中医护理治疗。不依从：经常不能配合或自主要求终止中医护理治疗。2. 患者对护理的满意度：询问患者对护理的满意度。

三、对本病中医护理方案的评价

实用性强：>90%□　实用性较强：70%≤实用性≤90%□　实用性一般：30%≤实用性<70%□　不实用：<30%□

改进意见：

四、评价人（责任护士）

姓名：____________技术职称：____________完成日期：____________护士长签字：____________

第二节　胃脘痛(慢性胃炎)中医护理方案

优化内容

一、证候施护

1. 胃脘疼痛

(1)新增：遵医嘱予火龙罐，热证不宜使用。

(2)新增：腕踝针。

2. 胃脘胀满

遵医嘱予脐灸，根据患者情况辨证用药。

3. 嗳气、反酸

(1)新增：遵医嘱予中药热奄包，取胃脘部。

(2)新增：遵医嘱予拔罐疗法。部位：背部、胸部、腹部。方法：闪罐、走罐、留罐，留罐5~8分钟。

4. 纳呆

(1)新增：遵医嘱予八卦揉腹。

(2)新增：遵医嘱予脐灸，根据患者情况辨证用药。

二、中医特色技术

新增中医特色技术：火龙罐、中药热奄包、八卦揉腹、脐灸。

三、中医护理效果评价表

(一)护理效果

将效果评价中的4个选项(好、较好、一般、差)进行量化分级，实施前后分别进行评价，使评价更加客观和具有操作性。具体量化分级详见效果评价表。

(二)患者对护理的依从性评价进行规范

(1)依从：患者在治疗期间遵医嘱完成规范化中医护理治疗。

(2)部分依从：患者偶尔不能配合完成中医护理治疗。

(3)不依从：患者经常不能配合或自主要求终止中医护理治疗。

(三)对本病中医护理方案的评价

中医护理方案的4个评价(实用性强、实用性较强、实用性一般、不实用)参照国家药品监督管理局颁布的《中药新药临床研究指导原则》，将护理效果的评分采用尼莫地平评分法计算，疗效指数=(治疗前得分-治疗后得分)/治疗前得分×100%。具体如下：

(1)治愈：症状、体征消失或基本消失，疗效指数>90%，评价为实用性强。

（2）显效：症状、体征明显好转，70%≤疗效指数≤90%，评价为实用性较强。

（3）有效：症状、体征有好转，30%≤疗效指数<70%，评价为实用性一般。

（4）无效：症状、体征无改善或加重，疗效指数<30%，评价为不实用。

中医护理方案

一、常见证候要点

1. 肝胃气滞证　胃脘胀满或胀痛，胁肋胀痛，症状因情绪因素诱发或加重，嗳气频作，胸闷不舒。舌苔薄白，脉弦。

2. 肝胃郁热证　胃脘饥嘈不适或灼痛，心烦易怒，嘈杂反酸，口干口苦，大便干燥。舌质红苔黄，脉弦或弦数。

3. 脾胃湿热证　脘腹痞满，食少纳呆，口干口苦，身重困倦，小便短黄，恶心欲呕。舌质红，苔黄腻，脉滑或数。

4. 脾胃气虚证　胃脘胀满或胃痛隐隐，餐后明显，饮食不慎后易加重或发作，纳呆，疲倦乏力，少气懒言，四肢不温，大便溏薄。舌淡或有齿印，苔薄白，脉沉弱。

5. 脾胃虚寒证　胃痛隐隐，绵绵不休，喜温喜按，劳累或受凉后发作或加重，泛吐清水，神疲纳呆，四肢倦怠，手足不温，大便溏薄。舌淡苔白，脉虚弱。

6. 胃阴不足证　胃脘灼热疼痛，胃中嘈杂，似饥而不欲食，口干舌燥，大便干结。舌红少津或有裂纹，苔少或无，脉细或数。

7. 胃络瘀阻证　胃脘痞满或痛有定处，胃痛拒按，黑便，面黄暗滞。舌质暗红或有瘀点、瘀斑，脉弦涩。

二、常见症状/证候施护

1. 胃脘疼痛

（1）观察疼痛的部位、性质、程度、持续时间、诱发因素及伴随症状。出现疼痛加剧，伴呕吐、寒热，或出现厥脱先兆症状时应立即报告医生，采取应急处理措施。

（2）急性发作时宜卧床休息，给予精神安慰；伴有呕吐或便血时须立即报告医生，同时指导患者暂禁饮食，避免活动及精神紧张。

（3）根据证型，指导患者进行饮食调护，忌食辛辣、肥甘、煎炸之品，戒烟酒。

（4）调摄精神，指导患者采用有效的情志转移方法，如深呼吸、全身肌肉放松、听音乐等。

（5）遵医嘱予穴位贴敷，取中脘、胃俞、足三里、梁丘等穴。

（6）遵医嘱予穴位按摩，取中脘、天枢、气海等穴。

（7）遵医嘱予耳穴压豆，取脾、胃、交感、神门、肝胆、内分泌等穴。

（8）遵医嘱予灸法，取中脘、气海、关元、足三里等穴。

（9）遵医嘱予药熨，脾胃虚寒者可用中药热奄包热熨胃脘部。

（10）遵医嘱予拔罐疗法，取背俞穴。

（11）遵医嘱予特定电磁波谱（thermal design power，TDP）治疗，取中脘、天枢、关元、中极等穴。

(12)遵医嘱予火龙罐，热证不宜使用。

(13)遵医嘱予腕踝针。

2. 胃脘胀满

(1)观察胀满的部位、性质、程度、时间、诱发因素及伴随症状。

(2)鼓励患者饭后适当运动，保持大便通畅。

(3)根据食滞轻重控制饮食，避免进食过饱。

(4)嘱患者保持心情舒畅，避免郁怒、悲伤等情志刺激。

(5)腹部按摩，顺时针按摩，每次15~20分钟，每日2~3次。

(6)遵医嘱予穴位贴敷，取脾俞、胃俞、肾俞、天枢、神阙、中脘、关元等穴。

(7)遵医嘱予穴位注射，取双侧足三里、合谷等穴。

(8)遵医嘱予灸法，取神阙、中脘、下脘、建里、天枢等穴。

(9)遵医嘱予脐灸，根据患者情况辨证用药。

3. 嗳气、反酸

(1)观察嗳气、反酸的频率、程度、伴随症状及与饮食的关系。

(2)指导患者饭后不宜立即平卧，发作时宜取坐位，可饮用温开水；若空腹时出现，应立即进食以缓解不适。

(3)忌生冷饮食，少食甜、酸之品，戒烟酒。

(4)指导患者慎起居，适寒温，畅情志，避免恼怒、抑郁。

(5)遵医嘱予穴位注射，取双侧足三里、内关等穴。

(6)遵医嘱予穴位按摩，取足三里、合谷、天突、中脘、内关等穴。

(7)遵医嘱予灸法，取肝俞、胃俞、足三里、中脘、神阙等穴。

(8)遵医嘱予低频脉冲电治疗，取中脘、内关、足三里、合谷、胃俞、膈俞等穴。

(9)遵医嘱予中药热奄包，取中脘、天枢、大横、期门、关元等穴。

(10)遵医嘱予拔罐疗法。部位：背部、胸部、腹部。方法：闪罐、走罐、留罐，留罐5~8分钟。

4. 纳呆

(1)观察患者饮食状况、口腔气味、口中感觉、伴随症状及舌质舌苔的变化，保持口腔清洁。

(2)定期测量体重，监测有关营养指标的变化，并做好记录。

(3)指导患者少食多餐，宜进高热量、高优质蛋白、高维生素、易消化的饮食，忌肥甘厚味、煎炸之品。

(4)遵医嘱予穴位按摩，取足三里、内关、丰隆、合谷、中脘、阳陵泉等穴。

(5)遵医嘱予耳穴压豆，根据病情需要，可选择脾、胃、肝、小肠、心、交感等穴。

(6)遵医嘱予八卦揉腹。

(7)遵医嘱予脐灸，根据患者情况辨证用药。

三、中医特色治疗护理

(一)药物治疗

(1)内服中药。

(2)注射给药。

(二)中医特色技术

穴位贴敷、烫熨疗法、穴位注射、灸法、耳穴压豆、穴位按摩、拔罐疗法、火龙罐、中药热奄包、八卦揉腹、脐灸、腕踝针。

四、健康指导

(一)生活起居

(1)病室安静、整洁，空气清新，温湿度适宜。

(2)生活规律，劳逸结合，适当运动，保证睡眠。急性发作时宜卧床休息。

(3)指导患者养成良好的饮食卫生习惯，制定推荐食谱，改变以往不合理的饮食结构。

(4)指导患者注意保暖，避免腹部受凉，根据气候变化及时增减衣服。

(二)饮食指导

饮食以质软、少渣、易消化、定时进食、少量多餐为原则；宜细嚼慢咽，以减少对胃黏膜的刺激；忌食辛辣、肥甘、过咸、过酸、生冷之品，戒烟酒、浓茶、咖啡。

(1)肝胃气滞证：进食疏肝理气的食物，如香橼、佛手、山楂、桃仁、山药、萝卜、生姜等。忌食壅阻气机之品，如豆类、红薯、南瓜等。食疗方：金橘山药粟米粥等。

(2)肝胃郁热证：进食疏肝清热的食物，如栀子、杏仁、薏苡仁、莲子、菊花等。食疗方：菊花饮等。

(3)脾胃湿热证：进食清热除湿的食物，如荸荠、百合、马齿苋、赤小豆等。食疗方：赤豆粥等。

(4)脾胃气虚证：进食补中健胃的食物，如鸡蛋、瘦猪肉、羊肉、大枣、桂圆、白扁豆、山药、茯苓。食疗方：莲子山药粥等。

(5)脾胃虚寒证：进食温中健脾的食物，如猪肚、鱼肉、羊肉、鸡肉、桂圆、大枣、莲子、生姜等。食疗方：桂圆糯米粥等。

(6)胃阴不足证：进食健脾和胃的食物，如蛋类、莲子、山药、白扁豆、百合、大枣、薏苡仁、枸杞子等。忌食油炸、羊肉、狗肉、酒类等助火之品。食疗方：山药百合大枣粥、山药枸杞薏米粥等。

(7)胃络瘀阻证：进食活血祛瘀的食物，如桃仁、山楂、大枣、赤小豆、生姜等。忌食粗糙、坚硬、油炸、厚味及生冷性寒之品。食疗方：大枣赤豆莲藕粥等。

(三)情志调理

(1)责任护士多与患者沟通，了解其心理状态，指导其保持乐观情绪。

(2)针对患者忧思恼怒、恐惧紧张等不良情志，指导患者采用移情相制疗法，转移其注意力，淡化甚至消除不良情志；针对患者焦虑或抑郁的情绪变化，可采用暗示疗法或顺情从欲法。

(3)鼓励家属多陪伴患者，给予患者心理支持。

(4)鼓励病友间多沟通交流疾病防治经验，提高对疾病的认识，增强治疗信心。

(5)指导患者及家属了解本病的性质，掌握控制疼痛的简单方法，以减轻身体痛苦和精神压力。

五、护理难点

患者不良生活习惯和饮食习惯难以纠正。

解决思路：

(1)利用多种形式向患者介绍食疗及养生方法，鼓励患者建立良好的生活方式。

(2)定期进行电话回访及门诊复查，筛查危险因素，进行针对性干预。

(3)对目标人群进行定期追踪、随访和效果评价。

六、护理效果评价

胃脘痛(慢性胃炎)中医护理效果评价表(表4-2)。

表 4-2 胃脘痛(慢性胃炎)中医护理效果评价表

医院：________科室：______入院日期：______出院日期：______住院天数：____床号：__________姓名：____性别：______年龄：______住院号：______

文化程度： 纳入中医临床路径：是☐ 否☐ 证候诊断：肝胃气滞证☐ 肝胃郁热证☐ 脾胃湿热证☐ 脾胃气虚证☐ 脾胃虚寒证☐ 胃阴不足证☐ 胃络瘀阻证☐ 其他：

一、护理效果评价

主要症状	主要辨证施护方法	中医护理技术	分级	护理效果			
				实施前评价		实施后评价	
				日期	分值	日期	分值
胃脘疼痛☐	1. 评估疼痛☐ 评分：________ 2. 活动☐ 3. 饮食☐ 4. 深呼吸/肌肉放松☐ 5. TDP 治疗☐ 6. 其他护理措施：	1. 穴位贴敷☐ 应用次数：____次；应用时间：____天 2. 穴位按摩☐ 应用次数：____次；应用时间：____天 3. 耳穴压豆☐ 应用次数：____次；应用时间：____天 4. 灸法☐ 应用次数：____次；应用时间：____天 5. 烫熨疗法☐ 应用次数：____次；应用时间：____天 6. 拔罐疗法☐ 应用次数：____次；应用时间：____天 7. 火龙罐☐ 应用次数：____次；应用时间：____天 8. 中药热奄包☐ 应用次数：____次；应用时间：____天 9 腕踝针☐ 应用次数：____次；应用时间：____天 10. 其他：____ 应用次数：____次；应用时间：____天	好(0 分)：无 较好(2 分)：轻度疼痛，疼痛评分 1~3 分，有疼痛但可忍受，生活正常，睡眠无干扰 一般(4 分))：中度疼痛，疼痛评分 4~6 分，疼痛明显，不能忍受，要求服用镇痛药物，睡眠受干扰 差(6 分)：重度疼痛，疼痛评分 7~10 分，不能忍受，需用镇痛药物，睡眠受严重干扰，可伴自主神经紊乱或被动体位				

续表4-2

主要症状	主要辨证施护方法	中医护理技术	分级	护理效果			
				实施前评价		实施后评价	
				日期	分值	日期	分值
胃脘胀满□	1. 活动□ 2. 饮食□ 3. 排便指导□ 4. 情志护理□ 5. 腹部按摩□ 6. 其他护理措施：	1. 穴位贴敷□ 应用次数：____次；应用时间：____天 2. 穴位注射□ 应用次数：____次；应用时间：____天 3. 灸法□ 应用次数：____次；应用时间：____天 4. 脐灸□ 应用次数：____次；应用时间：____天 5. 穴位按摩□ 应用次数：____次；应用时间：____天 6. 其他：____ 应用次数：____次；应用时间：____天	好(0分)：无 较好(2分)：轻度胃胀，时作时止，不影响工作及休息 一般(4分)：胃胀可忍，发作频繁，影响工作及休息 差(6分)：胃胀难忍，持续不止，常需服止痛药缓解				
嗳气、反酸□	1. 体位□ 2. 饮食/水□ 3. 情志护理□ 4. 低频脉冲电治疗□ 5. 其他护理措施：	1. 穴位注射□ 应用次数：____次；应用时间：____天 2. 穴位按摩□ 应用次数：____次；应用时间：____天 3. 灸法□ 应用次数：____次；应用时间：____天 4. 中药热奄包□ 应用次数：____次；应用时间：____天 5. 烫熨疗法□ 应用次数：____次；应用时间：____天 6. 拔罐疗法□ 应用次数：____次；应用时间：____天 7. 其他：____ 应用次数：____次；应用时间：____天	好(0分)：无 较好(2分)：偶尔嗳气(每天<4次)、偶有反酸 一般(4分)：经常嗳气(每天4～10次)、时有反酸 差(6分)：频繁嗳气(每天>10次)、频繁反酸				

续表4-2

主要症状	主要辨证施护方法	中医护理技术	分级	护理效果			
				实施前评价		实施后评价	
				日期	分值	日期	分值
纳呆□	1. 口腔清洁□ 2. 监测营养指标□ 3. 饮食□ 4. 其他护理措施：	1. 穴位按摩□　应用次数：____次；应用时间：____天 2. 耳穴压豆□　应用次数：____次；应用时间：____天 3. 八卦揉腹□　应用次数：____次；应用时间：____天 4. 脐灸□　应用次数：____次；应用时间：____ 3. 其他：____　应用次数：____次；应用时间：____天	好(0分)：无 较好(2分)：食欲欠佳，口味不香，食量减少不超过1/4 一般(4分)：食欲不振，口味不香，食量减少1/4~1/2 差(6分)：食欲甚差，无饥饿感，食量减少1/2以上				
其他：□（请注明）							

二、护理依从性及满意度评价

评价项目		患者对护理的依从性			患者对护理的满意度		
		依从	部分依从	不依从	满意	一般	不满意
中医护理技术	穴位贴敷						
	熨烫疗法						
	穴位注射						
	灸法						
	耳穴压豆						
	穴位按摩						
	拔罐疗法						
	火龙罐						
	中药热奄包						
	腕踝针						
	八卦揉腹						
	脐灸						
健康指导		—	—	—			
签名		责任护士签名：			上级护士或护士长签名：		

注：1. 患者对护理的依从性。依从：患者在治疗期间遵医嘱完成规范化中医护理治疗。部分依从：偶尔不能配合完成中医护理治疗。不依从：经常不能配合或自主要求终止中医护理治疗。2. 患者对护理的满意度。询问患者对护理的满意度。

三、对本病中医护理方案的评价

实用性强：>90%□　实用性较强：70%≤实用性≤90%□　实用性一般：30%≤实用性<70%□　不实用：<30%□

改进意见：

四、评价人（责任护士）

姓名：________技术职称：________完成日期：________护士长签字：________

第三节 大肠息肉(结肠息肉)中医护理方案

优化内容

一、证候施护

1. 泄泻

(1)新增:遵医嘱予拔罐疗法,取双侧天枢、下脘、气海、神阙等穴,随证加穴,每日1次。急性泄泻3次为1个疗程,慢性泄泻7次为1个疗程。

(2)新增:遵医嘱予中药热奄包,取下腹部。

2. 便秘

(1)新增:遵医嘱予拔罐疗法,实秘者取天枢、曲池、内庭、支沟、太冲等穴;虚秘者取天枢、上巨虚、大肠俞、足三里等穴。留罐,每次10~15分钟,每日1次,2周为1个疗程。

(2)新增:遵医嘱予穴位贴敷,取神阙、足三里、合谷、天枢等穴。

(3)新增:八卦揉腹。

(4)新增:遵医嘱予脐灸,根据患者情况辨证用药。

3. 新增:腹胀

(1)观察腹胀的部位、性质、程度、时间、诱发因素、排便、排气情况及伴随症状。

(2)餐后1~2小时可顺时针按摩腹部以促进肠蠕动。

(3)遵医嘱予耳穴压豆,取大肠、小肠、直肠等穴。实证配肺、三焦、胃等穴;虚证配脾、肾、内分泌等穴。

(4)遵医嘱予灸法,主取大肠俞、神阙、天枢等穴。虚秘加脾俞、胃俞、足三里等穴;冷秘加肾俞、关元俞、气海俞等穴。温和灸,每次4~6穴,每穴10~15分钟,每日1次,7~10次为1个疗程。

(5)遵医嘱予穴位按摩,取中脘、天枢、双足三里等穴。

(6)遵医嘱予穴位贴敷,取神阙、天枢、气海等穴。

(7)遵医嘱予八卦揉腹。

(8)遵医嘱予脐灸,根据患者情况辨证用药。

二、中医特色技术

新增中医特色技术:中药热奄包、拔罐疗法、八卦揉腹、脐灸。

三、中医护理效果评价表

(一)护理效果

将效果评价中的4个选项(好、较好、一般、差)进行量化分级,实施前后分别进行评价,使评价更加客观和具有操作性。具体量化分级详见效果评价表。

（二）患者对护理的依从性评价进行规范

（1）依从：患者在治疗期间遵医嘱完成规范化中医护理治疗。

（2）部分依从：患者偶尔不能配合完成中医护理治疗。

（3）不依从：患者经常不能配合或自主要求终止中医护理治疗。

（三）对本病中医护理方案的评价

中医护理方案的4个评价（实用性强、实用性较强、实用性一般、不实用）参照国家药品监督管理局颁布的《中药新药临床研究指导原则》，将护理效果的评分采用尼莫地平评分法计算，疗效指数=（治疗前得分-治疗后得分）/治疗前得分×100%。具体如下：

（1）治愈：症状、体征消失或基本消失，疗效指数>90%，评价为实用性强。

（2）显效：症状、体征明显好转，70%≤疗效指数≤90%，评价为实用性较强。

（3）有效：症状、体征有好转，30%≤疗效指数<70%，评价为实用性一般。

（4）无效：症状、体征无改善或加重，疗效指数<30%，评价为不实用。

中医护理方案

一、常见证候要点

1. 湿瘀阻滞证　大便溏烂不爽或黏液便，或见便下鲜红或暗红血液，或腹痛腹胀，或腹部不适，脘闷纳少。舌质偏暗或有瘀点、瘀斑，苔白厚或腻。

2. 肠道湿热证　腹胀腹痛，大便溏泻，或黏液便，泻下不爽而秽臭，或有便血，或大便秘结，兼口渴喜饮，小便黄，肛门灼热坠胀。舌质偏红，舌苔黄腻。

3. 气滞血瘀证　脘腹胀闷疼痛，或有刺痛，便秘、便血或大便溏烂，或有痞块，时消时聚。舌质偏暗或有瘀斑。

4. 脾虚夹瘀证　腹痛隐作，大便溏薄，便血色淡，神倦乏力，面色萎黄，纳呆，或畏寒、四肢欠温。舌质淡胖而暗，或有瘀斑、瘀点。

二、常见症状/证候施护

1. 腹痛

（1）密切观察腹痛的部位、性质、发作时间及诱发因素，腹部剧烈疼痛时，注意观察患者神志、血压、心率变化。

（2）疼痛发作时，宜卧床休息。

（3）遵医嘱予穴位贴敷，取中脘、天枢、胃俞、关元等穴。

（4）遵医嘱予耳穴压豆，取大肠、脾、胃、神门、交感、腹、内分泌等穴。

（5）遵医嘱予穴位注射，取天枢、三阴交、足三里等穴。

（6）遵医嘱予灸法，取关元、天枢、大肠俞等穴。

（7）遵医嘱予穴位按摩，取足三里、大肠俞、天枢等穴。

（8）遵医嘱予红外线照射，取神阙、天枢、关元、气海等穴。

2. 泄泻

（1）观察大便的频率、次数、颜色、性状等，观察是否有脱水及电解质紊乱发生，并及时报告医生。

(2)保持肛门及会阴部的清洁，便后用软纸擦拭，并用温水清洗。

(3)遵医嘱予灸法(回旋灸)，取神阙、中脘、天枢、关元、气海等穴。

(4)遵医嘱予耳穴压豆，取小肠、大肠、胃、脾等穴。

(5)遵医嘱予穴位贴敷，取天枢、神阙、关元等穴。

(6)遵医嘱予穴位按摩，取足三里、大肠俞、天枢等穴。

(7)遵医嘱予中药热奄包，取下腹部。

(8)遵医嘱予拔罐疗法，取双侧天枢、下脘、气海、神阙等脐周穴，随证加穴，每日1次。急性泄泻3次为1个疗程，慢性泄泻7次为1个疗程。

3. 便秘

(1)餐后1~2小时可顺时针按摩腹部以促进肠蠕动。

(2)遵医嘱予穴位按摩，取天枢、上巨虚、大肠俞等穴。

(3)遵医嘱予耳穴压豆，取大肠、直肠、脾、皮质下、便秘点等穴。

(4)遵医嘱予拔罐疗法，实秘者取天枢、曲池、内庭、支沟、太冲等穴；虚秘者取天枢、上巨虚、大肠俞、足三里等穴。留罐，每次10~15分钟，每日1次，2周为1个疗程。

(5)遵医嘱予穴位贴敷，取神阙、足三里、合谷、天枢等穴。

(6)遵医嘱予八卦揉腹。

(7)遵医嘱予脐灸，根据患者情况辨证用药。

4. 腹胀

(1)观察腹胀的部位、性质、程度、时间、诱发因素、排便、肛门排气情况及伴随症状。

(2)餐后1~2小时可顺时针按摩腹部以促进肠蠕动。

(3)遵医嘱予耳穴压豆，取大肠、小肠、直肠等穴。实证配肺、三焦、胃等穴；虚证配脾、肾、内分泌等穴。

(4)遵医嘱予灸法，主取大肠俞、支沟、神阙、天枢等穴。虚秘加脾俞、胃俞、足三里等穴；冷秘加肾俞、关元俞、气海俞等穴。温和灸，每次4~6穴，每穴10~15分钟，每日1次，7~10次为1个疗程。

(5)遵医嘱予穴位按摩，取中脘、天枢、双足三里等穴。

(6)遵医嘱予穴位贴敷，取神阙、天枢、气海等穴。

(7)遵医嘱予八卦揉腹。

(8)遵医嘱予脐灸，根据患者情况辨证用药。

三、中医特色治疗护理

(一)药物治疗

(1)内服中药。

(2)注射给药。

(二)中医特色技术

穴位贴敷、穴位注射、灸法、耳穴压豆、穴位按摩、中药热奄包、拔罐疗法、红外线照射、八卦揉腹、脐灸。

四、健康指导

（一）生活起居

(1)腹痛急性发作时宜卧床休息。

(2)减少增加腹压的姿势，如下蹲、屏气。不宜久坐、久立、久行和劳累过度。

（二）饮食指导

(1)湿瘀阻滞证：宜食行气化湿的食品，如陈皮、薏苡仁、姜黄，少食马铃薯、汽水等。忌食生冷油腻的食品。

(2)肠道湿热证：宜食清利湿热的食品，如白萝卜、荸荠、蒲公英、百合、马齿苋等，多吃蔬菜水果，保持大便通畅。忌食辣椒、酒等。

(3)气滞血瘀证：宜食补脾理气的食品，如柑橘、姜、海带、白萝卜、桃仁，少食甘薯、芋头、蚕豆、栗子等容易胀气的食品。忌食冷饮、雪糕。

(4)脾虚夹瘀证：宜食健脾理气的食品，如山药、瘦猪肉、羊肉、白扁豆等。忌食生冷油腻的食品。

(5)指导便秘患者多饮水，多吃蔬菜水果，平时可饮蜂蜜水，保持大便通畅。

（三）情志调理

(1)患者出现情绪烦躁时，使用安神静志法，指导患者闭目静心、全身放松、平静呼吸。也可指导患者通过适当运动，以及欣赏音乐、书法、绘画等方式移情易性，保持乐观开朗情绪。

(2)鼓励病友间多沟通交流疾病防治经验，提高对疾病的认识，增强治疗信心。

五、护理效果评价

大肠息肉(结肠息肉)中医护理效果评价表(表4-3)。

表 4-3 大肠息肉（结肠息肉）中医护理效果评价表

医院：______科室：______入院日期：______出院日期：______住院天数：____床号：______姓名：____性别：______年龄：______住院号：______

文化程度： 纳入中医临床路径：是□ 否□ 证候诊断：湿瘀阻滞证□ 肠道湿热证□ 气滞血瘀证□ 脾虚夹瘀证□ 其他：

一、护理效果评价

主要症状	主要辨证施护方法	中医护理技术	分级	护理效果			
				实施前评价		实施后评价	
				日期	分值	日期	分值
腹痛□	1. 活动□ 2. 饮食□ 3. 深呼吸/放松术□ 4. 红外线照射□ 5. 其他护理措施：	1. 穴位贴敷□ 应用次数：____次；应用时间：____天 2. 穴位按摩□ 应用次数：____次；应用时间：____天 3. 灸法□ 应用次数：____次；应用时间：____天 4. 穴位注射□ 应用次数：____次；应用时间：____天 5. 耳穴压豆□ 应用次数：____次；应用时间：____天 6. 其他：____ 应用次数：____次；应用时间：____天	好（0分）：无疼痛 较好（2分）：轻度疼痛，疼痛评分1~3分，有疼痛但可忍受，生活正常，睡眠无干扰 一般（4分）：中度疼痛，疼痛评分4~6分，疼痛明显，不能忍受，要求服用镇痛药物，睡眠受干扰 差（6分）：重度疼痛，疼痛评分7~10分，不能忍受，需用镇痛药物，睡眠受严重干扰，可伴自主神经紊乱或被动体位				
泄泻□	1. 饮食□ 2. 活动□ 3. 监测营养指标□ 4. 排便指导□ 5. 其他护理措施：	1. 耳穴压豆□ 应用次数：____次；应用时间：____天 2. 穴位按摩□ 应用次数：____次；应用时间：____天 3. 穴位贴敷□ 应用次数：____次；应用时间：____天 4. 灸法□ 应用次数：____次；应用时间：____天 5. 中药热奄包□ 应用次数：____次；应用时间：____天 6. 拔罐疗法□ 应用次数：____次；应用时间：____天 7. 其他：____ 应用次数：____次；应用时间：____天	好（0分）：无 较好（2分）：大便不能成形，每日3~4次 一般（4分）：大便稀溏，每日5~10次 差（6分）：大便如水样，每日10次以上				

续表4-3

主要症状	主要辨证施护方法	中医护理技术	分级	护理效果			
				实施前评价		实施后评价	
				日期	分值	日期	分值
便秘□	1. 活动□ 2. 饮食□ 3. 腹部按摩□ 4. 其他护理措施：	1. 穴位按摩□　应用次数：____次；应用时间：____天 2. 耳穴压豆□　应用次数：____次；应用时间：____天 3. 穴位贴敷□　应用次数：____次；应用时间：____天 4. 拔罐疗法□　应用次数：____次；应用时间：____天 5. 八卦揉腹□　应用次数：____次；应用时间：____天 6. 脐灸□　应用次数：____次；应用时间：____天 7. 其他：____　应用次数：____次；应用时间：____天	好(0分)：无 较好(2分)：大便偏硬，1~2日1次 一般(4分)：大便硬结，便难解，3~5日大便1次 差(6分)：硬结，异常难解，5日以上大便1次				
腹胀□	1. 饮食□ 2. 腹部按摩□ 3. 排便指导□ 4. 其他护理措施：	1. 耳穴压豆□　应用次数：____次；应用时间：____天 2. 灸法□　应用次数：____次；应用时间：____天 3. 穴位按摩□　应用次数：____次；应用时间：____天 4. 八卦揉腹□　应用次数：____次；应用时间：____天 5. 脐灸□　应用次数：____次；应用时间：____天 6. 其他：____　应用次数：____次；应用时间：____天	好(0分)：无 较好(2分)：偶有轻微腹胀 一般(4分)：腹胀较重，但能忍受 差(6分)：剧烈腹胀，难以忍受				
其他：□(请注明)							

二、护理依从性及满意度评价

评价项目		患者对护理的依从性			患者对护理的满意度		
		依从	部分依从	不依从	满意	一般	不满意
中医护理技术	穴位贴敷						
	穴位注射						
	灸法						
	耳穴压豆						
	穴位按摩						
	中药热奄包						
	拔罐疗法						
	八卦揉腹						
	脐灸						
健康指导		—	—	—			
签名		责任护士签名：			上级护士或护士长签名：		

注：1. 患者对护理的依从性。依从：患者在治疗期间遵医嘱完成规范化中医护理治疗。部分依从：偶尔不能配合完成中医护理治疗。不依从：经常不能配合或自主要求终止中医护理治疗。2. 患者对护理的满意度。询问患者对护理的满意度。

三、对本病中医护理方案的评价

实用性强：>90%☐　实用性较强：70%≤实用性≤90%☐　实用性一般：30%≤实用性<70%☐　不实用：<30%☐

改进意见：

四、评价人（责任护士）

姓名：________技术职称：________完成日期：________护士长签字：________

第四节　泄泻(小儿腹泻)中医护理方案

一、常见证候要点

1. 湿热泻证　大便水样，或如蛋花汤样，泻下急迫，量多次频，气味秽臭，或见少许黏液，肛门红赤，腹痛时作，或伴恶心呕吐，或发热烦哭，口渴尿黄。舌质红，苔黄腻，脉滑数，指纹紫。

2. 风寒泻证　大便清稀，夹有泡沫，臭味不甚，肠鸣腹痛，或伴恶寒发热，鼻流清涕，咳嗽。舌质淡，苔薄白，脉浮紧，指纹淡红。

3. 伤食泻证　大便稀溏，夹有乳凝块或食物残渣，气味酸臭，或如败卵，脘腹胀满，嗳气酸馊，或有呕吐，不思乳食，腹痛拒按，泻后痛减，夜卧不安。舌苔厚腻，或微黄，脉滑实，指纹紫滞。

4. 脾虚泻证　大便稀溏，色淡不臭，多于食后作泻，时轻时重，面色萎黄，神疲倦怠，食欲不振，形体消瘦。舌淡苔白，脉缓弱，指纹淡。

5. 脾肾阳虚泻　久泻不止，食入即泻，大便清稀，澄澈清冷，完谷不化，或见脱肛，或有五更泄泻，形寒肢冷，面色㿠白，精神萎靡，寐时露睛。舌淡苔白，脉细弱，指纹色淡。

二、常见症状/证候施护

1. 腹泻

(1)观察大便的次数、性状、颜色、气味及量，以辨别寒热虚实，准确记录出入量。

(2)观察神志、皮肤弹性、眼窝及前囟凹陷程度、呼吸、唇色、血压、尿量、舌脉及体温变化，并做好记录，防止变证发生。

(3)若久泻患儿出现面色苍白、四肢冰冷、大汗淋漓，为阴竭阳脱之变证，应立即报告医生，并配合抢救。

(4)遵医嘱予穴位贴敷，取神阙等穴。

(5)遵医嘱予灸法，取足三里、中脘、神阙等穴。

(6)遵医嘱予小儿推拿，“龟尾七节、摩腹揉脐”，称为“止泻四法”。上推七节骨，逆时针摩腹，轻手法摩、揉、振、按肚脐和龟尾轻刺激为补，用于虚证泄泻；而下推七节骨，顺时针摩腹、肚脐和龟尾重刺激为泻，用于实证泄泻。

(7)遵医嘱予脐灸，根据患儿的情况辨证用药。

2. 腹痛

(1)观察腹痛的性质、持续的时间及有无呕吐等伴随症状。

(2)遵医嘱予中药热奄包，置于患儿肚脐周围。

(3)遵医嘱予穴位贴敷，取神阙、中脘、关元、天枢等穴。

(4)遵医嘱予耳穴压豆，取大肠、小肠、皮质下、脾、胃、交感、艇中等穴。

三、中医特色治疗护理

（一）药物治疗

（1）内服中药。

（2）注射给药。

（3）外用中药。

（二）中医特色技术

穴位贴敷、中药热奄包、灸法、小儿推拿、耳穴压豆、脐灸。

四、健康指导

（一）生活起居

保持病室空气流通，温湿度适宜，适时添减衣物，避免过热或受凉。适当休息，重症者应卧床休息。对感染性腹泻患儿行床旁隔离。患儿饮食用具及污染的尿布，除用清水清洗干净外，还应煮沸消毒，并在阳光下暴晒，以防止交叉感染。腹胀时，可给予患儿腹部热敷并配合腹部按摩。风寒泻患儿应注意腹部保暖，避免复感风寒，以免加重病情。

（二）饮食指导

合理控制饮食，减轻脾胃负担。轻症泄泻患儿，宜进半流质饮食，忌肥甘、生冷、坚硬等不易消化之品。

（1）湿热泻兼有发热患儿，口渴引饮，可饮用淡盐水或用芦根、淡竹叶煎水代茶饮以清热利尿，或用藿香、白扁豆、香薷等煎水频服以和中清暑止泻。忌食油腻、辛辣、热燥之品。

（2）风寒泻患儿饮食宜辛温，忌生冷瓜果与肥腻之品，可饮生姜红糖水以温中散寒、止吐止泻。

（3）伤食泻患儿呕吐时，不宜急于止呕，应让患儿将宿食全部吐出，调整与适当限制饮食，可暂禁食。若腹泻好转，腹胀减轻后，饮食应由稀到稠，逐步增量，忌肥甘油腻。

（4）脾虚泻患儿宜热饮，饮食应清淡少渣，易消化，营养丰富，少量多餐，不宜过饱，忌食生冷、油腻。

（5）脾肾阳虚泻患儿宜食辛温之品，如河虾、糯米、干姜等。饮食宜少渣软食，少量多餐，可常食党参核桃粥、羊肉粥等以温阳止泻。

（三）用药护理

中药宜少量多次温服。湿热泻患儿，汤剂温服；风寒泻患儿，汤药宜热服；伤食泻患儿，汤药宜浓煎。

（四）肛门周围皮肤护理

保持皮肤完整性，腹泻时肛周皮肤容易发生糜烂，甚至引起溃疡和感染，应加强患儿臀部的护理，勤换尿布，保持臀部清洁、干燥，防止臀红。每次大便后用温水清洗臀部及会阴部，用软毛巾吸干水分，必要时在肛门周围涂以氧化锌软膏或鞣酸软膏，并适当按摩片刻。

（五）情志护理

（1）加强巡视，多关心、安抚患儿，消除紧张情绪。腹痛时多与其交流，分散其注意力，以减轻疼痛。

(2)对患儿进行各项护理操作时，须做好解释，尽量减少患儿的痛苦和恐惧。

五、护理效果评价

泄泻(小儿腹泻)中医护理效果评价表(表4-4)。

表 4-4 泄泻(小儿腹泻)中医护理效果评价表

医院：________科室：______入院日期：______出院日期：______住院天数：____床号：__________姓名：____性别：______年龄：______住院号：______

文化程度： 纳入中医临床路径：是□ 否□ 证候诊断：湿热泻□ 风寒泻□ 伤食泻□ 脾虚泻□ 脾肾阳虚泻□ 其他：

一、护理效果评价

主要症状	主要辨证施护方法	中医护理技术	分级	护理效果			
				实施前评价		实施后评价	
				日期	分值	日期	分值
腹泻□	1. 病情观察□ 2. 生命体征监测□ 3. 安全防护□ 4. 用药护理□ 5. 其他护理措施：	1. 灸法□ 应用次数：____次；应用时间：____天 2. 小儿推拿□ 应用次数：____次；应用时间：____天 3. 穴位贴敷□ 应用次数：____次；应用时间：____天 4. 脐灸□ 应用次数：____次；应用时间：____天 5. 其他：____ 应用次数：____次；应用时间：____天	好(0分)：无 较好(2分)：大便次数超过平日1～2次 一般(4分)：大便次数超过平日3～5次 差(6分)：大便次数超过平日6次以上				
腹痛□	1. 病情观察□ 2. 生命体征监测□ 3. 安全防护□ 4. 用药护理□ 5. 其他护理措施：	1. 中药热奄包□ 应用次数：____次；应用时间：____天 2. 穴位贴敷□ 应用次数：____次；应用时间：____天 3. 耳穴压豆□ 应用次数：____次；应用时间：____天 4. 其他：____ 应用次数：____次；应用时间：____天	好(0分)：无症状 较好(2分)：偶有腹痛 一般(4分)：腹痛较频 差(6分)：腹痛频繁，伴肠鸣、腹胀				
其他：□ (请注明)							

二、护理依从性及满意度评价

评价项目		患者对护理的依从性			患者对护理的满意度		
		依从	部分依从	不依从	满意	一般	不满意
中医护理技术	灸法						
	耳穴压豆						
	穴位贴敷						
	中药热奄包						
	小儿推拿						
	脐灸						
健康指导		—	—	—			
签 名：		责任护士签名：			上级护士或护士长签名：		

注：1. 患者对护理的依从性。依从：患者在治疗期间遵医嘱完成规范化中医护理治疗。部分依从：偶尔不能配合完成中医护理治疗。不依从：经常不能配合或自主要求终止中医护理治疗。2. 患者对护理的满意度。询问患者对护理的满意度。

三、对本病中医护理方案的评价

实用性强：>90%□　实用性较强：70%≤实用性≤90%□　实用性一般：30%≤实用性<70%□　不实用：<30%□

改进意见：

四、评价人（责任护士）

姓名：________________技术职称：________________完成日期：________________护士长签字：________________

第五章
肝胆系病证

第一节　胆胀(胆囊炎)中医护理方案

优化内容

一、常见证候要点

优化证型与脉象。

(1)肝胆郁滞证：脉弦大。

(2)肝胆湿热证：脉弦滑。

(3)气滞血瘀证：脉弦细涩。

(4)肝郁脾虚证：脉弦或细。

(5)删除：胆腑郁热证。

二、证候施护

1. 右肋疼痛

(1)新增：中药热奄包。

(2)新增：腕踝针。

2. 右肋胀满不适

新增灸法，取中脘、神阙、气海等穴。

3. 嗳气、恶心、呕吐

(1)新增：八卦揉腹。

(2)新增：脐灸，根据患者情况辨证用药。

4. 发热

(1)新增：放血疗法，取耳尖等穴。

(2)新增：穴位贴敷，取大椎、曲池等穴。

三、中医特色技术

新增中医特色技术：中药热奄包、腕踝针、八卦揉腹、脐灸、放血疗法。

四、中医护理效果评价表

(一)护理效果

将效果评价中的4个选项(好、较好、一般、差)进行量化分级，实施前后分别进行评价，使评价更加客观和具有操作性。具体量化分级详见效果评价表。

(二)患者对护理的依从性评价进行规范

(1)依从：患者在治疗期间遵医嘱完成规范化中医护理治疗。

(2)部分依从：患者偶尔不能配合完成中医护理治疗。

(3)不依从：患者经常不能配合或自主要求终止中医护理治疗。

(三)对本病中医护理方案的评价

中医护理方案的4个评价(实用性强、实用性较强、实用性一般、不实用)参照国家药品监督管理局颁布的《中药新药临床研究指导原则》，将护理效果的评分采用尼莫地平评分法计算，疗效指数=(治疗前得分-治疗后得分)/治疗前得分×100%。具体如下：

(1)治愈：症状、体征消失或基本消失，疗效指数>90%，评价为实用性强。

(2)显效：症状、体征明显好转，70%≤疗效指数≤90%，评价为实用性较强。

(3)有效：症状、体征有好转，30%≤疗效指数<70%，评价为实用性一般。

(4)无效：症状、体征无改善或加重，疗效指数<30%，评价为不实用。

中医护理方案

一、常见证候要点

1. 肝胆郁滞证　右胁胀满疼痛，痛引右肩，遇怒加重，胸闷脘胀，善太息，嗳气频作，吞酸嗳腐。苔白腻，脉弦大。

2. 肝胆湿热证　右胁胀满疼痛，胸闷纳呆，恶心呕吐，口苦心烦，大便黏滞，或见黄疸。舌红苔黄腻，脉弦滑。

3. 气滞血瘀证　右胁刺痛较剧，痛有定处而拒按，面色晦暗，口干口苦。舌质紫暗或舌边有瘀斑，脉弦细涩。

4. 肝郁脾虚证　右胁胀痛，倦怠乏力，情绪抑郁或烦躁易怒，腹胀，嗳气叹息，口苦，恶心呕吐，食少纳呆，大便稀溏或便秘。舌淡或暗，苔白，脉弦或细。

二、常见症状/证候施护

1. 右胁疼痛

(1)观察疼痛的部位、性质、程度、持续时间、诱发及缓解因素，与饮食、体位、睡眠的关系。做好疼痛评分并记录，若疼痛剧烈、可能有出血或出现休克现象者，立即报告医生。

（2）急性发作时宜卧床休息，给予精神安慰；禁饮食，密切观察病情变化。
（3）遵医嘱予穴位贴敷，取胆囊、章门、期门等穴。
（4）遵医嘱予穴位按摩，取右侧肝俞、右侧胆俞、太冲、侠溪等穴。
（5）遵医嘱予耳穴压豆，取肝、胆、脾、交感、神门、三焦、内分泌等穴。
（6）遵医嘱予穴位注射，取胆囊等穴。
（7）遵医嘱予肝病治疗仪治疗。
（8）遵医嘱予中药热奄包。
（9）遵医嘱予腕踝针。

2. 右胁胀满不适

（1）观察胀满的部位、性质、程度、时间、诱发因素及伴随症状。
（2）鼓励患者饭后适当运动，保持大便通畅。
（3）腹部行顺时针方向按摩。
（4）遵医嘱予穴位贴敷，取脾俞、胃俞、神阙、中脘等穴。
（5）遵医嘱予穴位注射，取足三里、胆囊等穴。
（6）遵医嘱予耳穴压豆，取肝、胆、大肠、三焦、交感等穴。
（7）遵医嘱予穴位按摩，取胆囊、天枢等穴。
（8）遵医嘱予灸法，取中脘、神阙、气海等穴。

3. 嗳气、恶心、呕吐

（1）观察嗳气、恶心、呕吐的频率、程度与饮食的关系。
（2）指导患者饭后不宜立即平卧。
（3）呕吐患者汤药宜少量频服，服药前可用生姜汁数滴滴于舌面或姜片含于舌下，以减轻呕吐。
（4）遵医嘱予穴位注射，取双侧足三里、胆囊等穴。
（5）遵医嘱予耳穴压豆，取胆囊、胃、内分泌、交感、神门等穴。
（6）遵医嘱予灸法，取脾俞、胃俞、中脘、足三里等穴。
（7）遵医嘱予穴位贴敷，取肝俞、胆俞、中脘、足三里等穴。
（8）遵医嘱予八卦揉腹。
（9）遵医嘱予脐灸，根据患者情况辨证用药。

4. 纳呆

（1）观察患者饮食状况、口腔气味及舌质、舌苔的变化，保持口腔清洁。
（2）遵医嘱予穴位按摩，取脾俞、胃俞、中脘、阳陵泉等穴。
（3）遵医嘱予耳穴压豆，取脾、胃、小肠、大肠、神门等穴。
（4）遵医嘱予穴位贴敷，取中脘、胃俞、足三里等穴。

5. 发热

（1）观察体温变化。
（2）保持皮肤清洁，汗出后及时擦干皮肤、更换衣被，忌汗出当风。
（3）遵医嘱予穴位注射，取曲池等穴。
（4）遵医嘱予放血疗法，取耳尖等穴。
（5）遵医嘱予穴位贴敷，取大椎、曲池等穴。

三、中医特色治疗护理

(一)药物治疗

(1)内服中药。

1)肝郁脾虚证中药宜温服；恶心呕吐者宜浓煎频服；湿热证者宜凉服。

2)服用含有大黄成分的中成药后，要注意观察大便的次数及性质，尤其关注年老体弱的患者。

(2)注射给药。

(二)特色技术

穴位贴敷、耳穴压豆、穴位注射、穴位按摩、灸法、中药热奄包、腕踝针、八卦揉腹、脐灸、放血疗法。

四、健康指导

(一)生活起居

(1)病室安静、整洁，空气清新，温湿度适宜。

(2)急性发作时宜卧床休息。

(二)饮食指导

(1)肝胆郁滞证：宜食疏肝利胆的食品，如苦瓜、芹菜、白菜、丝瓜等。忌食壅阻气机的食品，如豆类、红薯、南瓜等。

(2)肝胆湿热证：宜食清热利湿的食品，如薏苡仁、黄瓜、芹菜、冬瓜等。

(3)气滞血瘀证：宜食疏肝理气、活血祛瘀的食品，如山楂、大枣等。

(4)肝郁脾虚证：宜食疏肝健脾的食品，如莲藕、山药等。

(三)情志调理

(1)多与患者沟通，了解其心理状态，指导其保持乐观情绪。

(2)指导患者采用移情相制疗法，转移其注意力。针对患者焦虑或抑郁的情绪变化，可采用暗示疗法或顺情从欲法。

(3)鼓励家属多陪伴患者，给予患者心理支持。指导患者及家属了解本病的相关知识，掌握控制疼痛的简单方法，如深呼吸、全身肌肉放松、听音乐等。

(4)鼓励病友间多沟通，交流疾病防治经验，提高对疾病的认识，增强治疗信心。

五、护理难点

患者建立正确的饮食习惯较困难。

解决思路：

(1)利用多种形式向患者及家属介绍食疗及养生方法。

(2)利用图表等形式向患者演示饮食不当诱发胆囊炎的机制，使患者了解疾病与饮食的相关性，并嘱家属协同做好督促工作。

(3)定期进行电话回访，鼓励患者坚持正确的饮食习惯。定期门诊复查，筛查危险因素，进行针对性干预。

六、护理效果评价

胆胀(胆囊炎)中医护理效果评价表(表 5-1)。

表 5-1 胆胀（胆囊炎）中医护理效果评价表

医院：______科室：______入院日期：______出院日期：______住院天数：____床号：______姓名：____性别：____年龄：____住院号：______

文化程度： 纳入中医临床路径：是□ 否□ 证候诊断：肝胆郁滞证□ 肝胆湿热证□ 气滞血瘀证□ 肝郁脾虚证□ 其他：

一、中医护理效果评价

主要症状	主要辨证施护方法	中医护理技术	分级	护理效果			
				实施前评价		实施后评价	
				日期	分值	日期	分值
右胁疼痛□	1. 评估疼痛□ 评分：______ 2. 情志护理□ 3. 其他护理措施：	1. 穴位贴敷□ 应用次数：____次；应用时间：____天 2. 穴位按摩□ 应用次数：____次；应用时间：____天 3. 耳穴压豆□ 应用次数：____次；应用时间：____天 4. 穴位注射□ 应用次数：____次；应用时间：____天 5. 中药热奄包□ 应用次数：____次；应用时间：____天 6. 腕踝针□ 应用次数：____次；应用时间：____天 7. 其他：____ 应用次数：____次；应用时间：____天	好（0分）：无疼痛 较好（2分）：轻度疼痛，疼痛评分1～3分，有疼痛但可忍受，生活正常，睡眠无干扰 一般（4分）：中度疼痛，疼痛评分4～6分，疼痛明显，不能忍受，要求服用镇痛药物，睡眠受干扰 差（6分）：重度疼痛，疼痛评分7～10分，不能忍受，需用镇痛药物，睡眠受严重干扰，可伴自主神经紊乱或被动体位				
右胁胀满不适□	1. 观察□ 2. 活动□ 3. 腹部按摩□ 4. 其他护理措施：	1. 穴位贴敷□ 应用次数：____次；应用时间：____天 2. 穴位注射□ 应用次数：____次；应用时间：____天 3. 耳穴压豆□ 应用次数：____次；应用时间：____天 4. 穴位按摩□ 应用次数：____次；应用时间：____天 5. 灸法□ 应用次数：____次；应用时间：____天 6 其他：____ 应用次数：____次；应用时间：____天	好（0分）：无 较好（2分）：偶尔腹胀 一般（4分）：时有腹胀，能忍 差（6分）：持续胀满不适，不能忍受				

续表5-1

主要症状	主要辨证施护方法	中医护理技术	分级	护理效果			
				实施前评价		实施后评价	
				日期	分值	日期	分值
嗳气、恶心、呕吐□	1. 观察□ 2. 体位□ 3. 服药护理□ 4. 其他护理措施：	1. 穴位贴敷□ 应用次数：____次；应用时间：____天 2. 穴位注射□ 应用次数：____次；应用时间：____天 3. 耳穴压豆□ 应用次数：____次；应用时间：____天 4. 灸法□ 应用次数：____次；应用时间：____天 5. 八卦揉腹□ 应用次数：____次；应用时间：____天 6. 脐灸□ 应用次数：____次；应用时间：____天 7. 其他：____ 应用次数：____次；应用时间：____天	好（0分）：无 较好（2分）：偶有恶心，无物吐出，每天1~2次 一般（4分）：经常恶心，每天3~4次，时有涎沫或食物残渣 差（6分）：明显恶心，每次多伴有呕吐，吐出食物残渣，每天>4次				
纳呆□	1. 口腔清洁□ 2. 其他护理措施：	1. 穴位按摩□ 应用次数：____次；应用时间：____天 2. 耳穴压豆□ 应用次数：____次；应用时间：____天 3. 穴位贴敷□ 应用次数：____次；应用时间：____天 4. 其他：____ 应用次数：____次；应用时间：____天	好（0分）：无 较好（2分）：食量减少1/4 一般（4分）：食量减少1/3 差（6分）：食量减少1/2				

续表5-1

主要症状	主要辨证施护方法	中医护理技术	分级	护理效果			
				实施前评价		实施后评价	
				日期	分值	日期	分值
发热□	1. 监测体温□ 2. 皮肤护理□ 3. 其他护理措施：	1. 穴位注射□　应用次数：____次；应用时间：____天 2. 放血疗法□　应用次数：____次；应用时间：____天 3. 穴位贴敷□　应用次数：____次；应用时间：____天 4. 其他：____　应用次数：____次；应用时间：____天	好(0分)：正常 较好(2分)：37.3~38.0℃ 一般(4分)：38.1~39.0℃ 差(6分)：39.0℃以上				
其他：□ (请注明)							

二、护理依从性及满意度评价

评价项目		患者对护理的依从性			患者对护理的满意度		
		依从	部分依从	不依从	满意	一般	不满意
中医护理技术	穴位贴敷						
	穴位注射						
	耳穴压豆						
	穴位按摩						
	灸法						
	中药热奄包						
	腕踝针						
	八卦揉腹						
	脐灸						
	放血疗法						
健康指导		—	—	—			
签名		责任护士签名：			上级护士或护士长签名：		

注：1. 患者对护理的依从性。依从：患者在治疗期间遵医嘱完成规范化中医护理治疗。部分依从：偶尔不能配合完成中医护理治疗。不依从：经常不能配合或自主要求终止中医护理治疗。2. 患者对护理的满意度。询问患者对护理的满意度。

三、对本病中医护理方案的评价

实用性强：>90%□　实用性较强：70%≤实用性≤90%□　实用性一般：30%≤实用性<70%□　不实用：<30%□

改进意见：

四、评价人（责任护士）

姓名：________技术职称：________完成日期：________护士长签字：________

第二节　肝胆管结石急性发作期中医护理方案

优化内容

一、常见证候要点

(1)肝胆蕴热证：脉平或弦微数(新增)。
(2)肝胆湿热证：脉滑数(新增)。

二、证候施护

1. 疼痛
(1)新增：中药热奄包。
(2)新增：腕踝针。
(3)优化耳穴压豆取穴，取胃、交感、三焦、肝阳、耳迷根、胰胆等穴。
2. 发热
(1)新增：放血疗法，取耳尖等穴。
(2)新增：穴位贴敷，取大椎、曲池等穴。
3. 恶心呕吐
新增：灸法，取中脘、神阙等穴。
4. 便秘
(1)新增：穴位贴敷，取天枢、上巨虚、支沟等穴。
(2)新增：八卦揉腹。
(3)新增：脐灸，根据患者情况辨证用药。

三、中医特色技术

新增中医特色技术：中药热奄包、腕踝针、穴位贴敷、放血疗法、八卦揉腹、脐灸。

四、中医护理效果评价表

(一)护理效果

将效果评价中的 4 个选项(好、较好、一般、差)进行量化分级，实施前后分别进行评价，使评价更加客观和具有操作性。具体量化分级详见效果评价表。

(二)患者对护理的依从性评价进行规范

(1)依从：患者在治疗期间遵医嘱完成规范化中医护理治疗。
(2)部分依从：患者偶尔不能配合完成中医护理治疗。
(3)不依从：患者经常不能配合或自主要求终止中医护理治疗。

（三）对本病中医护理方案的评价

中医护理方案的4个评价（实用性强、实用性较强、实用性一般、不实用）参照国家药品监督管理局颁布的《中药新药临床研究指导原则》，将护理效果的评分采用尼莫地平评分法计算，疗效指数=（治疗前得分−治疗后得分）/治疗前得分×100%。具体如下：

（1）治愈：症状、体征消失或基本消失，疗效指数>90%，评价为实用性强。

（2）显效：症状、体征明显好转，70%≤疗效指数≤90%，评价为实用性较强。

（3）有效：症状、体征有好转，30%≤疗效指数<70%，评价为实用性一般。

（4）无效：症状、体征无改善或加重，疗效指数<30%，评价为不实用。

中医护理方案

一、常见证候要点

1. 肝胆蕴热证　胁肋灼痛或刺痛，胁下拒按或有痞块，伴畏寒发热、口干口苦、恶心呕吐、身目微黄、大便干结。舌质微红，苔薄白或微黄，脉平或弦微数。

2. 肝胆湿热证　胁肋胀痛、身目发黄，伴发热、纳呆呕恶、小便黄、胁下痞块拒按、便溏或大便秘结。舌质红，苔黄厚腻，脉滑数。

二、常见症状/证候施护

1. 疼痛

（1）评估疼痛的部位、诱因、程度、性质、持续时间及伴随症状，做好疼痛评分并记录。出现剧烈绞痛、腹膜炎或出现厥脱先兆，应立即报告医生并协助处理。

（2）卧床休息，取屈膝仰卧位或右侧卧位，进行缓慢深呼吸。

（3）遵医嘱予穴位按摩，取右侧的肝俞、胆俞，强刺激胆囊、侠溪、太冲等穴。

（4）遵医嘱予耳穴压豆，取胰胆、肝、十二指肠、交感、三焦、神门等穴。

（5）遵医嘱予穴位贴敷，取肝俞、胆俞等穴。

（6）遵医嘱予中药热奄包。

（7）遵医嘱予腕踝针。

2. 发热

（1）观察体温变化及汗出情况，保持皮肤清洁，及时更换汗湿的衣被。

（2）高热者宜卧床休息，恶寒时注意保暖，根据需要进行物理降温。

（3）保持口腔清洁，遵医嘱使用中药漱口液漱口。

（4）遵医嘱予穴位按摩，取大椎、曲池、合谷等穴。

（5）遵医嘱予中药保留灌肠。

（6）遵医嘱予放血疗法，取耳尖等穴。

（7）遵医嘱予穴位贴敷，取大椎、曲池等穴。

3. 黄疸

（1）观察巩膜、皮肤的色泽、黄染程度、二便颜色及伴随症状。

（2）皮肤瘙痒时，告知患者勿搔抓，且应修剪指甲，用温水清洗，禁用肥皂水擦洗。

(3)遵医嘱予耳穴压豆，取肝、胆、脾、胃等穴。
(4)遵医嘱予中药保留灌肠。

4. 恶心呕吐

(1)观察呕吐物的色、质、量，以及持续时间、诱发因素和伴随症状。
(2)呕吐时取半卧位，从上至下按摩胃部，以降胃气。
(3)可含服姜片以缓解呕吐。
(4)遵医嘱予穴位按摩，取中脘、合谷、内关、足三里等穴。
(5)遵医嘱予耳穴压豆，取脾、胃、神门等穴。
(6)遵医嘱予穴位注射，取足三里等穴。
(7)遵医嘱予灸法，取中脘、神阙等穴。

5. 便秘

(1)评估排便次数、排便费力程度，观察大便性状、量。
(2)嘱患者适当进行腹部按摩。
(3)遵医嘱予穴位按摩，取胃俞、脾俞、内关、足三里、天枢、关元等穴。
(4)遵医嘱予耳穴压豆，取大肠、胃、脾、交感、皮质下、便秘点等穴。
(5)遵医嘱予中药保留灌肠。
(6)遵医嘱予穴位贴敷，取天枢、上巨虚、支沟等穴。
(7)遵医嘱予八卦揉腹。
(8)遵医嘱予脐灸。

三、中医特色治疗护理

(一)药物治疗

(1)内服中药。
(2)注射给药。
(3)外用中药。

(二)中医特色技术

穴位按摩、耳穴压豆、中药保留灌肠、穴位注射、穴位贴敷、中药热奄包、腕踝针、放血疗法、八卦揉腹、脐灸。

四、健康指导

(一)生活起居

(1)避免受凉，养成定时排便的习惯，保证充足的休息和睡眠。
(2)避免终日静坐少动，适度运动，如散步、练气功、打太极拳等。
(3)穿着棉质、透气、柔软的衣服，勿搔抓皮肤，禁用碱性淋浴用品。

(二)饮食指导

规律进食，禁烟酒、煎炸等食品，减少高脂肪食品的摄入。
(1)肝胆蕴热证：宜食疏肝解郁、清热利胆的食品，如萝卜、丝瓜、绿豆等。
(2)肝胆湿热证：宜食清热利胆、化湿通下的食品，如苦瓜、冬瓜、绿豆等。

(3)便溏者：宜食山楂、乌梅；少食粗纤维的食品，如芹菜、韭菜等。
(4)便秘者：宜食清热、润肠通便的食品，如白萝卜等。
(5)食材宜采用煮、蒸、烩的烹饪方法。
(6)含钙食品勿与富含草酸、植酸的食品混合烹制或同餐食用。

(三)情志调理

(1)指导患者保持心情舒畅，心胸豁达，精神愉快。
(2)主动介绍疾病知识，使患者了解疾病的发生与发展。
(3)鼓励病友间相互交流治疗体会，提高对疾病的认知，增强治疗信心。
(4)鼓励家属多陪伴患者，给予情感支持。

五、护理效果评价

肝胆管结石急性发作期中医护理效果评价表(表5-2)。

表 5-2　肝胆管结石急性发作期中医护理效果评价表

医院：________科室：______入院日期：______出院日期：______住院天数：____床号：__________姓名：____性别：______年龄：______住院号：______

文化程度：　纳入中医临床路径：是□ 否□　证候诊断：肝胆湿热证□ 肝胆蕴热证□　其他：

一、中医护理效果评价

主要症状	主要辨证施护方法	中医护理技术	分级	护理效果			
				实施前评价		实施后评价	
				日期	分值	日期	分值
疼痛□	1. 评估疼痛□ 评分：________ 2. 体位□ 3. 其他护理措施：	1. 穴位按摩 □　应用次数：____次；应用时间：____天 2. 耳穴压豆 □　应用次数：____次；应用时间：____天 3. 穴位贴敷 □　应用次数：____次；应用时间：____天 4. 中药热奄包□　应用次数：____次；应用时间：____天 5. 腕踝针□　应用次数：____次；应用时间：____天 6. 其他：____　应用次数：____次；应用时间：____天	好(0 分)：无疼痛 较好(2 分)：轻度疼痛，疼痛评分 1~3 分，有疼痛但可忍受，生活正常，睡眠无干扰 一般(4 分)：中度疼痛，疼痛评分 4~6 分，疼痛明显，不能忍受，要求服用镇痛药物，睡眠受干扰 差(6 分)：重度疼痛，疼痛评分 7~10 分，疼痛剧烈，不能忍受，需用镇痛药物，睡眠受严重干扰，可伴自主神经紊乱或被动体位				
发热□	1. 病情观察□ 2. 发热护理□ 3. 口腔护理□ 4. 其他护理措施：	1. 中药保留灌肠□　应用次数：____次；应用时间：____天 2. 穴位按摩 □　应用次数：____次；应用时间：____天 3. 放血疗法□　应用次数：____次；应用时间：____天 4. 穴位贴敷□　应用次数：____次；应用时间：____天 3. 其他：____　应用次数：____次；应用时间：____天	好(0 分)：正常 较好(2 分)：37.3~38.0℃ 一般(4 分)：38.1~39.0℃ 差(6 分)：39.0℃以上				

续表2-1

主要症状	主要辨证施护方法	中医护理技术	分级	护理效果			
				实施前评价		实施后评价	
				日期	分值	日期	分值
黄疸□	1. 观察黄染情况□ 2. 皮肤护理□ 3. 其他护理措施：	1. 耳穴压豆□ 应用次数：____次；应用时间：____天 2. 中药保留灌肠□ 应用次数：____次；应用时间：____天 3. 其他：____ 应用次数：____次；应用时间：____天	好（0分）：无 较好（2分）：巩膜稍黄 一般（4分）：巩膜皮肤发黄 差（6分）：巩膜及全身皮肤黄，小便呈深黄色，大便呈陶土色				
恶心、呕吐□	1. 观察呕吐物情况□ 2. 体位□ 3. 其他护理措施：	1. 穴位按摩□ 应用次数：____次；应用时间：____天 2. 耳穴压豆□ 应用次数：____次；应用时间：____天 3. 穴位注射□ 应用次数：____次；应用时间：____天 4. 灸法□ 应用次数：____次；应用时间：____天 5. 其他：____ 应用次数：____次；应用时间：____天	好（0分）：无 较好（2分）：偶有恶心，无物吐出，每日1~2次 一般（4分）：经常恶心，每日3~4次，时有涎沫或食物残渣 差（6分）：明显恶心，每次多伴有呕吐，吐出食物残渣，每日>4次				
便秘□	1. 评估排便情况□ 2. 其他护理措施：	1. 穴位按摩□ 应用次数：____次；应用时间：____天 2. 耳穴压豆□ 应用次数：____次；应用时间：____天 3. 穴位贴敷□ 应用次数：____次；应用时间：____天 4. 中药保留灌肠□ 应用次数：____次；应用时间：____天 5. 八卦揉腹□ 应用次数：____次；应用时间：____天 6. 脐灸□ 应用次数：____次；应用时间：____天 7. 其他：____ 应用次数：____次；应用时间：____天	好（0分）：无 较好（2分）：大便偏硬，1~2日1次 一般（4分）：大便硬结，便难解，3~5日大便1次 差（6分）：硬结，异常难解，5日以上大便1次				

二、护理依从性及满意度评价

评价项目		患者对护理的依从性			患者对护理的满意度		
		依从	部分依从	不依从	满意	一般	不满意
中医护理技术	穴位按摩						
	耳穴压豆						
	中药保留灌肠						
	穴位注射						
	穴位贴敷						
	中药热奄包						
	腕踝针						
	放血疗法						
	八卦揉腹						
	脐灸						
健康指导		—	—	—			
签名		责任护士签名：			上级护士或护士长签名：		

注：1. 患者对护理的依从性。依从：患者在治疗期间遵医嘱完成规范化中医护理治疗。部分依从：偶尔不能配合完成中医护理治疗。不依从：经常不能配合或自主要求终止中医护理治疗。2. 患者对护理的满意度。询问患者对护理的满意度。

三、对本病中医护理方案的评价

实用性强：>90%□　实用性较强：70%≤实用性≤90%□　实用性一般：30%≤实用性<70%□　不实用：<30%□

改进意见：

四、评价人(责任护士)

姓名：________________技术职称：________________完成日期：________________护士长签字：________________

第六章
肾系病证

第一节　慢性肾衰(慢性肾功能衰竭)中医护理方案

优化内容

一、证候施护

1. 腰酸膝软

新增：中药热奄包，取腰部。

2. 恶心呕吐

(1)新增：穴位贴敷，取神阙、内关、足三里等穴。

(2)新增：耳穴压豆，取胃、贲门、耳中、交感、枕、皮质下等穴。

(3)新增：穴位注射，取足三里等穴。

(4)新增：八卦揉腹。

(5)新增：脐灸，根据患者情况辨证用药。

3. 皮肤瘙痒

(1)新增：耳穴压豆，取神门、枕、肝、内分泌、肾上腺、肺等穴。

(2)新增：放血疗法，取耳尖等穴。

4. 水肿

(1)新增：贴敷疗法，改善局部水肿。

(2)新增：中药保留灌肠，促进水湿从大便而出。

(3)新增：中医定向透药。

二、中医特色技术

新增中医特色技术：中药热奄包、穴位贴敷、穴位注射、放血疗法、贴敷疗法、中医定向透药疗法。

三、中医护理效果评价表

（一）护理效果

将效果评价中的4个选项（好、较好、一般、差）进行量化分级，实施前后分别进行评价，使评价更加客观和具有操作性。具体量化分级详见效果评价表。

（二）患者对护理的依从性评价进行规范

（1）依从：患者在治疗期间遵医嘱完成规范化中医护理治疗。

（2）部分依从：患者偶尔不能配合完成中医护理治疗。

（3）不依从：患者经常不能配合或自主要求终止中医护理治疗。

（三）对本病中医护理方案的评价

中医护理方案的4个评价（实用性强、实用性较强、实用性一般、不实用）参照国家药品监督管理局颁布的《中药新药临床研究指导原则》，将护理效果的评分采用尼莫地平评分法计算，疗效指数=（治疗前得分-治疗后得分）/治疗前得分×100%。具体如下：

（1）治愈：症状、体征消失或基本消失，疗效指数>90%，评价为实用性强。

（2）显效：症状、体征明显好转，70%≤疗效指数≤90%，评价为实用性较强。

（3）有效：症状、体征有好转，30%≤疗效指数<70%，评价为实用性一般。

（4）无效：症状、体征无改善或加重，疗效指数<30%，评价为不实用。

中医护理方案

一、常见证候要点

1. 正虚诸证

（1）脾肾气虚证：倦怠乏力，气短懒言，食少纳呆，腰酸膝软，脘腹胀满，大便溏，口淡不渴。舌淡有齿痕，脉沉细。

（2）脾肾阳虚证：畏寒肢冷，倦怠乏力，气短懒言，食少纳呆，腰酸膝软，腰部冷痛，脘腹胀满，大便溏薄，夜尿清长。舌淡有齿痕，脉沉弱。

（3）气阴两虚证：倦怠乏力，腰酸膝软，口干咽燥，五心烦热，夜尿清长。舌淡有齿痕，脉沉。

（4）肝肾阴虚证：头晕、头痛，腰酸膝软，口干咽燥，五心烦热，大便干结，尿少色黄。舌淡红少苔，脉弦细或细数。

（5）阴阳两虚：畏寒肢冷，五心烦热，口干咽燥，腰酸膝软，夜尿清长，大便干结。舌淡有齿痕，脉沉细。

2. 邪实诸证

（1）湿浊证：恶心呕吐，肢体困重，食少纳呆，脘腹胀满，口中黏腻。舌苔厚腻，脉沉缓。

（2）湿热证：恶心呕吐，身重困倦，食少纳呆，口干口苦，脘腹胀满，口中黏腻。舌苔黄腻，脉沉数或濡数。

（3）水气证：全身浮肿，尿量少，心悸、气促，甚则不能平卧。脉沉细或沉迟无力。

(4)血瘀证：面色晦暗，腰痛，肌肤甲错，肢体麻木。舌质紫暗或有瘀点瘀斑。

(5)浊毒证：恶心呕吐，口有氨味，纳呆，皮肤瘙痒，尿量少，身重困倦，嗜睡，气促不能平卧。脉沉细。

二、常见症状/证候施护

1. 倦怠乏力

(1)加强患者安全宣教，采取相关的安全措施。

(2)遵医嘱予灸法，取关元、足三里等穴。

(3)遵医嘱予穴位按摩，取足三里、三阴交等穴。

2. 腰酸膝软

(1)指导患者起卧时动作宜缓慢。

(2)遵医嘱予穴位按摩，取气海、足三里、三阴交等穴。

(3)遵医嘱予灸法，取肾俞、气海、关元等穴。

(4)遵医嘱予耳穴压豆，取肾、神门、腰骶椎、腰、膝等穴。

(5)遵医嘱予低频脉冲治疗，取中极、三阴交、阴陵泉等穴。

(6)遵医嘱予药熨法，每日治疗2次(或遵医嘱加减)，每次治疗时间40~60分钟。

(7)遵医嘱予中药热奄包，取腰部。

3. 恶心呕吐

(1)观察并记录呕吐物的色、质、量，及时报告医生。

(2)遵医嘱予穴位按摩，取合谷、内关等穴。

(3)遵医嘱予穴位贴敷，取神阙、内关、足三里等穴。

(4)遵医嘱予耳穴压豆，取胃、贲门、耳中、交感、枕、皮质下等穴。

(5)遵医嘱予穴位注射，取足三里等穴。

(6)遵医嘱予八卦揉腹。

(7)遵医嘱予脐灸，根据患者辨证用药。

4. 皮肤瘙痒

(1)协助患者剪指甲，指导患者避免用力搔抓皮肤。

(2)遵医嘱予穴位按摩，取曲池、合谷、血海、足三里等穴。水肿明显者不宜采用。

(3)遵医嘱予中药保留灌肠。

(4)遵医嘱予中药药浴。

(5)遵医嘱予耳穴压豆，取神门、枕、肝、内分泌、肾上腺、肺等穴。

(6)遵医嘱予放血疗法，取耳尖等穴。

5. 水肿

(1)监测体重、腹围、出入量等指标。

(2)重度水肿者宜卧床休息，头面眼睑水肿者应采取头高位，下肢水肿明显者可抬高足部，阴囊水肿者可用阴囊托托起。

(3)遵医嘱予药熨法。

(4)遵医嘱予中药泡洗，重度水肿者禁用。

(5)遵医嘱予贴敷疗法，改善局部水肿。

(6)遵医嘱予中药保留灌肠，促进水湿从大便排出。

(7)遵医嘱予中医定向透药。

三、中医特色治疗护理

(一)药物治疗

(1)内服中药：①恶心呕吐严重者，可将1~2 mL生姜汁与中药混匀后同服。②服用通腑降浊类中成药时，如服药期间有便溏加重者，需立即通知医生。

(2)注射给药。

(3)外用中药。

(二)中医特色技术

中药泡洗、耳穴压豆、灸法、药熨法、穴位按摩、中药药浴、中药热奄包、穴位贴敷、穴位注射、放血疗法、贴敷疗法、中医定向透药疗法、八卦揉腹、脐灸、中药保留灌肠。

四、健康指导

(一)生活起居

(1)指导患者晨起做深呼吸屏气运动，并在家属或医护人员陪同下散步、练习八段锦等。

(2)协助患者进行自我保健，如按摩足三里、肾俞等穴，早晚各1次，每次15分钟。

(3)遵循运动的个体化原则，协助患者制订运动计划，鼓励患者长期坚持，持之以恒。

(4)做好皮肤护理，涂抹润肤品，以减少皮肤瘙痒。

(二)饮食指导

实施持续性饮食管理，记录出入量，增加优质蛋白摄入。

1. 正虚诸证

(1)脾肾气虚证：宜食健脾补肾益气的食品，如炖服大枣、肉桂等。食疗方：大枣煲鸡粥。服食期间不宜进食萝卜。

(2)脾肾阳虚证：宜食温阳的食品，如肉桂、羊肉等。食疗方：羊骨粥等。

(3)气阴两虚证：宜食滋阴补气的食品，如玉竹、桑葚等。

(4)肝肾阴虚证：宜食补益肝肾、滋阴清热的食品，如大枣、枸杞子、山药等。食疗方：大枣山药粥。

(5)阴阳两虚证：宜食阴阳双补的食品，如牛肉、羊肉、韭菜、山药等。

2. 邪实诸证

(1)湿浊证：宜食健脾化浊的食品，如薏苡仁、白扁豆、山药等。食疗方：苡仁煲瘦肉。

(2)湿热证：宜食清热化湿的食品，如赤小豆、荷叶、冬瓜等。食疗方：苡仁煲鲫鱼。

(3)水气证：宜食化气利水的食品，如冬瓜、丝瓜等。食疗方：萝卜煲瘦肉。

(4)血瘀证：宜食活血化瘀的食品，如葡萄、玫瑰花、月季花、桃子等。食疗方：桃仁粉冲服。

(5)浊毒证：宜食解毒化浊的食品，如绿豆、薏苡仁等。食疗方：绿豆苡仁粥。

(三)情志调理

(1)语言疏导法：运用语言与患者沟通，引导患者化郁为畅，疏泄情志。

(2)移情易志法：鼓励患者采用一些自我放松的方法，如音乐疗法等。
(3)鼓励病友间相互交流体会。
(4)加强肾脏替代治疗的宣教，缓解患者心理压力。

五、护理效果评价

慢性肾衰(慢性肾功能衰竭)中医护理效果评价表(表 6-1)。

表 6-1　慢性肾衰（慢性肾功能衰竭）中医护理效果评价表

医院：________科室：______入院日期：______出院日期：______住院天数：____床号：__________姓名：____性别：______年龄：______住院号：______

文化程度：　纳入中医临床路径：是□ 否□　证候诊断：正虚诸证　脾肾气虚□ 脾肾阳虚□ 气阴两虚□ 肝肾阴虚□ 阴阳两虚□　邪实诸证　湿浊证□ 湿热证□ 水气证□ 血瘀证□ 浊毒证□　其他：

一、护理效果评价

主要症状	主要辨证施护方法	中医护理技术	分级	护理效果			
				实施前评价		实施后评价	
				日期	分值	日期	分值
倦怠乏力□	1. 安全护理□ 2. 其他护理措施：	1. 灸法□　应用次数：____次；应用时间：____天 2. 穴位按摩□　应用次数：____次；应用时间：____天 3. 其他：____　应用次数：____次；应用时间____天	好（0 分）：无症状 较好（2 分）：偶感疲乏，不耐劳力，可坚持轻体力劳动 一般（4 分）：一般活动即感乏力，勉强支持日常活动 差（6 分）：疲乏持续出现，不能坚持日常活动				
腰膝酸软□	1. 体位的护理□ 2. 低频脉冲治疗□ 3. 其他护理措施：	1. 穴位按摩□　应用次数：____次；应用时间：____天 2. 灸法□　应用次数：____次；应用时间：____天 3. 耳穴压豆□　应用次数：____次；应用时间：____天 4. 药熨法□　应用次数：____次；应用时间：____天 5. 中药热奄包□　应用次数：____次；应用时间：____天 6. 其他：____　应用次数：____次；应用时间____天	好（0 分）：无症状 较好（2 分）：晨起腰膝酸软，捶打可止 一般（4 分）：持续腰膝酸软，下肢沉重 差（6 分）：腰酸难忍，膝软不欲行走				

续表6-1

主要症状	主要辨证施护方法	中医护理技术	分级	护理效果			
				实施前评价		实施后评价	
				日期	分值	日期	分值
恶心呕吐□	1. 观察□ 2. 其他护理措施：	1. 穴位按摩□ 应用次数：____次；应用时间：____天 2. 穴位贴敷□ 应用次数：____次；应用时间：____天 3. 耳穴压豆□ 应用次数：____次；应用时间：____天 4. 穴位注射□ 应用次数：____次；应用时间：____天 5. 八卦揉腹□ 应用次数：____次；应用时间：____天 6. 脐灸□ 应用次数：____次；应用时间：____天 7. 其他：____ 应用次数：____次；应用时间____天	好（0分）：无恶心 较好（2分）：每日泛恶、呕吐1~2次 一般（4分）：每日泛恶、呕吐3~4次 差（6分）：频繁泛恶、呕吐4次以上				
皮肤瘙痒□	1. 皮肤护理□ 2. 其他护理措施：	1. 穴位按摩□ 应用次数：____次；应用时间：____天 2. 中药保留灌肠□ 应用次数：____次；应用时间：____天 3. 中药药浴□ 应用次数：____次；应用时间：____天 4. 放血疗法□ 应用次数：____次；应用时间：____天 5. 耳穴压豆□ 应用次数：____次；应用时间：____天 6. 其他：____ 应用次数：____次；应用时间____天	好（0分）：无症状 较好（2分）：皮肤偶有局限性瘙痒 一般（4分）：皮肤时有不同部位瘙痒 差（6分）：皮肤时有多部位瘙痒，难以忍受				

续表6-1

主要症状	主要辨证施护方法	中医护理技术	分级	护理效果			
				实施前评价		实施后评价	
				日期	分值	日期	分值
水肿□	1. 水肿评估□ 2. 体位□ 3. 其他护理措施：	1. 药熨法□　应用次数：____次；应用时间：____天 2. 中药泡洗□　应用次数：____次；应用时间：____天 3. 贴敷疗法□　应用次数：____次；应用时间：____天 4. 中药保留灌肠□　应用次数：____次；应用时间：____天 5. 中医定向透药□　应用次数：____次；应用时间：____天 6. 其他：____　应用次数：____次；应用时间____天	好(0分)：无症状 较好(2分)：晨起眼睑水肿 一般(4分)：眼睑及双下肢水肿 差(6分)：全身性水肿				
其他：□ (请注明)							

二、护理依从性及满意度评价

评价项目		患者对护理的依从性			患者对护理的满意度		
		依从	部分依从	不依从	满意	一般	不满意
中医护理技术	中药泡洗						
	中药保留灌肠						
	药熨法						
	耳穴压豆						
	灸法						
	穴位按摩						
	中药药浴						
	中药热奄包						
	穴位贴敷						
	穴位注射						
	放血疗法						
	贴敷疗法						
	八卦揉腹						
	脐灸						
	中医定向透药						
健康指导		—	—	—			
签名		责任护士签名：			上级护士或护士长签名：		

注：1. 患者对护理的依从性。依从：患者在治疗期间遵医嘱完成规范化中医护理治疗。部分依从：偶尔不能配合完成中医护理治疗。不依从：经常不能配合或自主要求终止中医护理治疗。2. 患者对护理的满意度。询问患者对护理的满意度。

三、对本病中医护理方案的评价

实用性强：>90%□　实用性较强：70%≤实用性≤90%□　实用性一般：30%≤实用性<70%□　不实用：<30%□

改进意见：

四、评价人（责任护士）

姓名：________技术职称：________完成日期：________护士长签字：________

第二节　肾风(IgA 肾病)中医护理方案

优化内容

一、证候施护

1. 血尿

新增：耳穴压豆，取缘中、肾上腺、脾、肾、膀胱、尿道等穴。

2. 水肿

新增：中医定向透药。

3. 头晕

(1)新增：放血疗法，取耳尖、肝阳等穴。

(2)新增：穴位贴敷，取涌泉、太冲等穴。

4. 尿量异常

新增：耳穴压豆，取尿道、膀胱、枕、缘中、皮质下、肾、内分泌等穴。

5. 腰酸、腰痛

(1)新增：中药热奄包，取腰部。

(2)新增：穴位注射，取足三里等穴。

二、中医特色技术

新增中医特色技术：放血疗法、穴位贴敷、中药热奄包、穴位注射、中医定向透药。

三、中医护理效果评价表

(一)护理效果

将效果评价中的 4 个选项(好、较好、一般、差)进行量化分级，实施前后分别进行评价，使评价更加客观和具有操作性。具体量化分级详见效果评价表。

(二)患者对护理的依从性评价进行规范

(1)依从：患者在治疗期间遵医嘱完成规范化中医护理治疗。

(2)部分依从：患者偶尔不能配合完成中医护理治疗。

(3)不依从：患者经常不能配合或自主要求终止中医护理治疗。

(三)对本病中医护理方案的评价

中医护理方案的 4 个评价(实用性强、实用性较强、实用性一般、不实用)参照国家药品监督管理局颁布的《中药新药临床研究指导原则》，将护理效果的评分采用尼莫地平评分法计算，疗效指数=(治疗前得分-治疗后得分)/治疗前得分×100%。具体如下：

(1)治愈：症状、体征消失或基本消失，疗效指数>90%，评价为实用性强。

(2)显效：症状、体征明显好转，70%≤疗效指数≤90%，评价为实用性较强。
(3)有效：症状、体征有好转，30%≤疗效指数<70%，评价为实用性一般。
(4)无效：症状、体征无改善或加重，疗效指数<30%，评价为不实用。

中医护理方案

一、常见证候要点

1. 气阴两虚证　主症：微量泡沫尿(24 小时尿蛋白定量小于 1.0 g)或兼有少量异形红细胞尿。次症：腰酸、乏力、口干、目涩、手足心热，眼睑或足跗浮肿，夜尿多。舌脉象：脉细或兼微数，苔薄、舌红，舌体胖，舌边有齿痕。肾病理改变(可参考)：功能健全的肾单位数目减少和足细胞受损。

2. 脉络瘀阻证　主症：持续性镜下异形红细胞尿。次症：腰部刺痛，或久病(反复迁延不愈，病程 1 年以上)；皮肤赤红缕，蟹爪纹路，肌肤甲错。舌脉象：脉涩，或舌有瘀点、瘀斑，或舌下脉络瘀滞。肾病理改变(可参考)：肾微小血管(血流)损伤的表现。

3. 风湿内扰证　主症：尿多泡沫(24 小时尿蛋白定量大于 1.0 g)或兼有异形红细胞尿。次症：水肿、腰困、重、痛，头身、肌肉、肢节酸楚，皮肤瘙痒，恶风。舌脉象：脉弦或弦细或沉，苔薄腻。肾病理改变(可参考)：肾固有细胞增生及炎细胞浸润，新月体形成、袢坏死。

二、常见症状/证候施护

1. 血尿(肉眼血尿及镜下血尿)

(1)辨尿色、性状。肾风病血尿具有无凝血块、无血丝，一般无疼痛、全程血尿等临床特征，需排除药物(如大黄、利福平、口服避孕药等)和女性月经污染所致的红色尿、假性血尿和外科范围的血尿。

(2)遵医嘱予中药雾化治疗。肾风病肉眼血尿初发时可伴发热、咽痛等外感风热证候，或与乳蛾(扁桃体炎)急性发作同步出现，应注意观察咽部及体温情况。鼓励饮水，也可用金银花煎液漱口清洁口腔。

(3)肉眼血尿严重者需卧床休息，并需监测血压、血分析，评估出血量。

(4)镜下血尿病程多数较长，且症状隐匿，应定期检查尿液，观察尿红细胞量的增减、反复与日常生活的相关性，如活动、睡眠、疲劳等，以及有无感染灶等影响。

(5)镜下血尿辨证多属于或兼有肾络瘀痹证，医嘱予丹参、三七总皂苷等养血活血、敛阴宁络治疗时，护理中应注意观察尿红细胞的增减，观察皮肤、口腔、牙龈有无出血等。

(6)日常应避风寒，防感染，动静相宜，以不疲劳为度。

(7)遵医嘱予耳穴压豆，取缘中、肾上腺、脾、肾、膀胱、尿道等穴。

2. 泡沫尿(蛋白尿)

(1)观察尿泡沫多少及消散时间，检测尿常规、24 小时尿蛋白定量及尿微量蛋白等。标本留取应正确、及时，防止标本污染或变性。

(2)注意观察发热、剧烈运动，以及体位改变等因素对患者泡沫尿(蛋白尿)的影响。

(3)少许泡沫尿多属肾气阴两虚证，医嘱常予补肾气、益肾阴等中药，应观察有无外感、伤食、气滞、湿困等征象，以防补益药滋腻助邪。而泡沫尿持续明显增多是风湿扰肾证的表现，常用祛风除湿中药，护理需重点观察药物不良反应。

(4)饮食上注意优质蛋白的摄入，并观察蛋白质摄入与尿蛋白定量的相关性。

(5)遵医嘱予灸法，取足三里、气海等穴，以补益正气，强肾固本。重视防止六淫邪气的侵袭，尤其是使用激素及免疫抑制剂的患者，亦可根据医嘱予玉屏风散内服。

3. 水肿

(1)及时评估水肿程度，监测体重、腹围、出入量等。重症水肿者宜卧床休息，记24小时出入量，重点观察血压、心率、呼吸及肾功能等变化。

(2)保持皮肤清洁、干燥，定时翻身，以防止皮肤破损、感染。头面眼睑水肿者应将枕头垫高；下肢水肿明显者可抬高足部；阴囊水肿者可用阴囊托托起。严重胸腔积液、腹腔积液时宜取半坐卧位。

(3)使用攻下逐水剂或利尿剂时，应重视血压监测、观察尿量，以及大便的次数和量，防止有效血容量减少导致的休克及电解质紊乱。

(4)肾风水肿呈“三高一低”肾病综合征表现者，蛋白质摄入宜按 $1.45 \times P + 1.0$ g/(kg·d)(P 代表24小时尿蛋白排出量)计算。优质蛋白占50%以上。

(5)可根据水肿程度，予无盐或低盐饮食。出入量保持适当平衡。

(6)选择荞麦包外敷、中药药浴、中药熏洗、中药泡洗等特色疗法，改善局部或全身性水肿。

(7)遵医嘱予中药灌肠：适用于肾风病(慢性肾脏病3~4期)患者，药液温度应在37~39℃，置管深度50厘米。

(8)遵医嘱中医定向透药，每日1次，每次30分钟。

4. 头晕、血压增高

(1)头晕、脉弦、血压增高是肝风内扰的表现，但早期症状隐匿，应加强巡视和监测血压。眩晕发生时，尽量使患者卧床休息。若出现剧烈头痛、呕吐、脉弦滑数、血压明显升高、视物模糊，须立即报告医生，并做好抢救准备。

(2)肾风病患者出现郁怒、躁动等肝阳亢盛现象，应避免言语、行为、环境因素等不良刺激。应用降压药物时，还应重点观察服药后的血压动态变化及对肾功能的影响。

(3)饮食宜清淡，少食肥甘厚味，用盐量应遵医嘱。

(4)遵医嘱予耳穴压豆，取神门、肝、降压沟、心、交感、枕等穴。

(5)遵医嘱予穴位按摩，取风池、百会、太阳等穴，按摩5~10分钟以缓解头晕头痛症状。

(6)遵医嘱予放血疗法，取耳尖、肝阳等穴。

(7)遵医嘱予穴位贴敷，取涌泉、太冲等穴。

5. 尿量异常(少尿、无尿、多尿、夜尿)

(1)对少尿、无尿患者，必须关注舌象、脉象、血压、心率、呼吸、神志、24小时出入量等变化，尤其重视有无高钾、高血容量、酸中毒及其对心肺功能的影响。

(2)少尿、无尿是急进、危重的风湿扰肾症候，应根据医嘱做好祛风湿、利尿、逐水药物的临床用药护理。

(3)出现水气凌心射肺危象时，应帮助患者取半坐卧位，吸氧，并做好各种抢救准备。

(4)对多尿、夜尿患者，应观察尿量、尿比重、尿渗透压、排尿次数等。

(5)多尿、夜尿是肾气(阳)虚弱、下元不固、摄纳无权所致，应注意休息，适度运动，如太极拳等，可增强体质，固护肾气。

(6)遵医嘱予灸法，取肾俞、关元、足三里、命门、气海、三阴交等穴，能益肾气、补精气，改善多尿、夜尿症状。

(7)遵医嘱予耳穴压豆，取尿道、膀胱、枕、缘中、皮质下、肾、内分泌等穴。

6. 腰痛、腰酸

(1)对肾风病有腰痛主诉者，应详细询问病史，并观察疼痛的性质、部位及伴发症状，注意区别肾外因素导致的腰痛。

(2)行肾穿刺的患者术后往往有腰酸胀痛情况，应注意观察尿色、尿量及血压等。一般术后 3 日内避免在腰部行各项物理治疗。

(3)遵医嘱予耳穴压豆，取肾、腰骶穴、交感、神门等穴。

(4)遵医嘱予灸法，取气海、关元、肾俞、足三里等穴。

(5)遵医嘱予中药热奄包，取腰部。

(6)遵医嘱予穴位注射，取足三里等穴。

三、中医特色治疗护理

(一)药物治疗

(1)内服中药。

(2)中药注射。

(二)中医特色技术

中药雾化治疗、灸法、中药熏洗、中医定向透药、耳穴压豆、穴位按摩、中药灌肠、放血疗法、穴位贴敷、中药热奄包、穴位注射、中药外敷、中药药浴、中药泡洗。

四、健康指导

(一)生活起居

(1)保持病室安静，起居有时，避风寒，防感冒。

(2)保持口腔、皮肤、会阴清洁，防止感染。

(3)避免肾损害加重因素，如扁桃体症状明显且反复发作者，可于急性炎症控制后，择期手术摘除；慎用肾损害药物等。

(4)适当运动有利于增强体质，如八段锦、太极运动等。

(5)指导患者进行中医特色的自我保健方法，如按摩足三里、肾俞等穴，以补益肾气。

(二)饮食指导

(1)气阴两虚证：宜食益气养阴之物，忌辛辣、生冷、油腻之品，可选用莲子、大枣、山药、木耳等食物。

(2)脉络瘀阻证：宜食活血散结、补气行气之物，可选用山楂、香菇、大蒜、葱、姜等。

(3)风湿内扰证：以祛风除湿为主，少食肥甘厚味的食物，忌过饱，可选用薏苡仁、冬瓜、茯苓、丝瓜、苦瓜等。肾风病出现肝风内扰时，更应重视低盐饮食，多食可增强机体免疫力的食物。

(4)针对肾风病(慢性肾脏病3期以上)患者,宜选择优质低蛋白饮食,如鱼、肉、蛋、奶等。

(三)情志调理

(1)顺情从欲:保持情绪稳定,避免不良刺激。

(2)说理开导:鼓励患者表达内心感受,针对性给予心理支持。

(3)自我放松:鼓励患者采用一些自我放松的方法,如音乐疗法、谈心释放法。

(4)分心移情:生活中培养自己的兴趣爱好,鼓励患者参与力所能及的家务和社会活动,如种花植草、烹饪、棋艺等。

五、护理难点

饮食营养护理实施困难。

饮食营养治疗是肾风病的一项基础治疗,主张根据饮食习惯、营养状态、肾功能水平、中医证型等制定个体化方案,但临床实施却很困难。目前普遍存在饮食指导过于宏观、可操作性差的问题;效果评价仅限于对患者知识掌握程度的评价,而对饮食行为及其改变后的疗效和安全性无评价,或仅有短期评价,无中、长期评价。

解决思路:

(1)培养具有饮食营养专业知识的肾病专科护士。

(2)开设以护士为主体的"一对一"肾病饮食营养门诊,对肾病患者实施持续性饮食营养管理。以护理程序为框架,包括评估、计划、实施和评价四个过程,这些环节相互作用、相互交叠,且是动态和循环的。

(3)建立肾病饮食营养教育效果评价体系。

六、护理效果评价

肾风(IgA肾病)中医护理效果评价表(表6-2)。

表 6-2 肾风（IgA 肾病）中医护理效果评价表

医院：________科室：______入院日期：______出院日期：______住院天数：____床号：__________姓名：____性别：______年龄：______住院号：______

文化程度： 纳入中医临床路径：是□ 否□ 证候诊断：气阴两虚证□ 脉络瘀阻证□ 风湿内扰证□ 其他：

一、护理效果评价

主要症状	主要辨证施护方法	中医护理技术	分级	护理效果			
				实施前评价		实施后评价	
				日期	分值	日期	分值
血尿□	1. 辨尿色、性状，评估出血量□ 2. 活动与休息□ 3. 活血化瘀等中药护理□ 4. 其他护理措施：	1. 中药雾化□ 应用次数：____次；应用时间：____天 2. 耳穴压豆□ 应用次数：____次；应用时间：____天 3. 其他：____ 应用次数：____次；应用时间：____天	好（0 分）：症状消失 较好（2 分）：尿红细胞<1+ 一般（4 分）：尿红细胞（1+）~（2+） 差（6 分）：尿红细胞≥3+或肉眼血尿				
泡沫尿（蛋白尿）□	1. 泡沫尿观察□ 2. 补益、祛风除湿等中药护理□ 3. 饮食护理□ 4. 其他护理措施：	1. 灸法□ 应用次数：____次；应用时间：____天 2. 其他：____ 应用次数：____次；应用时间：____天	好（0 分）：无 较好（2 分）：尿有浮泡，尿蛋白定量<1.0 g/d 一般（4 分）：尿有浮泡，尿蛋白定量 1.0~3.0 g/d 差（6 分）：尿有浮泡，尿蛋白定量≥3.0 g/d				

续表6-2

主要症状	主要辨证施护方法	中医护理技术	分级	护理效果			
				实施前评价		实施后评价	
				日期	分值	日期	分值
水肿□	1. 水肿消涨评估□ 2. 皮肤护理□ 3. 体位□ 4. 攻下逐水中药护理□ 5. 饮食护理□ 6. 其他护理措施：	1. 中药外敷□　应用次数：____次；应用时间：____天 2. 中药熏洗□　应用次数：____次；应用时间：____天 3. 中医定向透药□　应用次数：____次；应用时间：____天 4. 中药灌肠□　应用次数：____次；应用时间：____天 5. 中药泡洗□　应用次数：____次；应用时间：____天 6. 中药药浴□　应用次数：____次；应用时间：____天 7. 其他：____　应用次数：____次；应用时间：____天	好(0分)：无症状 较好(2分)：晨起眼睑水肿 一般(4分)：眼睑及双下肢浮肿 差(6分)：全身水肿				
头晕□	1. 血压监测□ 2. 休息□ 3. 降压药护理□ 4. 饮食护理□ 5. 其他护理措施：	1. 耳穴压豆□　应用次数：____次；应用时间：____天 2. 穴位按摩□　应用次数：____次；应用时间：____天 3. 放血疗法□　应用次数：____次；应用时间：____天 4. 穴位贴敷□　应用次数：____次；应用时间：____天 5. 其他：____　应用次数：____次；应用时间：____天	好(0分)：正常 较好(2分)：轻微头晕，偶尔发生，不影响活动及工作 一般(4分)：头晕较重，活动时出现，休息可安 差(6分)：头晕重，行走欲扑，终日不缓解，影响活动及工作				

续表6-2

主要症状	主要辨证施护方法	中医护理技术	分级	护理效果			
				实施前评价		实施后评价	
				日期	分值	日期	分值
尿量异常（少尿、无尿、多尿、夜尿）□	1. 尿量、排尿次数、出入量观察□ 2. 生命体征监测□ 3. 急救：吸氧、体位、急救准备□ 4. 祛风湿、利尿逐水中药护理□ 5. 休息与运动□ 6. 其他护理措施：	1. 灸法□ 应用次数：____次；应用时间：____天 2. 耳穴压豆□ 应用次数：____次；应用时间：____天 3. 其他：____ 应用次数：____次；应用时间：____天	好（0分）：正常 较好（2分）：24小时尿量大于2500 mL或有夜尿色清长 一般（4分）：24小时尿量少于400 mL或夜尿长，每夜2~3次 差（6分）：24小时尿量少于100 mL或夜尿清长，每夜≥3次				
腰酸、腰痛□	1. 腰酸、痛程度、伴发症状观察□ 2. 其他护理措施：	1. 耳穴压豆□ 应用次数：____次；应用时间：____天 2. 灸法□ 应用次数：____次；应用时间：____天 3. 中药热奄包□ 应用次数：____次；应用时间：____天 4. 穴位注射□ 应用次数：____次；应用时间：____天 5. 其他：____ 应用次数：____次；应用时间：____天	好（0分）：无 较好（2分）：腰酸、腰痛偶有发生 一般（4分）：腰酸、腰痛经常发生 差（6分）：持续腰痛，程度重				
其他：□（请注明）							

二、护理依从性及满意度评价

评价项目		患者对护理的依从性			患者对护理的满意度		
		依从	部分依从	不依从	满意	一般	不满意
中医护理技术	耳穴压豆						
	灸法						
	中药雾化						
	中药外敷						
	中药熏洗						
	中医定向透药						
	穴位按摩						
	放血疗法						
	穴位贴敷						
	中药热奄包						
	穴位注射						
	中药泡洗						
	中药药浴						
	中药灌肠						
健康指导		—	—	—			
签名		责任护士签名：			上级护士或护士长签名：		

注：1. 患者对护理的依从性。依从：患者在治疗期间遵医嘱完成规范化中医护理治疗。部分依从：偶尔不能配合完成中医护理治疗。不依从：经常不能配合或自主要求终止中医护理治疗。2. 患者对护理的满意度。询问患者对护理的满意度。

三、对本病中医护理方案的评价

实用性强：>90%□　实用性较强：70%≤实用性≤90%□　实用性一般：30%≤实用性<70%□　不实用：<30%□

改进意见：

四、评价人（责任护士）

姓名：________技术职称：________完成日期：________护士长签字：________

第三节　石淋(泌尿系结石)中医护理方案

一、常见证候要点

1. 气血瘀滞证　发病急骤，腰腹胀痛或绞痛，疼痛向外阴部放射，尿频，尿急，尿黄或赤。舌暗红或有瘀斑，脉弦或弦数。

2. 湿热蕴结证　腰痛或小腹痛，或尿流突然中断，尿频，尿急，尿痛，小便混赤，或为血尿，口干欲饮。舌红，苔黄腻，脉弦数。

3. 肾气不足证　结石日久，留滞不去，腰部胀痛，时发时止，遇劳加重，疲乏无力，尿少或频数不爽，或面部轻度浮肿。舌淡苔薄，脉细无力。

二、常见症状/证候施护

1. 疼痛

(1)观察疼痛的持续时间、部位、程度、性质及伴随症状，做好疼痛评分并记录。如出现剧烈疼痛或厥脱症状，应立即报告医生并协助处理。

(2)向患者解释疼痛与活动的关系，减少剧烈活动，鼓励患者多饮水，以利于结石的排出。

(3)教会患者非药物性缓解疼痛的方法，如分散注意力和放松方法。

(4)遵医嘱予解痉和止痛药物，病情较重者遵医嘱输液治疗。

(5)肾绞痛发作时，可局部热敷肾区，以缓解疼痛。

(6)遵医嘱予灸法，取肾俞、三阴交、足三里等穴。

(7)遵医嘱予穴位贴敷，取肾俞、中极、双侧三阴交等穴。

(8)遵医嘱予耳穴压豆，取肾、膀胱、神门、皮质下、交感、丘脑等穴。

(9)遵医嘱予中药热奄包，取腰部等部位。

(10)遵医嘱予腕踝针。

2. 血尿

(1)发生血尿时，应卧床休息，避免剧烈活动，观察患者血压、脉搏、神志变化，防止发生虚脱。

(2)患者虚脱时，立即给予平卧位或头低位，迅速遵医嘱补液。

(3)向患者解释发生血尿的原因，安慰患者，消除紧张、忧郁情绪，鼓励患者多饮水，防止尿中盐类结晶的形成。

(4)中药汤剂宜温服，服药后嘱患者做跳跃运动，以利于结石的排出。

(5)遵医嘱予穴位按摩，取中极、关元、大横、腹结等穴。

(6)遵医嘱予耳穴压豆，取缘中、脾、肾上腺、膈、肾、输尿管、膀胱、止血点等穴。

3. 恶心、呕吐

(1)观察患者呕吐的次数、量及呕吐物的性状，皮肤弹性，尿量，尿比重，血液浓缩程度，血清电解质及血气分析结果等。

(2)饮食宜清淡、低盐，忌食辛辣、油腻、刺激之品，忌饮咖啡、浓茶、烟酒等。
(3)鼓励患者多饮水，适量运动，以利于结石排出。
(4)呕吐时取半卧位，从上至下按摩胃部，以降胃气，也可含服姜片，以缓解呕吐。
(5)呕吐严重者，立即通知医生，遵医嘱给予解痉、止吐药物，必要时遵医嘱补液治疗。
(6)遵医嘱予穴位按摩，取合谷、内关、足三里等穴。
(7)遵医嘱予耳穴压豆，取贲门、肝、脾、胃、神门、交感等穴。
(8)遵医嘱予灸法，取中脘等穴。
(9)遵医嘱予穴位注射，取双侧足三里等穴。
(10)遵医嘱予八卦揉腹。
(11)遵医嘱予脐灸，根据患者情况辨证用药。

4. 膀胱刺激征

(1)观察患者排尿反应，有无尿频、尿急、尿痛，有无砂石排出，有无排尿突然中断。
(2)遵医嘱中药汤剂口服，也可给予金钱草、车前草煮水代茶饮，以清热利湿、通利小便。
(3)遵医嘱予穴位按摩，取肾俞、膀胱俞、阳陵泉等穴。
(4)遵医嘱予灸法，取中极、关元、气海等穴。
(5)遵医嘱予耳穴压豆，取肾、输尿管、膀胱、交感、神门、皮质下等穴。
(6)遵医嘱穴位贴敷，取神阙、关元、气海等穴。
(7)遵医嘱予八卦揉腹。
(8)遵医嘱予脐灸，根据患者情况辨证用药。
(9)遵医嘱药物罐，取肾俞、膀胱俞、中极、三阴交等穴。
(10)遵医嘱针灸疗法，必要时导尿。如留置导尿，需做好相关护理。

三、中医特色治疗护理

(一)药物治疗

(1)内服中药。
(2)注射给药。
(3)外用中药。

(二)中医特色技术

耳穴压豆、灸法、穴位按摩、穴位贴敷、穴位注射、中药热奄包、腕踝针、八卦揉腹、脐灸、药物罐。

四、健康指导

(一)生活起居

(1)注意饮食及个人卫生，勤换内裤，不喝生水，少食咸菜、火锅及腌制食物。
(2)保持心情愉悦，每天进行适量体育锻炼，建立健康的生活方式。
(3)鼓励患者多饮水，每日饮水量在 2000 mL 以上，以稀释尿液，防止结石再次形成。

(二)饮食指导

(1)气血瘀滞证：宜选用有行气功能的食物，如白萝卜、生姜、桂皮等；也可选用具有活血祛瘀作用的食物，如桃仁、油菜、黑大豆等。忌食甘薯、栗子、豆类等易胀气的食物，以及肥肉、油炸等食物。

(2)湿热蕴结证：饮食宜清淡，选用清热利湿的食物，如苦瓜、冬瓜、空心菜等，鼓励患者多饮水，可选用金钱草、车前草、玉米须煮水代茶饮，以清热利湿。

(3)肾气不足证：宜选用温补的食物，如山药、桂圆、牛羊肉、瘦猪肉、动物肝脏等。忌食辛辣、刺激之物。

(三)情志调理

(1)护士多与患者沟通，了解其心理状态，指导其保持乐观情绪。

(2)鼓励病友间多沟通交流疾病防治经验，提高对疾病的认识，增强治疗信心。

五、护理难点

患者不良饮食习惯难以纠正。

解决思路：

(1)向患者及家属解说良好的饮食习惯对本病发病及预后的重要性，鼓励患者建立良好的饮食习惯。

(2)鼓励患者多饮水，每日饮水量在 2000 mL 以上，以稀释尿液，防止尿中盐类 结晶的形成。

(3)嘱患者低盐、低脂、低钙、低草酸、低嘌呤饮食，少食肥肉、菠菜、奶类、甘蓝类蔬菜等。

(4)定期电话回访或门诊复查，筛除危险因素，督促患者维持良好的饮食习惯。

(5)对患者进行定期追踪、随访及效果评价。

六、护理效果评价

石淋(泌尿系结石)中医护理效果评价表(表 6-3)。

表 6-3　石淋（泌尿系结石）中医护理效果评价表

医院：________科室：______入院日期：______出院日期：______住院天数：____床号：__________姓名：____性别：______年龄：______住院号：______

文化程度：　纳入中医临床路径：是□ 否□　证候诊断：气血瘀滞证□ 湿热蕴结证□ 肾气不足证□　其他：

一、护理效果评价

主要症状	主要辨证施护法	中医护理技术	分级	护理效果			
				实施前评价		实施后评价	
				日期	分值	日期	分值
疼痛□	1. 评估疼痛□ 评分：________ 2. 生活起居□ 3. 饮食护理□ 4. 情志护理□ 5. 其他护理措施：	1. 穴位贴敷□　应用次数：____次；应用时间：____天 2. 耳穴压豆□　应用次数：____次；应用时间：____天 3. 灸法 □　应用次数：____次；应用时间：____天 4. 中药热奄包□　应用次数：____次；应用时间：____天 5. 腕踝针□　应用次数：____次；应用时间：____天 5. 其他：____　应用次数：____次；应用时间：____天	好（0 分）：无 较好（2 分）：轻度疼痛，疼痛评分 1~3 分，有疼痛但可忍受，生活正常，睡眠无干扰 一般（4 分）：中度疼痛，疼痛评分 4~6 分，疼痛明显，不能忍受，要求服用镇痛药物，睡眠受干扰 差（6 分）：重度疼痛，疼痛评分 7~10 分，不能忍受，需用镇痛药物，睡眠受严重干扰，可伴自主神经紊乱或被动体位				
血尿□	1. 生活起居□ 2. 饮食护理□ 3. 情志护理□ 4. 其他护理措施：	1. 耳穴压豆□　应用次数：____次；应用时间：____天 2. 穴位按摩□　应用次数：____次；应用时间：____天 3. 其他：____　应用次数：____次；应用时间：____天	好（0 分）：无 较好（2 分）：镜下血尿，尿红细胞<1+ 一般（4 分）：镜下血尿，尿红细胞（1+）~（2+） 差（6 分）：肉眼血尿，尿红细胞≥3+				

续表6-3

主要症状	主要辨证施护法	中医护理技术	分级	护理效果			
				实施前评价		实施后评价	
				日期	分值	日期	分值
恶心、呕吐□	1. 情志护理□ 2. 饮食护理□ 3. 皮肤护理□ 4. 其他护理措施：	1. 穴位贴敷□ 应用次数：____次；应用时间：____天 2. 耳穴压豆□ 应用次数：____次；应用时间：____天 3. 灸法 □ 应用次数：____次；应用时间：____天 4. 穴位注射□ 应用次数：____次；应用时间：____天 5. 八卦揉腹□ 应用次数：____次；应用时间：____天 6. 脐灸□ 应用次数：____次；应用时间：____天 7. 其他：____ 应用次数：____次；应用时间：____天	好(0分)：无 较好(2分)：偶有恶心，无物吐出，每天1~2次 一般(4分)：经常恶心，每天3~4次，时出涎沫或食物残渣 差(6分)：明显恶心，每次多伴有呕吐，吐出食物残渣，每天>4次				

续表6-3

主要症状	主要辨证施护法	中医护理技术	分级	护理效果			
				实施前评价		实施后评价	
				日期	分值	日期	分值
尿频□	1. 饮食护理□ 2. 其他护理措施：	1. 穴位按摩□　应用次数：____次；应用时间：____天 2. 耳穴压豆□　应用次数：____次；应用时间：____天 3. 灸法□　应用次数：____次；应用时间：____天 4. 穴位贴敷□　应用次数：____次；应用时间：____天 5. 八卦揉腹□　应用次数：____次；应用时间：____天 6. 脐灸□　应用次数：____次；应用时间：____天 7. 药物罐□　应用次数：____次；应用时间：____天 8. 其他：____　应用次数：____次；应用时间：____天	好(0分)：无 较好(2分)：小便次数略有增加，每天增加2~3次 一般(4分)：小便次数有所增加，每天增加4~6次 差(6分)：小便次数增加，时时都有尿感				

续表6-3

主要症状	主要辨证施护法	中医护理技术	分级	护理效果			
				实施前评价		实施后评价	
				日期	分值	日期	分值
尿急□	1. 饮食护理□ 2. 其他护理措施：	1. 穴位按摩□　应用次数：____次；应用时间：____天 2. 耳穴压豆□　应用次数：____次；应用时间：____天 3. 灸法□　应用次数：____次；应用时间：____天 4. 穴位贴敷□　应用次数：____次；应用时间：____天 5. 八卦揉腹□　应用次数：____次；应用时间：____天 6. 脐灸□　应用次数：____次；应用时间：____天 7. 药物罐□　应用次数：____次；应用时间：____天 8. 其他：____　应用次数：____次；应用时间：____天	好(0分)：无 较好(2分)：小便急迫，可忍耐 一般(4分)：小便急迫，仅可忍耐片刻 差(6分)：小便急迫，迫不及待				

续表6-3

主要症状	主要辨证施护法	中医护理技术	分级	护理效果			
				实施前评价		实施后评价	
				日期	分值	日期	分值
尿痛□	1. 皮肤护理□ 2. 饮食护理□ 3. 其他护理措施：	1. 穴位按摩□　应用次数：____次；应用时间：____天 2. 耳穴压豆□　应用次数：____次；应用时间：____天 3. 灸法□　应用次数：____次；应用时间：____天 4. 穴位贴敷□　应用次数：____次；应用时间：____天 5. 八卦揉腹□　应用次数：____次；应用时间：____天 6. 脐灸□　应用次数：____次；应用时间：____天 7. 药物罐□　应用次数：____次；应用时间：____天 8. 其他：____　应用次数：____次；应用时间：____天	好(0分)：无 较好(2分)：小便时尿道隐隐作痛，不影响排尿 一般(4分)：小便时尿道疼痛较重，排尿不爽 差(6分)：小便时尿道疼痛难忍				
其他：□ (请注明)							

二、护理依从性及满意度评价

评价项目		患者对护理的依从性			患者对护理的满意度		
		依从	部分依从	不依从	满意	一般	不满意
中医护理技术	穴位贴敷						
	灸法						
	穴位按摩						
	耳穴压豆						
	穴位注射						
	腕踝针						
	八卦揉腹						
	脐灸						
	药物罐						
	中药热奄包						
健康指导		—	—	—			
签名		责任护士签名：			上级护士或护士长签名：		

注：1. 患者对护理的依从性。依从：患者在治疗期间遵医嘱完成规范化中医护理治疗。部分依从：偶尔不能配合完成中医护理治疗。不依从：经常不能配合或自主要求终止中医护理治疗。2. 患者对护理的满意度。询问患者对护理的满意度。

三、对本病中医护理方案的评价

实用性强：>90%□ 实用性较强：70%≤实用性≤90%□ 实用性一般：30%≤实用性<70%□ 不实用：<30%□

改进意见：

四、评价人(责任护士)

姓名：________ 技术职称：________ 完成日期：________ 护士长签字：________

第四节　癃闭(前列腺增生)中医护理方案

一、常见证候要点

1. 湿热下注证　小便灼热涩痛，尿频尿急，伴尿黄短赤、尿后滴沥，小便白浊，阴囊潮湿，心烦口干，口臭脘痞。舌苔黄腻，脉滑实或弦数。

2. 气滞血瘀证　会阴部、外生殖器区、下腹部、耻骨上区、腰骶及肛周疼痛、坠胀，伴尿后滴沥，尿刺痛，小便淋漓不畅。舌质暗或有瘀点、瘀斑，脉弦或涩。

3. 肝气郁结证　会阴部、外生殖器区、下腹部、耻骨上区、腰骶及肛周坠胀不适、似痛非痛，精神抑郁，伴小便淋漓不畅，胸闷善太息，性情急躁焦虑，疑病恐病。舌淡红，脉弦。

4. 肾阳亏虚证　畏寒怕冷，腰膝疲软，伴尿后滴沥，精神萎靡，阳痿或性欲低下。舌淡苔薄白，脉沉迟或无力。

5. 湿热瘀阻证　尿频、尿急、尿痛，排尿困难，会阴或肛门坠胀不适或疼痛，伴尿不尽、尿有余沥、尿黄、尿道有灼热感，口苦口干，阴囊潮湿。舌红，苔黄腻，脉弦数或弦滑。

6. 肝肾阴虚证　腰膝软痛，五心烦热，失眠多梦，伴小便白浊或短赤。舌红少苔，脉细或细数。

二、常见症状/证候施护

1. 尿频、夜尿增多、尿急、尿痛

(1)观察患者排尿次数，尿液量、色、性状。

(2)积极治疗糖尿病，保持血糖稳定，降低感染概率。

(3)饮食有节，不食油腻、辛辣食物，多食蔬菜和水果。

(4)每次饮水250~500 mL，及时排空尿液，以冲洗尿路，并适当增加活动量。

(5)加强体育锻炼，增强体质。急性期应卧床休息；恢复期参加适度的体力活动，劳逸结合。

(6)遵医嘱予耳穴压豆，取肾、膀胱、输尿管、艇角、缘中、支点、三焦等穴。

(7)遵医嘱予穴位贴敷，取神阙、关元、中极等穴。

(8)遵医嘱予灸法，取气海、关元等穴。

(9)遵医嘱予穴位按摩，取中极、关元、气海等穴。

(10)遵医嘱予八卦揉腹。

(11)遵医嘱予脐灸，根据患者情况辨证用药。

2. 排尿困难

(1)观察患者排尿难易程度、尿色、量，有无尿痛。

(2)诱导患者排尿，让患者听水声或用温开水冲洗会阴。

(3)做好情志护理，减轻患者紧张、忧郁情绪，消除不良因素，保持病室安静、减少人员活动等。

(4)遵医嘱口服中药，中药汤剂少量温服，服药后注意排尿反应。

(5) 遵医嘱予灸法，取气海、关元、肾俞、膀胱俞、三阴交、阳陵泉等穴。
(6) 遵医嘱予中药热奄包，取中极等穴。
(7) 遵医嘱予穴位按摩，取气海、关元、中极等穴。
(8) 遵医嘱予耳穴压豆，取尿道、输尿管、艇角、肝、肾、三焦、内分泌等穴。
(9) 遵医嘱予中医定向透药。
(10) 遵医嘱予针灸疗法，必要时导尿。如留置导尿，需做好相关护理。

3. 尿不尽、残余尿增多

(1) 注意外阴卫生，每日用温开水冲洗外阴。
(2) 有尿意时，及时排尿，不要憋尿，每晚临睡前，排空膀胱。
(3) 多喝开水，增加尿量，预防尿道感染。
(4) 遵医嘱予中药直肠滴入。
(5) 遵医嘱予穴位贴敷，取神阙、关元、中极等穴。
(6) 遵医嘱予穴位按摩，取气海、关元、中极、关元、三阴交等穴。
(7) 遵医嘱予灸法，取气海、关元等穴。
(8) 遵医嘱予八卦揉腹。
(9) 遵医嘱予脐灸，根据患者情况辨证用药。
(10) 遵医嘱予针灸疗法，必要时导尿。如留置导尿，需做好相关护理。

三、中医特色治疗护理

(一) 药物治疗

(1) 内服中药。
(2) 注射给药。
(3) 外用中药。

(二) 中医特色技术

耳穴压豆、灸法、穴位按摩、中药直肠滴入、中药热奄包、穴位贴敷、八卦揉腹、脐灸、中医定向透药。

四、健康指导

(一) 生活起居

(1) 注意饮食及个人卫生，不吃不洁食物，每日用温水冲洗会阴 1~2 次。
(2) 注意休息，劳逸结合。冬天应注意保暖，预防感冒，防止前列腺过度充血。
(3) 养成良好的饮水习惯，及时排空膀胱，减轻前列腺负担。
(4) 术后 3 个月内不宜骑自行车、远行、提重物、同房以及增加腹压等，如用力排便。
(5) 避免长期坐硬椅子，作息定时，避免剧烈运动。

(二) 饮食指导

(1) 湿热下注证：宜食偏凉、渗湿之物，忌食辛辣、肥甘助火之物。

(2) 气滞血瘀证：宜选用有行气、活血功能的饮食，少吃盐和味精，避免加重血瘀的程度，忌食生冷、油腻、胀气等食物。

(3)肾阳不足证：可多食温补肾阳的食物，忌食生冷、偏凉之物。

(4)脾肾气虚证：可多食健脾益气的食物，如薏苡仁、山药、莲子、白扁豆、芡实等。

(5)肝肾亏虚证：可多食滋阴润肺的食物，忌食偏凉、刺激之物，海鲜发物不宜多食。

(三)情志调理

(1)护士多与患者沟通，了解其心理状态，指导其保持乐观情绪，针对患者不同的心理状态和心理需求，采用引导、鼓励、支持及暗示等心理学方法对患者心理施加影响，缓解身心痛苦。

(2)前列腺增生的患者多为老年人，病因复杂，病情多变，常使患者产生紧张、焦虑及恐惧心理。尿频、尿急、尿痛等症状也会使家属不知所措。责任护士应向患者及家属讲解本病的性质，缓解患者紧张情绪，指导家属经常陪伴患者，给予患者心理支持。

(3)介绍治愈患者的成功经验，帮助消除其思想顾虑。

(4)教会患者心理放松技术，如呼吸调节、肌肉放松训练、冥想静坐、音乐治疗等，使患者身心得到高度放松，同时激发自身活力，释放被压抑的情绪。

五、护理难点

患者多为老年人，既往病史较多。

解决思路：

(1)做好饮食指导，根据患者情况给予低盐、低脂、低糖饮食，宜选择高营养、纤维丰富的食物，如新鲜蔬菜和水果，忌食辛辣、油腻、刺激之品。

(2)定时协助患者翻身，按摩受压皮肤，预防压力性损伤的发生。

(3)注意保护管道，确保有效引流，防止折叠、牵拉。

(4)对患者进行定期追踪、随访及效果评价。

六、护理效果评价

癃闭(前列腺增生)中医护理效果评价表(表6-4)。

表 6-4　癃闭（前列腺增生）中医护理效果评价表

医院：＿＿＿＿科室：＿＿＿入院日期：＿＿＿出院日期：＿＿＿住院天数：＿＿床号：＿＿＿＿＿姓名：＿＿性别：＿＿＿年龄：＿＿＿住院号：＿＿＿

文化程度：　纳入中医临床路径：是□ 否□　证候诊断：湿热下注证□ 气滞血瘀证□ 肝气郁结证□ 肾阳亏虚证□湿热瘀阻证□ 肝肾阴虚证□　其他：

一、护理效果评价

主要症状	主要辨证施护法	中医护理技术	分级	护理效果			
				实施前评价		实施后评价	
				日期	分值	日期	分值
尿频□	1. 生活起居□ 2. 饮食护理□ 3. 情志护理□ 4. 其他护理措施：	1. 穴位贴敷□　应用次数：＿＿次；应用时间：＿＿天 2. 耳穴压豆□　应用次数：＿＿次；应用时间：＿＿天 3. 灸法□　应用次数：＿＿次；应用时间：＿＿天 4. 穴位按摩□　应用次数：＿＿次；应用时间：＿＿天 5. 八卦揉腹□　应用次数：＿＿次；应用时间：＿＿天 6. 脐灸□　应用次数：＿＿次；应用时间：＿＿天 7. 其他：＿＿　应用次数：＿＿次；应用时间：＿＿天	好（0 分）：无 较好（2 分）：小便次数略有增加，每天增加 2~3 次 一般（4 分）：小便次数有所增加，每天增加 4~6 次 差（6 分）：小便次数增加，时时都有尿感				
夜尿增多□	1. 生活起居□ 2. 饮食护理□ 3. 其他护理措施：	1. 穴位按摩□　应用次数：＿＿次；应用时间：＿＿天 2. 灸法□　应用次数：＿＿次；应用时间：＿＿天 3. 耳穴压豆□　应用次数：＿＿次；应用时间：＿＿天 4. 穴位贴敷□　应用次数：＿＿次；应用时间：＿＿天 5. 八卦揉腹□　应用次数：＿＿次；应用时间：＿＿天 6. 脐灸□　应用次数：＿＿次；应用时间：＿＿天 7. 其他：＿＿　应用次数：＿＿次；应用时间：＿＿天	好（0 分）：无 较好（2 分）：夜尿 2 次 一般（4 分）：夜尿 3~4 次 差（6 分）：夜尿 5 次以上				

续表6-4

主要症状	主要辨证施护法	中医护理技术	分级	护理效果			
				实施前评价		实施后评价	
				日期	分值	日期	分值
尿急□	1. 生活起居□ 2. 饮食护理□ 3. 情志护理□ 4. 其他护理措施：	1. 穴位贴敷□ 应用次数：____次；应用时间：____天 2. 耳穴压豆□ 应用次数：____次；应用时间：____天 3. 灸法□ 应用次数：____次；应用时间：____天 4. 穴位按摩□ 应用次数：____次；应用时间：____天 5. 八卦揉腹□ 应用次数：____次；应用时间：____天 6. 脐灸□ 应用次数：____次；应用时间：____天 7. 其他：____ 应用次数：____次；应用时间：____天	好(0分)：无 较好(2分)：小便急迫，可忍耐 一般(4分)：小便急迫，仅可忍耐片刻 差(6分)：小便急迫，迫不及待				
尿痛 □	1. 生活起居□ 2. 饮食护理□ 3. 情志护理□ 4. 其他护理措施：	1. 穴位贴敷□ 应用次数：____次；应用时间：____天 2. 耳穴压豆□ 应用次数：____次；应用时间：____天 3. 灸法□ 应用次数：____次；应用时间：____天 4. 其他：____ 应用次数：____次；应用时间：____天	好(0分)：无 较好(2分)：小便时尿道隐隐作痛，不影响排尿 一般(4分)：小便时尿道疼痛较重，排尿不爽 差(6分)：小便时尿道疼痛难忍				

续表6-4

主要症状	主要辨证施护法	中医护理技术	分级	护理效果			
				实施前评价		实施后评价	
				日期	分值	日期	分值
排尿困难□	1. 情志护理□ 2. 饮食护理□ 3. 皮肤护理□ 4. 其他护理措施：	1. 灸法□　应用次数：____次；应用时间：____天 2. 穴位按摩□　应用次数：____次；应用时间：____天 3. 耳穴压豆□　应用次数：____次；应用时间：____天 4. 穴位贴敷□　应用次数：____次；应用时间：____天 5. 中药热奄包□　应用次数：____次；应用时间：____天 6. 中医定向透药□　应用次数：____次；应用时间：____天 7. 其他：____　应用次数：____次；应用时间：____天	好(0分)：无 较好(2分)：偶有 一般(4分)：间断出现 差(6分)：持续存在				
尿不尽，残余尿增多□	1. 皮肤护理□ 2. 饮食护理□ 3. 其他护理措施：	1. 穴位按摩□　应用次数：____次；应用时间：____天 2. 穴位贴敷□　应用次数：____次；应用时间：____天 3. 灸法□　应用次数：____次；应用时间：____天 4. 中药直肠滴入□　应用次数：____次；应用时间：____天 5. 八卦揉腹□　应用次数：____次；应用时间：____天 6. 脐灸□　应用次数：____次；应用时间：____天 5. 其他：____　应用次数：____次；应用时间：____天	好(0分)：无 较好(2分)：残余量小于 50 mL 一般(4分)：残余量为 50~100 mL 差(6分)：残余量大于 100 mL				

二、护理依从度及满意度评价

评价项目		患者对护理的依从性			患者对护理的满意度		
		依从	部分依从	不依从	满意	一般	不满意
中医护理技术	耳穴压豆						
	穴位贴敷						
	灸法						
	穴位按摩						
	中药直肠滴入						
	八卦揉腹						
	脐灸						
	中医定向透药						
	中药热奄包						
健康指导		—	—	—			
签名		责任护士签名：			上级护士或护士长签名：		

注：1. 患者对护理的依从性。依从：患者在治疗期间遵医嘱完成规范化中医护理治疗。部分依从：偶尔不能配合完成中医护理治疗。不依从：经常不能配合或自主要求终止中医护理治疗。2. 患者对护理的满意度。询问患者对护理的满意度。

三、对本病中医护理方案的评价

实用性强：>90%□　实用性较强：70%≤实用性≤90%□　实用性一般：30%≤实用性<70%□　不实用：<30%□

改进意见：

四、评价人（责任护士）

姓名：________技术职称：________完成日期：________护士长签字：________

第七章
气血精液病证

第一节 胃癌中医护理方案

优化内容

一、证候施护

1. 胃脘痛

(1)新增：可应用疼痛自评工具数字分级评分法评分，记录具体分值。

(2)新增：遵医嘱予中药热奄包，热熨上腹部。

(3)优化：对胃癌术后者，遵医嘱予灸法，取中脘、天枢、神阙、足三里等穴。

2. 吞酸、嗳气

(1)新增：遵医嘱予穴位贴敷，取内关、中脘、足三里、神阙等穴。

(2)优化：遵医嘱予灸法，取胃俞、脾俞、神阙等穴。

3. 腹胀

新增：遵医嘱予中药热奄包，热熨腹部。

4. 便秘

(1)新增：遵医嘱予穴位贴敷，取神阙穴。

(2)新增：八卦揉腹。

(3)新增：脐灸，根据患者情况用药。

二、中医特色技术

新增中医特色技术：中药热奄包、八卦揉腹、脐灸。

三、健康指导

新增：保证充足的睡眠和休息；适当锻炼，如八段锦等。

四、中医护理效果评价表

（一）护理效果

将效果评价中的4个选项（好、较好、一般、差）进行量化分级，实施前后分别进行评价，使评价更加客观和具有操作性。具体量化分级详见效果评价表。

（二）患者对护理的依从性评价进行规范

（1）依从：患者在治疗期间遵医嘱完成规范化中医护理治疗。

（2）部分依从：患者偶尔不能配合完成中医护理治疗。

（3）不依从：患者经常不能配合或自主要求终止中医护理治疗。

（三）对本病中医护理方案的评价

中医护理方案的4个评价（实用性强、实用性较强、实用性一般、不实用）参照国家药品监督管理局颁布的《中药新药临床研究指导原则》，将护理效果的评分采用尼莫地平评分法计算，疗效指数=（治疗前得分−治疗后得分）/治疗前得分×100%。具体如下：

（1）治愈：症状、体征消失或基本消失，疗效指数>90%，评价为实用性强。

（2）显效：症状、体征明显好转，70%≤疗效指数≤90%，评价为实用性较强。

（3）有效：症状、体征有好转，30%≤疗效指数<70%，评价为实用性一般。

（4）无效：症状、体征无改善或加重，疗效指数<30%，评价为不实用。

中医护理方案

一、常见证候要点

1. 脾气虚证　纳呆、腹胀、便溏、气短、乏力，舌淡苔白，脉缓弱。

2. 胃阴虚证　胃脘嘈杂、灼痛，饥不欲食，口干、便干，舌红少苔乏津，脉细数。

3. 血虚证　面色淡白或萎黄，头晕乏力，全身虚弱，舌淡苔白，脉细无力。

4. 脾肾阳虚证　久泄久痢，下肢水肿，腰腹冷痛、肢冷、便溏、乏力，舌淡胖，苔白滑，脉沉迟无力。

5. 热毒证　胃脘灼痛、消谷善饥、面赤、口渴喜冷饮、便干，舌红苔黄，脉洪数。

6. 痰湿证　脾胃纳运功能障碍，胸脘痞闷、纳差，苔腻，脉弦滑。

7. 血瘀证　痛有定处、拒按，皮下瘀斑，舌质紫暗，或见瘀斑瘀点，脉细涩。

8. 肝胃不和证　脘胁胀痛，嗳气，吞酸，情绪抑郁，舌淡红、苔薄白或黄，脉弦。

二、常见症状/证候施护

1. 胃脘痛

（1）观察疼痛的性质、部位、程度、持续时间、诱发因素及伴随症状，总结疼痛发作规律。可应用数字分级评分法评分，记录具体分值。出现疼痛加剧，伴呕吐、寒热，或出现厥脱先兆征时应立即报告医生，采取应急处理措施。

(2)急性发作时宜卧床休息，注意防寒保暖。

(3)指导患者采用转移注意力或松弛疗法，如缓慢呼吸、全身肌肉放松、听舒缓音乐等，以减轻患者对疼痛的敏感性。

(4)遵医嘱予耳穴压豆，取脾、胃、交感、神门、肝、皮质下等穴。

(5)遵医嘱予灸法，胃癌术后者取中脘、天枢、神阙、足三里等穴。

(6)遵医嘱予穴位贴敷，取脾俞、胃俞等穴。

(7)遵医嘱予中药热奄包，热熨上腹部。

2. 吞酸、嗳气

(1)观察吞酸、嗳气的频率、程度、伴随症状及与饮食的关系。

(2)遵医嘱使用黏膜保护剂与抑酸剂。黏膜保护剂应在餐前半小时服用，以起保护作用；抑酸剂应在餐后1小时服用，以中和胃酸；抗菌药物应在餐后服用，以减少抗菌药物对胃黏膜的刺激。

(3)指导患者饭后不宜立即平卧，发作时宜取坐位，可小口频服温开水；若空腹时出现反酸、嗳气症状，应立即进食以缓解不适。

(4)遵医嘱予穴位按摩，取足三里、合谷、天突等穴。

(5)遵医嘱予耳穴压豆，取脾、胃、交感、神门、皮质下、肝等穴。

(6)遵医嘱予灸法，取胃俞、脾俞、神阙等穴。

(7)遵医嘱予穴位贴敷，取内关、中脘、足三里、神阙等穴。

3. 腹胀

(1)观察腹胀的部位、性质、程度、时间、诱发因素、排便、排气情况及伴随症状。

(2)患者宜卧床休息，给予半坐卧位。鼓励饭后适当运动，保持大便通畅。

(3)遵医嘱给予肛管排气，观察排便、排气情况；可适当顺时针按摩腹部。

(4)遵医嘱予中药外敷，保留时间6~8小时。

(5)遵医嘱予灸法，取中脘、肝俞、神阙、天枢等穴。

(6)遵医嘱予中药热奄包，热熨腹部。

4. 便溏

(1)观察排便次数、量、性质及有无里急后重感。

(2)遵医嘱指导患者正确使用缓泻剂，保持肛周皮肤清洁。

(3)严重便溏者适量饮用淡盐水。

(4)遵医嘱予穴位按摩，取足三里、中脘、关元等穴。

(5)遵医嘱予耳穴压豆，取大肠、小肠、胃、脾、皮质下、交感等穴。

(6)遵医嘱予灸法(回旋灸)腹部，以肚脐为中心，上、下、左、右旁开1~1.5寸(1寸=3.33厘米)，时间为5~10分钟。

5. 便秘

(1)观察排便次数、性状、排便费力程度及伴随症状。

(2)指导患者规律排便，适度增加运动量，餐后1~2小时，取平卧位，以肚脐为中心，顺时针方向摩揉腹部，促进肠蠕动，排便时忌努挣。

(3)遵医嘱予穴位按摩，取足三里、中脘等穴。
(4)遵医嘱予耳穴压豆，取大肠、小肠、直肠、皮质下、胃、脾等穴。
(5)遵医嘱予中药直肠滴入。
(6)遵医嘱予穴位贴敷，取神阙穴。
(7)遵医嘱予八卦揉腹。
(8)遵医嘱予脐灸，根据患者辨证用药。

三、中医特色治疗

(一)药物治疗

(1)内服中药。
(2)注射给药。
1)康莱特注射液：同肺癌。
2)榄香烯注射液：同肺癌。
3)鸦胆子油乳剂：①少数患者可有油腻感、厌食等消化道不适反应。②如油乳剂出现分层，应停止使用。

(二)中医特色技术

穴位贴敷、灸法、耳穴压豆、穴位按摩、中药直肠滴入、中药热奄包、八卦揉腹、脐灸、中药外敷。

四、健康指导

(一)生活起居

(1)虚寒型患者宜住向阳病室；阴虚型患者室温宜略低，保持凉爽湿润。
(2)做好安全评估，防呕吐窒息、昏厥摔伤、自杀倾向等意外情况。
(3)指导患者注意保暖，避免腹部受凉。
(4)保证充足的睡眠和休息；适当锻炼，如八段锦等。

(二)饮食指导

(1)脾气虚证：宜食补中健脾的食品，如鸡蛋、瘦猪肉、大枣、桂圆、白扁豆、山药、茯苓等。
(2)胃阴虚证：宜食滋补胃阴的食品，如莲子、山药、百合、大枣、薏苡仁、枸杞子等。
(3)血虚证：宜食补气养血的食品，如大枣、桂圆、山药等。
(4)脾肾阳虚证：宜食温补脾肾的食品，如羊肉、桂圆、肉桂、生姜等。
(5)热毒证：宜食疏肝清热的食品，如海带、紫菜、杏仁、绿豆、藕粉、菊花、蒲公英、金银花等。
(6)痰湿证：宜食清热除湿的食品，如荸荠、马齿苋、赤小豆等。
(7)血瘀证：宜食活血祛瘀的食品，如桃仁、山楂、大枣、赤小豆等。忌食粗糙、坚硬、油炸及厚味之品，避免生冷性寒的食物。
(8)肝胃不和证：宜食疏肝和胃的食品，如山楂、山药、萝卜、生姜、桂花等。
(9)指导患者戒烟酒，宜食健脾养胃的食品，如山药、大枣等。根据食滞的轻重控制饮食，避免进食过饱。

（10）便秘者，指导患者进食高膳食纤维的食物，如蔬菜、水果、粗粮等。

（11）腹胀者，指导患者进食增加肠动力的食物，如苹果、西红柿、白萝卜等，避免产气食物的摄入。

（12）吞酸、嗳气者，应避免产酸的食物，如山楂、梅子、菠萝等。

（三）情志调理

（1）针对患者忧思恼怒、恐惧紧张等不良情绪，指导患者采用移情相制疗法，转移其注意力。

（2）针对患者焦虑或抑郁的情绪变化，可采用暗示疗法或顺情从欲法。

（3）多与患者沟通，了解其心理状态，指导患者及家属掌握缓解疼痛的简单方法，以减轻身体痛苦和精神压力。同时，多陪伴患者，给予患者安慰和精神支持。

（4）鼓励病友间多交流疾病防治经验，提高对疾病的认识，增强治疗信心。

五、护理效果评价

胃癌中医护理效果评价表（表 7-1）。

表 7-1　胃癌中医护理效果评价表

医院：________科室：______入院日期：______出院日期：______住院天数：____床号：__________姓名：____性别：______年龄：______住院号：______

文化程度：　纳入中医临床路径：是□ 否□　证候诊断：脾气虚证□ 胃阴虚证□ 血虚证□ 脾肾阳虚证□ 热毒证□ 痰湿证□ 血瘀证□ 肝胃不和证□

其他：

一、护理效果评价

主要症状	主要辨证施护方法	中医护理技术	分级	护理评价			
				实施前评价		实施后评价	
				日期	分值	日期	分值
胃脘痛□	1. 活动□ 2. 饮食护理□ 3. 松弛疗法□ 4. 评估疼痛□ 评分：________ 5. 其他护理措施：	1. 耳穴压豆□　应用次数：____次；应用时间：____天 2. 穴位贴敷□　应用次数：____次；应用时间：____天 3. 灸法□　应用次数：____次；应用时间：____天 4. 中药热奄包□　应用次数：____次；应用时间：____天 5. 其他：____　应用次数：____次；应用时间：____天	好(0 分)：无胃脘痛 较好(2 分)：轻度疼痛，疼痛评分 1~3 分，疼痛可忍受，生活正常，睡眠无干扰 一般(4 分)：中度疼痛，疼痛评分 4~6 分，疼痛明显，不能忍受，要求服用镇痛药，睡眠受干扰 差(6 分)：重度疼痛，疼痛评分 7~10 分，疼痛难忍，需服镇痛药，睡眠受严重干扰，可伴自主神经紊乱或被动体位。				
吞酸、嗳气□	1. 体位□ 2. 饮食□ 3. 胃黏膜保护剂/抑酸剂护理□ 4. 其他护理措施：	1. 穴位按摩□　应用次数：____次；应用时间：____天 2. 耳穴压豆□　应用次数：____次；应用时间：____天 3. 灸法□　应用次数：____次；应用时间：____天 4. 穴位贴敷□　应用次数：____次；应用时间：____天 5. 其他：____　应用次数：____次；应用时间：____天	好(0 分)：无吞酸嗳气 较好(2 分)：偶尔嗳气(每天<4 次)、反酸 一般(4 分)：时有嗳气(每天 4~10 次)、反酸 差(6 分)：频频嗳气(每天>10 次)、反酸				

续表7-1

主要症状	主要辨证施护方法	中医护理技术	分级	护理评价			
				实施前评价		实施后评价	
				日期	分值	日期	分值
腹胀□	1. 活动□ 2. 体位□ 3. 饮食护理□ 4. 其他护理措施：	1. 中药外敷 □　应用次数：____次；应用时间：____天 2. 灸法□　应用次数：____次；应用时间：____天 3. 中药热奄包□　应用次数：____次；应用时间：____天 4. 其他：____　应用次数：____次；应用时间：____天	好(0分)：无腹胀 较好(2分)：轻度胀满，食后腹胀，半小时内缓解 一般(4分)：腹部胀满，食后腹胀明显，半小时到1小时缓解 差(6分)：腹部明显发胀，食后尤甚，1小时内不能缓解				
便溏□	1. 皮肤护理□ 2. 饮食护理□ 3. 其他护理措施：	1. 耳穴压豆□　应用次数：____次；应用时间：____天 2. 灸法□　应用次数：____次；应用时间：____天 3. 穴位按摩□　应用次数：____次；应用时间：____天 4. 其他：____　应用次数：____次；应用时间：____天	好(0分)：无便溏 较好(2分)：大便软不成形，日行2~3次 一般(4分)：烂便、溏便，日行4~5次 差(6分)：稀水样便，日行3次以上				

续表7-1

主要症状	主要辨证施护方法	中医护理技术	分级	护理评价			
				实施前评价		实施后评价	
				日期	分值	日期	分值
便秘□	1. 饮食护理□ 2. 排便指导□ 3. 按揉腹部□ 4. 其他护理措施：	1 耳穴压豆□　应用次数：____次；应用时间：____天 2. 穴位按摩□　应用次数：____次；应用时间：____天 3. 中药直肠滴入□　应用次数：____次；应用时间：____天 4. 穴位贴敷□　应用次数：____次；应用时间：____天 5. 八卦揉腹□　应用次数：____次；应用时间：____天 6. 脐灸□　应用次数：____次；应用时间：____天 7. 其他：____　应用次数：____次；应用时间：____天	好(0分)：无便秘 较好(2分)：大便偏硬，1~2日1次 一般(4分)：大便硬结难解，每3~5日1次 差(6分)：大便硬结，异常难解，5日以上大便1次				
其他：□ (请注明)							

二、护理依从性及满意度评价

评价项目		患者对护理的依从性			患者对护理的满意度		
		依从	部分依从	不依从	满意	一般	不满意
中医护理技术	穴位贴敷						
	中药外敷						
	耳穴压豆						
	穴位按摩						
	中药直肠滴入						
	灸法						
	八卦揉腹						
	脐灸						
	中药热奄包						
健康指导		—	—	—			
签名		责任护士签名：			上级护士或护士长签名：		

注：1. 患者对护理的依从性。依从：患者在治疗期间遵医嘱完成规范化中医护理治疗。部分依从：偶尔不能配合完成中医护理治疗。不依从：经常不能配合或自主要求终止中医护理治疗。2. 患者对护理的满意度。询问患者对护理的满意度。

三、对本病中医护理方案的评价

实用性强：>90%□　实用性较强：70%≤实用性≤90%□　实用性一般：30%≤实用性<70%□　不实用：<30%□

改进意见：

四、评价人（责任护士）

姓名：________技术职称：________完成日期：________护士长签字：________

第二节 肺癌中医护理方案

优化内容

一、证候施护

1. 咳嗽/咳痰

(1)新增：中药口腔护理。

(2)新增：刮痧治疗，取手太阴肺经循经刮；痰多者加足三里、丰隆、天突、肺俞等穴。

2. 咯血

新增：耳穴压豆，取止血点、肺、肾上腺、气管、交感等穴。

3. 发热

新增：刮痧治疗，取手太阴肺经循经刮；痰多者加足三里、丰隆穴。

4. 胸痛

(1)新增：做好疼痛评分，根据患者疼痛情况，可应用疼痛自评工具数字分级评分法评分，记录具体分值。如出现剧烈疼痛或厥脱症状，应立即报告医生并协助处理。

(2)新增：贴敷疗法，选用蟾酥膏(适用于肺癌伴胸部、骨等局部疼痛者)、三黄肿痛软膏(局部疼痛)。

(3)新增：穴位贴敷，取阿是穴、肺俞等穴。

(4)新增：腕踝针。

5. 便秘

(1)新增：中药直肠滴入。

(2)新增：八卦揉腹。

(3)新增：脐灸，根据患者辨证用药。

(4)新增：穴位贴敷，取神阙、天枢、中脘等穴。

6. 恶心呕吐

(1)新增：中药口腔护理。

(2)新增：刮痧治疗。

(3)新增：拔罐疗法。

(4)新增：耳穴压豆，取贲门、食道、脾、胃、神门等穴。

(5)新增：穴位注射，取足三里等穴。

二、中医特色技术

新增中医特色技术：贴敷疗法、刮痧治疗、中药直肠滴入、拔罐疗法、腕踝针、八卦揉腹、脐灸、穴位注射、穴位贴敷。

三、中医护理效果评价表

(一)护理效果

将效果评价中的4个选项(好、较好、一般、差)进行量化分级，实施前后分别进行评价，使评价更加客观和具有操作性。具体量化分级详见效果评价表。

(二)患者对护理的依从性评价进行规范

(1)依从：患者在治疗期间遵医嘱完成规范化中医护理治疗。

(2)部分依从：患者偶尔不能配合完成中医护理治疗。

(3)不依从：患者经常不能配合或自主要求终止中医护理治疗。

(三)对本病中医护理方案的评价

中医护理方案的4个评价(实用性强、实用性较强、实用性一般、不实用)参照国家药品监督管理局颁布的《中药新药临床研究指导原则》，将护理效果的评分采用尼莫地平评分法计算，疗效指数=(治疗前得分-治疗后得分)/治疗前得分×100%。具体如下：

(1)治愈：症状、体征消失或基本消失，疗效指数>90%，评价为实用性强。

(2)显效：症状、体征明显好转，70%≤疗效指数≤90%，评价为实用性较强。

(3)有效：症状、体征有好转，30%≤疗效指数<70%，评价为实用性一般。

(4)无效：症状、体征无改善或加重，疗效指数<30%，评价为不实用。

中医护理方案

一、常见证候要点

1. 肺脾气虚证　久咳痰稀，胸闷气短，神疲乏力，腹胀纳呆，浮肿便溏。舌质淡，苔薄，边有齿痕，脉弱。

2. 肺阴虚证　咳嗽气短，干咳痰少，潮热盗汗，五心烦热，口干口渴。舌赤少苔，或舌体瘦小、苔薄，脉细数。

3. 气滞血瘀证　咳嗽气短而不爽，气促胸闷，心胸刺痛或胀痛，痞块疼痛拒按，唇暗。舌紫暗或有瘀血斑，苔薄，脉弦或涩。

4. 痰热阻肺证　痰多咳重，痰黄黏稠，气憋胸闷，发热。舌质红，苔黄或黄腻，脉滑数。

5. 气阴两虚证　咳嗽有痰或无痰，神疲乏力，汗出气短，午后潮热，手足心热，时有心悸。舌质红苔薄，或舌质胖有齿痕，脉细或细数。

二、常见症状/证候施护

1. 咳嗽、咳痰

(1)观察呼吸、咳嗽状况，有无咳痰，痰液的性质、颜色、量；遵医嘱雾化吸入后观察有无咳痰以及痰液的性质、颜色、量。

(2)保持病室空气新鲜、温湿度适宜，避免灰尘及刺激性气味。

(3)咳嗽胸闷者取半卧位或半坐卧位，少说话；痰液黏稠难咯者，可变换体位。

(4)协助翻身拍背(咯血及胸腔积液者禁翻身拍背)，教会患者有效咳嗽、咳痰、深呼吸的方法。

(5)保持口腔清洁，咳痰后以淡盐水或中药口腔护理。

(6)遵医嘱予耳穴压豆，取肺、气管、肾上腺、三焦等穴。

(7)进食健脾益气、补肺止咳的食物，如山药、银杏等。持续咳嗽时，可频饮温开水或薄荷叶泡水代茶饮，以减轻咽喉部的刺激。

(8)遵医嘱予刮痧治疗，取手太阴肺经循经刮；痰多者加足三里、丰隆、天突、肺俞等穴。

2. 咯血

(1)密切观察咯血的性质、颜色、量及伴随症状，监测生命体征、尿量、皮肤弹性等，准确、及时记录。

(2)保持病室空气新鲜，温湿度适宜。

(3)指导患者避免用力吸气、屏气、剧咳，喉间有痰时应轻轻咳出。

(4)小量咯血时应静卧休息；大量咯血时应绝对卧床，头低脚高位，头偏向健侧，尽量少语、少翻身。

(5)及时清除口腔积血，用淡盐水擦拭口腔。

(6)消除恐惧、焦虑不安的情绪，禁恼怒、戒忧愁、宁心神。

(7)少量出血者可进食凉血养血、甘凉滋养之品，如黑木耳、茄子等；大量咯血者遵医嘱禁食。

(8)遵医嘱予耳穴压豆，取止血点、肺、肾上腺、气管、交感等穴。

3. 发热

(1)注意观察体温变化及汗出情况。

(2)保持病室凉爽、光线明亮，空气保持湿润。

(3)卧床休息，限制活动量，避免劳累。

(4)协助擦干汗液，温水清洗皮肤，及时更换内衣，切忌汗出当风。

(5)遵医嘱予穴位按摩，取合谷、曲池。

(6)遵医嘱予放血疗法，取耳尖、大椎放血(营养状况差者慎用)。

(7)进食清热生津之品，如苦瓜、冬瓜、猕猴桃、荸荠等，忌辛辣、香燥、助热动火之品。阴虚内热者，多进食滋阴润肺之品，如蜂蜜、莲藕、杏仁、银耳、梨等。协助多饮温开水，漱口液漱口。

(8)遵医嘱予刮痧治疗，取手太阴肺经循经刮；痰多者加足三里、丰隆穴。

4. 胸痛

(1)观察疼痛的性质、部位、程度、持续时间及伴随症状。做好疼痛评分，根据患者疼痛情况，可应用数字分级评分法评分，记录具体分值。如出现剧烈疼痛或厥脱症状，应立即报告医生并协助处理。遵医嘱予止痛药后观察用药反应。

(2)保持环境安静，光线柔和，色调淡雅，避免噪声及不必要的人员走动。

(3)给予舒适体位，避免体位突然改变。胸痛严重者，宜采取患侧卧位。

(4)避免剧烈咳嗽，必要时用手按住胸部疼痛处，以减轻胸痛。

(5)指导采用放松术，如缓慢呼吸、全身肌肉放松、听舒缓音乐等。

(6)遵医嘱予耳穴压豆，取神门、皮质下、交感、肺、胸等穴。

(7)遵医嘱使用理气活血通络的中药外敷。

(8)遵医嘱予贴敷疗法，选用蟾酥膏(适用于肺癌伴胸部、骨等局部疼痛者)、三黄膏(局部疼痛)。

(9)遵医嘱予腕踝针。

(10)遵医嘱予穴位贴敷，取阿是穴、肺俞等穴。

5. 气促胸闷

(1)密切观察生命体征变化，遵医嘱给予吸氧。

(2)保持病室安静、空气新鲜、温湿度适宜，避免灰尘、刺激性气味。

(3)取半卧位或半坐卧位，减少说话等活动，避免不必要的体力消耗。

(4)与患者有效沟通，帮助其保持情绪稳定，消除紧张、焦虑等情况。

(5)教会患者进行缓慢腹式呼吸。

(6)病情允许情况下，鼓励患者下床适量活动，以增加肺活量。

(7)遵医嘱协助胸腔穿刺抽水或胸腔药物灌注，治疗后观察患者的症状、生命体征变化，指导进食高热量、高营养及富含蛋白质的食物。

(8)遵医嘱予耳穴压豆，取肺、气管、神门、皮质下、脾、肾等穴。

6. 便溏

(1)观察排便次数、量、性质及有无里急后重感。

(2)保持肛周皮肤清洁。

(3)遵医嘱予耳穴压豆，取大肠、小肠、胃、脾、交感、皮质下等穴。

(4)遵医嘱予穴位按摩，取足三里、天枢、中脘、关元等穴。

(5)遵医嘱予灸法(回旋灸)腹部，以肚脐为中心，上、下、左、右旁开1~1.5寸，时间5~10分钟。

(6)进食健脾养胃及健脾利湿食物，如胡萝卜、薏苡仁、赤小豆、栗子等。严重便溏者适量饮淡盐水。

7. 纳呆

(1)保持病室空气流通、新鲜。

(2)做好心理疏导，化解不良情绪。

(3)遵医嘱予耳穴压豆，取脾、胃、交感等穴。

(4)遵医嘱予穴位按摩，取足三里、阳陵泉、内关、脾俞、胃俞等穴。

(5)进食增加肠动力的食物，如苹果、西红柿、白萝卜、菠萝等，忌食肥甘厚味、甜腻之品，少食多餐。

8. 便秘

(1)指导患者规律排便，适度增加运动量。

(2)遵医嘱予中药直肠滴入，指导患者正确使用缓泻剂。

(3)遵医嘱予耳穴压豆，取大肠、胃、脾、交感、皮质下、便秘点等穴。

(4)遵医嘱予穴位按摩，取天枢、脾俞、肓俞、大肠俞等穴，寒证可加灸。

(5)遵医嘱予中药泡洗。

(6)进食富含膳食纤维的食物，如蔬菜、粗粮等，适当增加液体的摄入。

(7)遵医嘱予穴位贴敷，取神阙、天枢、中脘等穴。

(8)遵医嘱予八卦揉腹。

(9)遵医嘱予脐灸，根据患者情况辨证用药。

9. 恶心呕吐

(1)保持病室整洁，光线色调柔和，无异味刺激。

(2)遵医嘱及时、准确给予止吐药物，必要时记录出入量。

(3)保持口腔及床单位清洁，协助淡盐水或中药口腔护理。

(4)体质虚弱或神志不清者呕吐时，应将头偏向一侧，以免呕吐物误入气管，引起窒息。

(5)选择易消化的食物，如蔬菜、水果、山药、小米、百合等；少食多餐，每天4~6餐；避免进食易产气、油腻或辛辣的食物；呕吐后不要立即进食，休息片刻后再进食清淡的流食或半流食；频繁呕吐时，宜进食水果和富含电解质的饮料，以补充水分和钾离子。

(6)因呕吐不能进食或服药者，可在进食或服药前先滴姜汁数滴于舌面，稍等片刻再进食，以缓解呕吐。

(7)指导采用放松术，如聆听舒缓的音乐、做渐进式的肌肉放松等。

(8)遵医嘱予耳穴压豆，取贲门、胃、食道等穴。

(9)遵医嘱予穴位按摩，取合谷、内关等穴。

(10)遵医嘱予刮痧治疗。

(11)遵医嘱予拔罐疗法。

(12)遵医嘱予穴位注射，取足三里等穴。

三、中医特色治疗护理

(一)药物治疗

1. 内服中药

(1)止咳糖浆：①不要用水稀释。②避免污染瓶口。③存放在阴凉避光处。

(2)益肺清化膏：①饭后半小时口服。②忌辛辣、油腻食物。

(3)肺瘤平膏：饭后半小时温水冲服，腹泻、咯血者忌用。

2. 注射给药

(1)康莱特注射液：①对薏苡仁油、大豆磷脂、甘油过敏者慎用。②建议使用中心静脉置管给药。③使用带终端滤器的一次性输液器。

(2)复方苦参注射液：严格控制输液速度，不宜超过40滴/分钟。

(3)榄香烯注射液：①稀释后宜在4小时内输注完成。②建议使用中心静脉置管给药。

(二)中医特色技术

穴位贴敷、贴敷疗法、穴位注射、灸法、耳穴压豆、穴位按摩、刮痧治疗、腕踝针、拔罐疗法、八卦揉腹、中药直肠滴入、中药泡洗、放血疗法、脐灸、中药口腔护理、中药外敷。

四、健康指导

(一)生活起居

(1)避免受凉，勿汗出当风。

(2)保证充分的休息，咯血者应绝对卧床。

(3)经常做深呼吸，尽量把呼吸放慢。

(4)戒烟酒，注意避免被动吸烟。

(二)饮食指导

(1)肺脾气虚证：进食补益肺气、脾气的食品，如糯米、山药、鹌鹑、乳鸽、牛肉、鱼肉、鸡肉、大麦、白扁豆、南瓜、蘑菇等。食疗方：糯米山药粥。

(2)肺阴虚型证：进食滋阴润肺的食品，如蜂蜜、核桃、百合、银耳、秋梨、葡萄、萝卜、莲子、芝麻等。食疗方：核桃雪梨汤。

(3)气滞血瘀证：进食行气活血、化瘀解毒的食品，如山楂、桃仁、大白菜、芹菜、白萝卜、生姜、大蒜等。食疗方：白萝卜丝汤。

(4)痰热阻肺证：进食清肺化痰的食品，如生梨、白萝卜、荸荠等，咯血者可吃海带、荠菜、菠菜等。食疗方：炝拌荸荠海带丝。

(5)气阴两虚证：进食益气养阴的食品，如莲子、桂圆、瘦肉、蛋类、鱼肉、山药、海参等。食疗方：皮蛋瘦肉粥、桂圆山药羹。

(三)情志调理

(1)采用暗示疗法、认知疗法、移情调志法，帮助患者建立积极的情志状态。

(2)指导患者倾听五行音乐中的商调音乐，抒发情感，缓解紧张焦虑的心态，达到调理气血阴阳的作用。

(3)指导患者进行八段锦、简化太极拳锻炼。

(4)责任护士多与患者沟通，了解其心理状态，及时予以心理疏导。

(5)鼓励家属多陪伴患者，亲朋好友给予情感支持。

(6)鼓励病友间相互交流治疗体会，提高认知，增强治疗信心。

五、护理难点

(一)上腔静脉综合征患者的静脉通路问题

解决思路：

(1)探索不易导致感染的下腔中心静脉置管方法。

(2)制定股静脉置管的护理规范及操作流程。

(3)只能选择下肢浅静脉穿刺时，首选外踝前静脉。

(二)强迫体位患者如何预防压力性损伤

解决思路：

(1)合理选择护理器具，如多功能护理床、翻身板、防压疮气垫/软垫等。

(2)挖掘中医药特色预防措施。

(3)提高患者对皮肤护理的依从性。

六、护理效果评价

肺癌中医护理效果评价表(表7-2)。

表 7–2　肺癌中医护理效果评价表

医院：________科室：______入院日期：______出院日期：______住院天数：____床号：__________姓名：____性别：______年龄：______住院号：______

文化程度：　纳入中医临床路径：是□ 否□　证候诊断：肺脾气虚证□ 肺阴虚证□ 气滞血瘀证□ 痰热阻肺证□ 气阴两虚证□　其他：

一、护理效果评价

主要症状	主要辨证施护方法	中医护理技术	分级	护理效果			
				实施前评价		实施后评价	
				日期	分值	日期	分值
咳嗽、咳痰□	1. 体位□ 2. 咳痰/深呼吸训练□ 3. 拍背□ 4. 其他护理措施：	1. 耳穴压豆□　应用次数：____次；应用时间：____天 2. 刮痧治疗□　应用次数：____次；应用时间：____天 3. 中药口腔护理□　应用次数：____次；应用时间：____天 4. 其他：____　应用次数：____次；应用时间：____天	好(0 分)：无咳嗽咳痰 较好(2 分)：白天间断咳嗽，咳少量痰，昼夜咳痰 10~50 mL 一般(4 分)：频繁咳嗽，不影响睡眠，有痰，昼夜咳痰 51~100 mL 差(6 分)：昼夜咳嗽频繁或阵咳，痰量多，昼夜咳痰 100 mL 以上				
咯血□	1. 体位□ 2. 咳痰方法□ 3. 口腔清洁□ 4. 情志护理□ 5. 其他护理措施：	1. 耳穴压豆□　应用次数：____次；应用时间：____天 2. 其他：____　应用次数：____次；应用时间：____天	好(0 分)：无 较好(2 分)：痰中带血，每天咯血量在 100 mL 以内 一般(4 分)：中等量咯血，每天咯血量 100~500 mL 差(6 分)：大量咯血，每天咯血量 500 mL 以上或一次咯血 100 mL 以上				

续表7-2

主要症状	主要辨证施护方法	中医护理技术	分级	护理效果			
				实施前评价		实施后评价	
				日期	分值	日期	分值
发热□	1. 体位□ 2. 皮肤护理□ 3. 其他护理措施：	1. 放血疗法□ 应用次数：____次；应用时间：____天 2. 刮痧治疗□ 应用次数：____次；应用时间：____天 3. 穴位按摩□ 应用次数：____次；应用时间：____天 4. 其他：____ 应用次数：____次；应用时间：____天	好(0分)：正常 较好(2分)：37.3~38.0℃ 一般(4分)：38.1~39.0℃ 差(6分)：39.0℃以上				
胸痛□	1. 体位□ 2. 咳痰方法□ 3. 情志护理□ 4. 音乐疗法□ 5. 评估疼痛□ 评分：________ 6. 其他护理措施：	1. 耳穴压豆□ 应用次数：____次；应用时间：____天 2. 贴敷疗法□ 应用次数：____次；应用时间：____天 3. 腕踝针□ 应用次数：____次；应用时间：____天 4. 穴位贴敷□ 应用次数：____次；应用时间：____天 5. 中药外敷□ 应用次数：____次；应用时间：____天 6. 其他：____ 应用次数：____次；应用时间：____天	好(0分)：无疼痛 较好(2分)：轻度疼痛，疼痛评分1~3分，有疼痛但可忍受，生活正常，睡眠无干扰 一般(4分)：中度疼痛，疼痛评分4~6分，疼痛明显，不能忍受，要求服用镇痛药物，睡眠受干扰 差(6分)：重度疼痛，疼痛评分7~10分，不能忍受，需用镇痛药物，睡眠受严重干扰，可伴自主神经紊乱或被动体位				

续表7-2

主要症状	主要辨证施护方法	中医护理技术	分级	护理效果			
				实施前评价		实施后评价	
				日期	分值	日期	分值
胸闷、气促□	1. 体位□ 2. 情志护理□ 3. 腹式呼吸□ 4. 活动□ 5. 其他护理措施：	1. 耳穴压豆□　应用次数：____次；应用时间：____天 2. 其他：____　应用次数：____次；应用时间：____天	好(0分)：无 较好(2分)：心悸偶作，轻微气短，不影响日常生活和工作 一般(4分)：心悸时作，气短明显，活动时有，休息时无，有时影响日常生活和工作 差(6分)：心悸频繁，气短较重，休息时也影响日常生活和工作				
便溏□	1. 皮肤护理□ 2. 饮食/水□ 3. 其他护理措施：	1. 穴位按摩□　应用次数：____次；应用时间：____天 2. 灸法□　应用次数：____次；应用时间：____天 3. 耳穴压豆□　应用次数：____次；应用时间：____天 4. 其他：____　应用次数：____次；应用时间：____天	好(0分)：无 较好(2分)：大便软或稍烂，成堆不成形，每天2~3次 一般(4分)：烂便，便溏，每天4~5次 差(6分)：稀便，每天>3次以上				
纳呆□	1. 饮食□ 2. 情志护理□ 3. 其他护理措施：	1. 耳穴压豆□　应用次数：____次；应用时间：____天 2. 穴位按摩□　应用次数：____次；应用时间：____天 3. 其他：____　应用次数：____次；应用时间：____天	好(0分)：无 较好(2分)：每天进食乏味，但基本保持原食量 一般(4分)：食量减少1/3 差(6分)：食量减少1/2				

续表7-2

主要症状	主要辨证施护方法	中医护理技术	分级	护理效果			
				实施前评价		实施后评价	
				日期	分值	日期	分值
便秘□	1. 饮食□ 2. 腹部按摩□ 3. 排便指导□ 4. 其他护理措施：	1. 耳穴压豆□ 应用次数：____次；应用时间：____天 2. 穴位贴敷□ 应用次数：____次；应用时间：____天 3. 八卦揉腹□ 应用次数：____次；应用时间：____天 4. 中药直肠滴入□ 应用次数：____次；应用时间：____天 5. 中药泡洗□ 应用次数：____次；应用时间：____天 6. 脐灸□ 应用次数：____次；应用时间：____天 7. 穴位按摩□ 应用次数：____次；应用时间：____天 8. 其他：____ 应用次数：____次；应用时间：____天	好（0分）：无 较好（2分）：大便偏硬，1~2日1次 一般（4分）：大便硬结，便难解，3~5日大便1次 差（6分）：大便硬结，异常难解，5日以上大便1次				

续表7-2

主要症状	主要辨证施护方法	中医护理技术	分级	护理效果			
				实施前评价		实施后评价	
				日期	分值	日期	分值
恶心、呕吐□	1. 口腔清洁□ 2. 饮食□ 3. 情志护理□ 4. 其他护理措施：	1. 耳穴压豆□　应用次数：____次；应用时间：____天 2. 穴位按摩□　应用次数：____次；应用时间：____天 3. 刮痧治疗□　应用次数：____次；应用时间：____天 4. 拔罐疗法□　应用次数：____次；应用时间：____天 5. 中药口腔护理□　应用次数：____次；应用时间：____天 6. 其他：____　应用次数：____次；应用时间：____天	好（0分）：无 较好（2分）：偶有恶心，无呕吐 一般（4分）：常有恶心、呕吐，1~2次/天 差（6分）：明显恶心、呕吐，3次/天以上				
其他：□（请注明）							

二、护理依从性及满意度评价

评价项目		患者对护理的依从性			患者对护理的满意度		
		依从	部分依从	不依从	满意	一般	不满意
中医护理技术	穴位贴敷						
	贴敷疗法						
	穴位注射						
	灸法						
	耳穴压豆						
	穴位按摩						
	刮痧治疗						
	腕踝针						
	拔罐疗法						
	八卦揉腹						
	中药直肠滴入						
	中药泡洗						
	脐灸						
	中药口腔护理						
	中药外敷						
	放血疗法						
健康指导		—	—	—			
签名		责任护士签名：			上级护士或护士长签名：		

注：1. 患者对护理的依从性。依从：患者在治疗期间遵医嘱完成规范化中医护理治疗。部分依从：偶尔不能配合完成中医护理治疗。不依从：经常不能配合或自主要求终止中医护理治疗。2. 患者对护理的满意度。询问患者对护理的满意度。

三、对本病中医护理方案的评价

实用性强：>90%□　实用性较强：70%≤实用性≤90%□　实用性一般：30%≤实用性<70%□　不实用：<30%□

改进意见：

四、评价人（责任护士）

姓名：________ 技术职称：________ 完成日期：________ 护士长签字：________

第三节　乳腺癌中医护理方案

优化内容

一、证候施护

1. 肢体肿胀

(1)新增：贴敷疗法。

(2)新增：对患肢内、外、前、后四侧实施按摩，同时配合点按内关、曲池、少海、外关、手三里等穴。

2. 疼痛

(1)新增：做好疼痛评分，根据患者疼痛情况，可应用疼痛自评工具数字分级评分法评分，记录具体分值。如出现剧烈疼痛或厥脱症状，应立即报告医生并协助处理。

(2)新增：五行音乐疗法。

(3)优化耳穴压豆，取胸、内分泌、神门、皮质下、交感、肾等穴。

(4)新增：腕踝针。

(5)新增：贴敷疗法。

(6)新增：穴位贴敷，取阿是穴、内关、曲池等穴。

3. 心烦易怒

(1)新增：五行音乐疗法。

(2)新增：放血疗法，取耳尖、肝阳等穴。

4. 恶心呕吐

(1)新增：穴位注射，取足三里等穴。

(2)新增：中药口腔护理。

(3)新增：穴位贴敷，取中脘、合谷等穴。

二、中医特色技术

新增中医特色技术：放血疗法、贴敷疗法、腕踝针。

三、中医护理效果评价表

(一)护理效果

将效果评价中的4个选项(好、较好、一般、差)进行量化分级，实施前后分别进行评价，使评价更加客观和具有操作性。具体量化分级详见效果评价表。

(二)患者对护理的依从性评价进行规范

(1)依从：患者在治疗期间遵医嘱完成规范化中医护理治疗。

（2）部分依从：患者偶尔不能配合完成中医护理治疗。

（3）不依从：患者经常不能配合或自主要求终止中医护理治疗。

（三）对本病中医护理方案的评价

中医护理方案的4个评价（实用性强、实用性较强、实用性一般、不实用）参照国家药品监督管理局颁布的《中药新药临床研究指导原则》，将护理效果的评分采用尼莫地平评分法计算，疗效指数=（治疗前得分-治疗后得分）/治疗前得分×100%。具体如下：

（1）治愈：症状、体征消失或基本消失，疗效指数>90%，评价为实用性强。

（2）显效：症状、体征明显好转，70%≤疗效指数≤90%，评价为实用性较强。

（3）有效：症状、体征有好转，30%≤疗效指数<70%，评价为实用性一般。

（4）无效：症状、体征无改善或加重，疗效指数<30%，评价为不实用。

中医护理方案

一、常见证候要点

1. 气滞痰凝证　乳房肿块胀痛，两胁作胀，心烦易怒；或口苦，头晕目眩。舌苔薄白或薄黄，脉弦。

2. 冲任失调证　乳房肿块胀痛，两胁作胀，头晕目眩；或月经失调，腰腿酸软，五心烦热，目涩，口干。舌质红，苔少有裂纹，脉弦细。

3. 毒热蕴结证　乳房肿块迅速增大，疼痛或红肿甚至溃烂翻花，分泌物臭秽等，伴发热、心烦、口干、便秘。舌质暗红，舌苔黄白或黄厚腻，脉弦数。

4. 气血两虚证　疲倦乏力，精神不振，食欲不振，失眠多梦，口干少津，二便失调。舌淡，苔薄白，脉沉细或细弱。

5. 气阴两虚证　乏力、口干苦、喜饮，纳差，乏力，腰腿酸软，五心烦热。舌质干红，少苔或薄苔，脉细数。

6. 瘀毒互结证　肿瘤增长迅速，神疲乏力，纳差消瘦，面色晦暗；或伴有疼痛，多为刺痛或肿痛，痛有定处；或伴有乳房肿物坚韧，若溃破则腐肉色败不鲜。舌淡或淡暗，苔白，脉涩或细涩。

二、常见症状/证候施护

1. 肢体肿胀

（1）评估患侧肢体水肿程度，如出现肿胀加重，须及时报告医生。

（2）平卧时抬高患肢，使其与心脏保持同一水平；患肢不宜进行静脉输液及测血压。

（3）指导患者做患肢握拳活动，每次5~10分钟，每日2~3次。

（4）遵医嘱予气压式血液循环驱动仪治疗，每次30分钟，每日1次。

（5）遵医嘱予中药外敷。

（6）遵医嘱予中药湿敷。

（7）遵医嘱予贴敷疗法。

（8）先对患肢内、外、前、后四侧实施按摩，同时配合点按内关、曲池、少海、外关、手三里等穴。

2. 疼痛

(1)做好疼痛评分，根据患者疼痛情况，可应用数字分级评分法评分，记录具体分值。如出现剧烈疼痛或厥脱症状，应立即报告医生并协助处理。

(2)指导患者使用转移注意力的方法，如读书、看报、与人交流等。

(3)教会患者使用放松术，如全身肌肉放松、缓慢的深呼吸、五行音乐疗法等。

(4)遵医嘱予耳穴压豆，取乳腺、腋下、肝、交感、内分泌、神门、皮质下、交感、肾等穴。

(5)遵医嘱予贴敷疗法。

(6)遵医嘱予中药外敷。

(7)遵医嘱予腕踝针。

(8)遵医嘱予穴位贴敷，取阿是穴、内关、曲池等穴。

3. 心烦易怒

(1)多与患者及家属交流，及时了解患者存在的心理问题，帮助其排忧解难。

(2)帮助患者获得爱人和家属的理解与关爱。

(3)五行音乐疗法，推荐患者听轻音乐以舒缓情绪。焦虑患者：听安静、柔和、婉约的乐曲，如高山流水、古筝等。抑郁患者：听冥想式的乐曲，如沉思、古琴等。

(4)遵医嘱予耳穴压豆，取心、肝、神门、脑、皮质下等穴。

(5)遵医嘱予放血疗法，取耳尖、肝阳等穴。

4. 恶心、呕吐(化疗期间)

(1)观察呕吐物的量、色、性质，及时记录并报告医生。

(2)呕吐后，遵医嘱以温开水或中药进行口腔护理。

(3)遵医嘱予耳穴压豆，取脾、胃、交感、膈、贲门、食道等穴。

(4)遵医嘱予灸法，取中脘、关元、足三里、神阙等穴。

(5)遵医嘱予穴位按摩，取足三里、合谷、内关及两侧脊穴等穴。

(6)遵医嘱予穴位注射，取足三里等穴。

(7)遵医嘱予穴位贴敷，取中脘、合谷等穴。

5. 四肢麻木(化疗期间)

(1)保证环境安全，避免烫伤、烧伤、磕碰等。

(2)注意四肢保暖，穿棉袜，戴棉质手套，防止受凉。

(3)遵医嘱予气压式血液循环驱动仪治疗，每次30分钟，每日1次。

(4)遵医嘱予穴位按摩，取足三里、手三里、太冲、阳陵泉、曲池、内关等穴。

(5)遵医嘱予中药泡洗。

三、中医特色治疗护理

(一)药物治疗

(1)内服中药。

(2)注射给药。

(3)外用中药。

（二）中医特色技术

穴位贴敷、中药湿敷、贴敷疗法、穴位注射、放血疗法、耳穴压豆、穴位按摩、中药泡洗、腕踝针、灸法、中药外敷、中药口腔护理。

四、健康指导

（一）生活起居

（1）定期对健侧乳房进行自我检查，乳房切除的患者建议佩戴义乳。

（2）适当锻炼，如太极拳、气功、八段锦、伸展运动等。

（二）饮食指导

（1）气滞痰凝证：宜食疏肝理气、化痰散结的食品，如陈皮、丝瓜、李子、海带、紫菜等。食疗方：海带汤。

（2）冲任失调证：宜食调理冲任、补益肝肾的食品，如大枣、甲鱼、桑葚、黑木耳等。食疗方：红杞鲫鱼汤。

（3）毒热蕴结证：宜食清热解毒、活血化瘀的食品，如莲藕、苦瓜、葡萄、柠檬、大白菜、茄子、香菇等。食疗方：菱角汤或菱角薏米粥。

（4）气血两虚证：宜食益气养血、健脾补肾的食品，如龙眼肉、大枣、茯苓、山药、黑芝麻等，多食瘦肉、牛奶及蛋类等。食疗方：小米大枣粥。

（5）气阴两虚证：宜食益气养阴的食品，如黑木耳、银耳、鸭肉等。食疗方：莲藕小米粥。

（6）瘀毒互结证：宜食解毒化瘀的食品，如苦瓜、丝瓜、海带、海蜇、荸荠等。食疗方：绿豆粥。

（7）恶心者，宜食促进消化、增加胃肠蠕动的食品，如生白萝卜捣汁饮用；呕吐者，进食止呕和胃的食品，如频服姜汤（生姜汁 1 汤匙，蜂蜜 2 汤匙，加开水 3 汤匙调匀）。

（8）化疗期间，宜食促进消化、健脾开胃、补益气血的食品，如萝卜、香菇、陈皮、菠菜、桂圆、金针菇等，禁食辛辣及油炸的食品。

（9）放疗期间，宜食生津养阴、清凉甘润的食品，如藕汁、雪梨汁、萝卜汁、绿豆汤、冬瓜汤、竹笋、西瓜、橙子、蜂蜜、甲鱼等。

（三）情志调理

（1）鼓励患者主动抒发心中的不良情绪，保持心态稳定。

（2）鼓励病友间相互交流，以增强战胜疾病的信心。

（3）指导患者使用转移注意力的方法，如阅读、倾听（音乐、广播）、写作、绘画、练书法等。

（4）鼓励家属多与患者交谈，多陪伴。

五、护理难点

双侧乳癌患者的静脉通路建立与维护较难。

解决思路：

（1）短期置管：可选择颈内静脉、锁骨下静脉及股静脉置管。

(2)长期置管：探索下腔静脉的 PICC 置管。
(3)管道维护：建立长期和短期中心静脉置管维护的操作流程及规范。

六、护理效果评价

乳腺癌中医护理效果评价表(表 7-3)。

表 7-3 乳腺癌中医护理效果评价表

医院：________科室：______入院日期：______出院日期：______住院天数：____床号：__________姓名：____性别：______年龄：______住院号：______

文化程度： 纳入中医临床路径：是□ 否□ 证候诊断：气滞痰凝证□ 冲任失调证□ 热毒蕴结证□ 气血两虚证□ 气阴两虚证□ 瘀毒互结证□ 其他：

一、护理效果评分

主要症状	主要辨证施护方法	中医护理技术	分级	护理效果			
				实施前评价		实施后评价	
				日期	分值	日期	分值
肢体肿胀□	1. 症状评估□ 2. 抬高患肢与心脏同一水平□ 3. 患肢握拳活动□ 4. 气压式血液循环驱动仪治疗□ 5. 其他护理措施：	1. 贴敷疗法□ 应用次数：____次；应用时间：____天 2. 中药外敷□ 应用次数：____次；应用时间：____天 3. 穴位按摩□ 应用次数：____次；应用时间：____天 4 中药湿敷□ 应用次数：____次；应用时间：____天 5. 其他：____ 应用次数：____次；应用时间：____天	好（0 分）：正常 较好（2 分）：对水肿肢体加压可出现凹陷，肢体抬高时水肿大部分消失，无纤维化样皮肤损害 一般（4 分）：加压时，水肿肢体不出现凹陷，肢体抬高时水肿部分消失，有中度纤维化 差（6 分）：出现象皮肿样皮肤变化				
疼痛□	1. 采用主诉疼痛的程度分级法□ 评分：________ 2. 转移注意力□ 3. 放松疗法□ 4. 五行音乐疗法□ 5. 其他护理措施：	1. 耳穴压豆□ 应用次数：____次；应用时间：____天 2. 穴位贴敷□ 应用次数：____次；应用时间：____天 3. 贴敷疗法□ 应用次数：____次；应用时间：____天 4. 腕踝针□ 应用次数：____次；应用时间：____天 5. 中药外敷□ 应用次数：____次；应用时间：____天 6. 其他：____ 应用次数：____次；应用时间：____天	好（0 分）：无疼痛 较好（2 分）：轻度疼痛，疼痛评分 1～3 分，有疼痛但可忍受，生活正常，睡眠无干扰 一般（4 分）：中度疼痛，疼痛评分 4～6 分，疼痛明显，不能忍受，要求服用镇痛药物，睡眠受干扰 差（6 分）：重度疼痛，疼痛评分 7～10 分，不能忍受，需用镇痛药物，睡眠受严重干扰，可伴自主神经紊乱或被动体位				

续表7-3

主要症状	主要辨证施护方法	中医护理技术	分级	护理效果			
				实施前评价		实施后评价	
				日期	分值	日期	分值
心烦易怒□	1. 沟通交流□ 2. 家庭支持□ 3. 五行音乐疗法□ 4. 其他护理措施：	1. 耳穴压豆□　应用次数：____次；应用时间：____天 2. 放血疗法□　应用次数：____次；应用时间：____天 3. 其他：____　应用次数：____次；应用时间：____天	好(0分)：正常 较好(2分)：偶有情绪不稳定及失眠 一般(4分)：有时情绪不稳定，易烦躁发愁，夜眠易醒 差(6分)：易烦躁发怒，易失眠				
恶心呕吐□(化疗期间)	1. 呕吐物观察□ 2. 其他护理措施：	1. 耳穴压豆□　应用次数：____次；应用时间：____天 2. 穴位贴敷□　应用次数：____次；应用时间：____天 3. 穴位注射□　应用次数：____次；应用时间：____天 4. 中药口腔护理□　应用次数：____次；应用时间：____天 5. 穴位按摩□　应用次数：____次；应用时间：____天 6. 灸法□　应用次数：____次；应用时间：____天 7. 其他：____　应用次数：____次；应用时间：____天	好(0分)：正常 较好(2分)：偶有恶心呕吐 一般(4分)：常有恶心，每天呕吐1~2次 差(6分)：每天呕吐3次以上				

续表7-3

主要症状	主要辨证施护方法	中医护理技术	分级	护理效果			
				实施前评价		实施后评价	
				日期	分值	日期	分值
四肢麻木□（化疗期间）	1. 安全护理□ 2. 四肢保暖□ 3. 气压式血液循环驱动仪治疗□ 4. 其他护理措施：	1. 穴位按摩□　应用次数：____次；应用时间：____天 2. 中药泡洗□　应用次数：____次；应用时间：____天 3. 其他：____　应用次数：____次；应用时间：____天	好（0分）：正常 较好（2分）：偶有麻木，程度轻微 一般（4分）：持续麻木，尚能忍受 差（6分）：持续麻木，难以忍受				
其他：□（请注明）							

二、护理依从性及满意度评价

评价项目		患者对护理的依从性			患者对护理的满意度		
		依从	部分依从	不依从	满意	一般	不满意
中医护理技术	穴位贴敷						
	中药湿敷						
	贴敷疗法						
	穴位注射						
	放血疗法						
	耳穴压豆						
	穴位按摩						
	中药泡洗						
	腕踝针						
	中药口腔护理						
	中药外敷						
	灸法						
健康指导		—	—	—			
签　名		责任护士签名：			上级护士或护士长签名：		

注：1. 患者对护理的依从性。依从：患者在治疗期间遵医嘱完成规范化中医护理治疗。部分依从：偶尔不能配合完成中医护理治疗。不依从：经常不能配合或自主要求终止中医护理治疗。2. 患者对护理的满意度。询问患者对护理的满意度。

三、对本病中医护理方案的评价

实用性强：>90%□　实用性较强：70%≤实用性≤90%□　实用性一般：30%≤实用性<70%□　不实用：<30%□

改进意见：

四、评价人（责任护士）

姓名：________________技术职称：________________完成日期：________________护士长签字：________________

第四节　噎膈(食管癌)中医护理方案

一、常见证候要点

1. 痰气阻膈证　吞咽梗阻，胸膈痞满或疼痛，情志抑郁时加重，嗳气呃逆，呕吐痰涎，口干咽燥，大便秘结。舌质红，苔薄腻，脉弦滑。

2. 瘀血阻膈证　饮食难下，食入即吐，吐出物如赤豆汁，胸膈疼痛，面色晦暗，肌肤甲错，形体消瘦。舌质紫暗，脉细涩。

3. 阴虚热结证　吞咽梗涩而痛，食入格拒不下，入而复出，甚则水饮难进，心烦口干，胃脘灼痛，五心烦热，形体消瘦，口干咽燥，大便干结。舌质干红少津，脉细数。

4. 气虚阳微证　吞咽受阻，饮食不下，泛吐涎沫，面浮足肿，面色萎黄或皖白，形寒气短，腹胀便溏。舌质淡，苔白，脉细弱。

二、常见症状/证候施护

1. 哽噎

(1)评估哽噎程度。

(2)根据哽噎程度，合理选择饮食的质和量。

(3)必要时遵医嘱鼻饲饮食。

(4)遵医嘱予穴位按摩，取足三里、内关、阳陵泉、扶突等穴。

(5)遵医嘱予灸法，取足三里、内关、阳陵泉等穴。

(6)胃造瘘术患者，遵医嘱定时定量灌注温度适宜的食物和水。

2. 疼痛

(1)观察疼痛的性质、部位、持续时间及与体位的关系，做好疼痛评分。根据患者疼痛情况，可应用疼痛自评工具数字分级评分法评分，记录具体分值。如出现剧烈疼痛或厥脱症状，应立即报告医生并协助处理。

(2)保持环境安静，光线柔和，色调淡雅，避免噪声及不必要的人员走动。

(3)给予舒适体位，避免体位突然改变。疼痛严重者，宜采取患侧卧位。

(4)避免剧烈咳嗽，必要时用手按住胸部疼痛处，以减轻胸痛。

(5)指导患者采用放松术，如缓慢呼吸、全身肌肉放松、听舒缓音乐等。

(6)遵医嘱予耳穴压豆，取神门、皮质下、交感、肺、食道等穴。

(7)遵医嘱予穴位贴敷，取阿是穴等。

(8)遵医嘱予腕踝针。

3. 便溏

(1)观察排便次数、量、性质及有无里急后重感。

(2)保持肛周皮肤清洁。

(3)遵医嘱予耳穴压豆，取大肠、小肠、胃、脾、交感、神门等穴。

(4)遵医嘱予穴位按摩，取足三里、天枢、中脘、关元等穴。

(5)遵医嘱予灸法，取神阙等穴。

4. 腹胀

(1)观察腹胀的部位、性质、程度、时间、诱发因素、排便、排气情况及伴随症状。

(2)患者宜卧床休息，给予半坐卧位。鼓励饭后适当运动，保持大便通畅。

(3)遵医嘱给予肛管排气，观察排便、排气情况。

(4)遵医嘱予灸法，取神阙、天枢、关元、气海等穴。

(5)遵医嘱予耳部刮痧。

(6)遵医嘱予耳穴压豆，取胃、交感、肝、胆、皮质下、三焦、艇中等穴。

(7)遵医嘱予穴位注射，取足三里等穴。

(8)遵医嘱予八卦揉腹。

(9)遵医嘱予穴位贴敷，取天枢、神阙、上巨虚、大肠俞等穴。

5. 便秘

(1)指导患者规律排便，适度增加运动量。

(2)指导患者正确使用缓泻剂。

(3)遵医嘱予耳穴压豆，取大肠、胃、脾、交感、皮质下、便秘点等穴。

(4)遵医嘱予穴位按摩，取天枢、脾俞、肓俞、大肠俞等穴。

(5)遵医嘱予穴位贴敷，取天枢、神阙、上巨虚、大肠俞等穴。

(6)进食富含膳食纤维的食物，如蔬菜、粗粮等，适当增加液体的摄入。

(7)遵医嘱予八卦揉腹。

(8)遵医嘱予脐灸，根据患者情况辨证用药。

6. 嗳气、反酸

(1)观察嗳气和反酸的频率、程度、伴随症状及与饮食的关系。

(2)指导患者饭后不宜立即平卧，发作时宜取坐位，可饮用温开水；若空腹时出现，应立即进食以缓解不适。

(3)忌生冷饮食，少食甜、酸之品，戒烟酒。

(4)指导患者慎起居，适寒温，畅情志，避免恼怒、抑郁。

(5)遵医嘱予穴位注射，取足三里、内关等穴。

(6)遵医嘱予穴位按摩，取足三里、合谷、天突、中脘、内关等穴。

(7)遵医嘱予灸法，取肝俞、胃俞、足三里、中脘、神阙等穴。

(8)遵医嘱予耳穴压豆，取脾、胃、交感、神门、贲门、食道等穴。

(9)遵医嘱予耳部刮痧。

7. 呕吐痰涎

(1)急性发作呕吐剧烈者暂禁食，呕吐停止后可给予流质或半流质易消化饮食。

(2)出现恶心呕吐者及时清理呕吐物，指导患者采取正确体位，以防止窒息。

(3)遵医嘱予穴位按摩，取双侧内关、合谷、足三里等穴。

(4)遵医嘱予穴位贴敷，取膈俞、内关、胃俞、足三里等穴。

(5)呕吐甚者，中药宜少量多次频服，并可在服药前口含鲜生姜片或服少量姜汁。

(6)呕吐停止后，协助患者用温开水或淡盐水漱口，以保持口腔清洁。

(7)饮食宜以细软温热素食为主，如生姜枇杷叶粥或生姜陈皮饮，忌食生冷、肥甘、甜腻生痰之品。

（8）遵医嘱予耳穴压豆，取脾、胃、交感、神门、贲门、肺、口等穴。

（9）遵医嘱予灸法，取中脘、神阙、足三里等穴。

三、中医特色治疗护理

（一）药物治疗

（1）内服中药。

（2）外用中药。

（二）中医特色技术

灸法、穴位按摩、穴位注射、耳穴压豆、穴位贴敷、八卦揉腹、脐灸、耳部刮痧。

（三）围手术期护理

1. 术前护理

（1）做好术前宣教，告知手术注意事项及相关准备工作，取得患者的配合。

（2）胃肠道准备。

1）术前安置胃管和十二指肠滴液管。

2）术前禁食，有食物潴留者，术前晚用等渗盐水冲洗食管，有利于减轻组织水肿、降低术后感染和吻合口瘘的发生率。

2. 术后护理

（1）全麻后要去枕平卧，头偏向一侧。禁食禁水直到拔除胃管。

（2）留置胃管，有助于更好地引出伤口内积液和积气，促进肺的扩张及伤口愈合。指导患者及家属妥善固定管道，勿牵拉、折压，保持引流管通畅。

（3）术后功能锻炼：6 小时后床头摇起呈半卧位，可以枕枕头，并可以活动四肢，协助患者翻身。

（4）如果感觉伤口疼痛较重，可以使用止痛针剂，还可以针刺足三里、合谷穴止痛。

四、健康指导

（一）生活起居

（1）避免受凉，勿汗出当风。保持病室安静、整洁、空气清新，温湿度适宜。

（2）生活规律，劳逸结合，适当运动，保证睡眠。

（3）给予舒适体位，避免体位突然改变。疼痛严重者，宜采取患侧卧位。

（二）饮食指导

饮食宜稀软，进食高热量、高蛋白、丰富维生素的半流质或流质。忌食油腻、辛辣、硬固和粗纤维的食物。不吃过热、过烫的食物，不吸烟、不饮烈性酒。不能进食者，给予鼻饲以保持营养的摄入，必要时遵医嘱给予静脉营养支持。

（1）痰气阻膈证：宜开郁化痰、润燥降气。进食补益肺气、脾气、化痰的食品，如糯米、山药、乳鸽、牛肉、鱼肉、鸡肉、大麦、白扁豆、生梨、白萝卜、荸荠等。食疗方：糯米山药粥。

(2)瘀血阻膈证：宜理气散结、活血化瘀。进食山楂、木耳、桃仁、西红柿、黑米等。食疗方：山楂桃仁粥。

(3)阴虚热结证：宜滋阴清热、泄热散结。进食甲鱼、老鸭、莲子、百合、银耳、茼蒿、枸杞子、山楂、桃仁、海带、金橘等。食疗方：菊花茶、枸杞茶、银耳莲子百合饮、排骨海带汤等。

(4)气虚阳微证：宜益气养血、健脾补肾。进食龙眼肉、大枣、茯苓、山药、黑芝麻等，多食瘦肉、牛奶及蛋类等。食疗方：小米大枣粥。

(5)术后的饮食指导：食管癌术后患者进食时应取半卧位或坐位，适当吃稀饭、面条等软食，要细嚼慢咽，选择易消化、易咽下的高蛋白、高维生素类食物，宜少量多餐，吞咽动作要慢，更要忌烟酒、辛辣等刺激性较强的食物。避免餐后即平卧，卧时床头抬高 20~30 厘米，裤带不宜束得过紧，以免引起腹压过高。

（三）情志调理

(1)做好心理安慰与疏导，缓解紧张及恐惧心理。

(2)重视沟通，畅情志。

（四）管道护理

(1)向患者及家人讲解保护管道的重要性，妥善固定胃管和尿管，告知患者翻身、坐起、下床时注意勿牵拉管道，保持管道有效引流。

(2)注意观察引流液的颜色、气味、性质和引流量，发现血性引流液时，应及时报告医生。

（五）出院健康教育

(1)避免疲劳，充分休息，一般不宜做上半身的剧烈活动，也不要将头过于后屈或回旋。

(2)加强手术侧上肢的运动，以防止出现上肢功能障碍和肌肉萎缩。

(3)定期复查，第 1 年每 3 个月复查 1 次，第 2 年 6 个月复查 1 次，以后每年复查 1 次，不适随诊。

(4)出现进食后异常不适及恶心、呕吐甚至呕血、黑便，或出现胸痛、咳嗽气促、乏力、进行性消瘦者应及时来医院检查。

(5)术后患者出院后两周来门诊复查，内容包括胸部 X 线检查、血常规，以根据病情进行化疗。

五、护理效果评价

噎膈(食管癌)中医护理效果评价表(表 7-4)。

表 7-4 噎膈(食管癌)中医护理效果评价表

医院：________科室：______入院日期：______出院日期：______住院天数：____床号：__________姓名：____性别：______年龄：______住院号：______

文化程度： 是否纳入中医临床途径：是☐ 否☐ 诊断证候：痰气阻膈证☐ 瘀血阻膈证☐ 阴虚热结证☐ 气虚阳微证☐ 其他：

一、护理效果评价

主要症状	主要辨证施护方法	中医护理技术	分级	护理效果			
				实施前评价		实施前评价	
				日期	分值	日期	分值
哽噎☐	1. 程度☐ 2. 饮食护理☐ 3. 体位☐ 4. 其他护理措施：	1. 灸法☐ 应用次数：____次；应用时间：____天 2. 穴位按摩☐ 应用次数：____次；应用时间：____天 3 其他：____ 应用次数：____次；应用时间：____天	好(0分)无哽噎 较好(2分)轻度哽噎 一般(4分)只能进食流食 差(6分)无法进食				
疼痛☐	1. 疼痛评估☐评分：________ 2. 活动☐ 3. 松弛疗法☐ 4. 其他护理措施：	1. 穴位贴敷☐ 应用次数：____次；应用时间：____天 2. 耳穴压豆☐ 应用次数：____次；应用时间：____天 3. 腕踝针☐ 应用次数：____次；应用时间：____天 4. 其他：____ 应用次数：____次；应用时间：____天	好(0分)：无疼痛 较好(2分)：轻度疼痛，疼痛评分1~3分，有疼痛但可忍受，生活正常，睡眠无干扰 一般(4分)：中度疼痛，疼痛评分4~6分，疼痛明显，不能忍受，要求服用镇痛药物，睡眠受干扰 差(6分)：重度疼痛，疼痛评分7~10分，不能忍受，需用镇痛药物，睡眠受严重干扰，可伴自主神经紊乱或被动体位				

续表7-4

主要症状	主要辨证施护方法	中医护理技术	分级	护理效果			
				实施前评价		实施前评价	
				日期	分值	日期	分值
便溏□	1. 皮肤护理□ 2. 饮食护理□ 3. 其他护理措施：	1. 穴位按摩□　应用次数：____次；应用时间：____天 2. 耳穴压豆□　应用次数：____次；应用时间：____天 3. 灸法□　应用次数：____次；应用时间：____天 4. 其他：____　应用次数：____次；应用时间：____天	好（0分）：无 较好（2分）：大便不能成形，每日3~4次 一般（4分）：大便稀溏，每日5~10次 差（6分）：大便如水样，每日10次以上				
腹胀□	1. 观察□ 2. 饮食□ 3. 活动□ 4. 用药护理□ 5. 其他护理措施：	1. 穴位注射□　应用次数：____次；应用时间：____天 2. 灸法□　应用次数：____次；应用时间：____天 3. 穴位贴敷□　应用次数：____次；应用时间：____天 4. 耳穴压豆□　应用次数：____次；应用时间：____天 5. 八卦揉腹□　应用次数：____次；应用时间：____天 6. 耳部刮痧□　应用次数：____次；应用时间：____天 6. 其他：____　应用次数：____次；应用时间：____天	好（0分）：无 较好（2分）：偶尔腹胀 一般（4分）：时有腹胀能忍 差（6分）：持续胀满不适，不能忍受				

续表7-4

主要症状	主要辨证施护方法	中医护理技术	分级	护理效果			
				实施前评价		实施前评价	
				日期	分值	日期	分值
便秘□	1. 体位□ 2. 活动□ 3. 饮食护理□ 4. 其他护理措施：	1. 穴位按摩□ 应用次数：____次；应用时间：____天 2. 穴位贴敷□ 应用次数：____次；应用时间：____天 3. 耳穴压豆□ 应用次数：____次；应用时间：____天 4. 八卦揉腹□ 应用次数：____次；应用时间：____天 5. 脐灸□ 应用次数：____次；应用时间：____天 6. 其他：____ 应用次数：____次；应用时间：____天	好(0分)：无 较好(2分)：大便偏硬，1~2日1次 一般(4分)：大便硬结，便难解，3~5日大便1次 差(6分)：大便硬结，异常难解，5日以上大便1次				
嗳气、反酸□	1. 体位□ 2. 饮食/水□ 3. 情志护理□ 4. 其他护理措施：	1. 穴位注射□ 应用次数：____次；应用时间：____天 2. 穴位按摩□ 应用次数：____次；应用时间：____天 3. 灸法□ 应用次数：____次；应用时间：____天 4. 耳部刮痧□ 应用次数：____次；应用时间：____天 5. 耳穴压豆□ 应用次数：____次；应用时间：____天 6. 其他：____ 应用次数：____次；应用时间：____天	好(0分)：无 较好(2分)：偶尔嗳气(每天<4次)、偶有反酸 一般(4分)：经常嗳气(每天4~10次)、时有反酸 差(6分)：频繁嗳气(每天>10次)、频繁反酸				

续表7-4

主要症状	主要辨证施护方法	中医护理技术	分级	护理效果			
				实施前评价		实施前评价	
				日期	分值	日期	分值
呕吐、痰涎□	1. 体位□ 2. 腔清洁□ 3. 服药护理□ 4. 其他护理措施：	1. 穴位按摩□　应用次数：____次；应用时间：____天 2. 穴位贴敷□　应用次数：____次；应用时间：____天 3. 耳穴压豆□　应用次数：____次；应用时间：____天 4. 灸法□　应用次数：____次；应用时间：____天 5. 其他：____　应用次数：____次；应用时间：____天	好(0分)：无 较好(2分)：恶心，偶见痰涎清稀 一般(4分)：干呕时吐痰涎如唾 差(6分)：呕吐痰涎量多				
其他：□（请注明）							

二、护理依从性及满意度评价

评价项目		患者对护理的依从性			患者对护理的满意度		
		依从	部分依从	不依从	满意	一般	不满意
中医护理技术	灸法						
	穴位按摩						
	穴位注射						
	耳穴压豆						
	穴位贴敷						
	耳部刮痧						
	八卦揉腹						
	脐灸						
健康指导		—	—	—			
签名		责任护士签名：			上级护士或护士长签名：		

注：1. 患者对护理的依从性。依从：患者在治疗期间遵医嘱完成规范化中医护理治疗。部分依从：偶尔不能配合完成中医护理治疗。不依从：经常不能配合或自主要求终止中医护理治疗。2. 患者对护理的满意度。询问患者对护理的满意度。

三、对本病中医护理方案的评价

实用性强：>90%□ 实用性较强：70%≤实用性≤90%□ 实用性一般：30%≤实用性<70%□ 不实用：<30%□

改进意见：

四、评价人（责任护士）

姓名：__________ 技术职称：__________ 完成日期：__________ 护士长签字：__________

第五节　脱疽(糖尿病足)中医护理方案

一、常见证候要点

1. 阴虚血瘀证　疮面发白或呈黑褐色，干枯皱缩，钝痛，皮肤干燥、脱屑或皲裂，汗毛稀少或脱落，趾甲增厚、变形、生长缓慢，肌肉萎缩，足或足趾畸形。舌质紫暗，有裂纹，苔薄黄，脉细或细涩。

2. 湿热瘀滞证　面红、口渴，患肢肿胀或疼痛，足趾青紫，溃疡面红肿，局部脓性分泌物较多、黏稠，为湿性坏疽样改变，足或足趾畸形。舌红，舌边齿痕，苔黄腻，脉细数。

二、常见症状/证候施护

1. 趾(指)端麻木、疼痛

(1)观察患者疼痛的部位、性质、程度、持续时间，患趾(指)有无坏死、溃疡及脓腐颜色、气味。

(2)在白天发生疼痛时，努力转移其注意力，并轻轻按摩患肢，减轻其疼痛。

(3)遵医嘱予穴位按摩，取足三里、阳陵泉等穴，由轻而重，有通络止痛之效。

(4)遵医嘱予中药熏洗，初中期用当归、独活、桑枝、威灵仙；后期脓腐未尽，用黄连、马齿苋、土茯苓、金银花、制大黄；脓腐已尽，用生黄芪、乳香、没药等熏洗。应注意水温，切忌烫伤，禁用于坏疽及感染在发展期。

(5)遵医嘱予穴位注射，取足三里、承山等穴，双侧交替。

(6)遵医嘱予耳穴压豆，取趾(指)、肝、脾、神门、内分泌、交感、枕小神经等穴。

(7)对疼痛彻夜难眠的患者，可遵医嘱注射镇痛剂，慎用吗啡类镇痛剂。

2. 功能障碍

(1)在早期或恢复期，鼓励患者下床活动。若下床困难时，应每日协助患者在床上进行患肢的屈伸旋转活动。指导患者自行按摩患肢，有意识地进行肌肉收缩与放松活动，每日3~4次，也可用红花油涂擦或毛巾湿敷揉搓，以促进下肢血液运行，防止发生失用性肌肉萎缩及关节强直。

(2)局部坏死溃烂患者，禁止锻炼。

(3)遵医嘱予灸法，取足三里、三阴交等穴。

(4)遵医嘱予中药涂擦。

(5)遵医嘱予中药熏洗。

3. 不寐

(1)居室宜安静舒适，光线柔和，温湿度适宜，远离强光、噪声、异味刺激，为患者提供良好的睡眠环境。

(2)观察患者睡眠时间、深度和睡眠质量，注意不寐的临床表现及轻重程度，观察有无头晕、头痛、心悸等伴随症状，并注意观察护理治疗效果，及时调整护理计划，采取相应护理措施。

(3)饮食宜清淡易消化，少食肥甘厚味的食物，睡前少饮水，忌食辛辣刺激食物，忌烟酒，晚餐不宜过饱，睡前忌饮浓茶、咖啡、可乐等。

(4)遵医嘱予耳穴压豆，取心、肾、肝、神门、交感、枕、垂前、皮质下等穴。

(5)遵医嘱予穴位按摩，从头部印堂穴经眉棱骨推至太阳穴，环形按摩腹部，双手交替按摩涌泉穴。

(6)必要时在睡前30分钟服用镇静安神药。

(7)遵医嘱予刮痧治疗，取耳部。

三、中医特色治疗护理

(一)药物治疗

(1)内服中药。

(2)注射给药。

(二)中医特色技术

穴位按摩、穴位注射、灸法、耳穴压豆、中药熏洗、中药涂擦、刮痧治疗。

四、健康指导

(一)生活起居

(1)病室宜安静，阳光充足，光线柔和，注意适当通风换气。冬春季节要注意保暖，不宜在户外长时间停留。禁用冷水泡足。

(2)急性期应绝对卧床休息，抬高患肢，不宜行走，以防损伤病足。

(3)鞋袜宜温暖、柔软、宽松、透气。注意患肢卫生，保持患肢局部清洁，防止感染及外伤。

(二)饮食护理

饮食以低胆固醇、低热量、低脂肪、高蛋白、高维生素为原则，多吃蔬菜、豆制品、鱼、瘦肉，忌食辛辣、肥甘、生冷之品，尤其注意要戒烟，以防病情加重。

(三)情志护理

由于患者久病难愈，疼痛难忍，且有截趾(肢)的可能，常易悲观失望或烦躁易怒，因此需经常安慰鼓励患者，消除其悲观紧张心理。对需要截肢的患者，术前需向其阐明截肢的必要性，消除患者的顾虑；术后应多加安慰鼓励患者，逐步介绍义肢佩戴的相关知识，帮助患者积极主动面对。对患者的微小进步给予鼓励，以助其逐步适应并达到自理。

五、护理效果评价

脱疽(糖尿病足)中医护理效果评价表(表7-5)。

表 7–5　脱疽（糖尿病足）中医护理效果评价表

医院：________科室：______入院日期：______出院日期：______住院天数：____床号：__________姓名：____性别：______年龄：______住院号：______

文化程度：　纳入中医临床路径：是□ 否□　证候诊断：阴虚血瘀证□ 湿热瘀滞证□　其他：

一、中医护理效果评价

主要症状	主要辨证施护方法	中医护理技术	分级	护理效果			
				实施前评价		实施后评价	
				日期	分值	日期	分值
趾（指）端麻木、疼痛□	1. 评估疼痛□ 评分：______ 2. 局部观察□ 2. 疼痛观察□ 3. 其他护理措施：	1. 耳穴压豆□　应用次数：____次；应用时间：____天 2. 穴位注射□　应用次数：____次；应用时间：____天 3. 穴位按摩□　应用次数：____次；应用时间：____天 4. 中药熏洗□　应用次数：____次；应用时间：____天 5. 其他：____　应用次数：____次；应用时间：____天	好（0 分）：无症状 较好（2 分）：肢端发麻，偶有刺痛 一般（4 分）：持续麻木仅限手足，肢端持续疼痛 差（6 分）：膝以下或肘以下持续麻木，肢端持续疼痛，难以入睡				
功能障碍□	1. 症状评估□ 2. 生活护理□ 3. 饮食护理□ 4. 其他护理措施：	1. 灸法□　应用次数：____次；应用时间：____天 2. 中药涂擦□　应用次数：____次；应用时间：____天 3. 中药熏洗□　应用次数：____次；应用时间：____天 4. 其他：____　应用次数：____次；应用时间：____天	好（0 分）：功能正常，可从事正常活动 较好（2 分）：溃疡部位轻度受限，可从事正常活动 一般（4 分）：溃疡部位功能中度受限，生活可自理，但不能从事劳动 差（6 分）：活动功能丧失，不能自理				

续表7-5

主要症状	主要辨证施护方法	中医护理技术	分级	护理效果			
				实施前评价		实施后评价	
				日期	分值	日期	分值
不寐□	1. 症状评估□ 2. 生活护理□ 3. 饮食护理□ 4. 其他护理措施：	1. 耳穴压豆 □　应用次数：____次；应用时间：____天 2. 穴位按摩 □　应用次数：____次；应用时间：____天 3. 刮痧治疗□　应用次数：____次；应用时间：____天 4. 其他：____　应用次数：____次；应用时间：____天	好(0分)：无不寐 较好(2分)：睡觉时常觉醒或睡不安稳，晨醒过早，但不影响工作 一般(4分)：睡眠不足4小时，但尚能坚持正常工作 差(6分)：彻夜不眠，难以坚持工作				

二、护理依从性及满意度评价

评价项目		患者对护理的依从性			患者对护理的满意度		
		依从	部分依从	不依从	满意	一般	不满意
中医护理技术	穴位注射						
	耳穴压豆						
	中药熏洗						
	灸法						
	穴位按摩						
	刮痧治疗						
	中药涂擦						
健康指导		—	—	—			
签名		责任护士签名：			上级护士或护士长签名：		

注：1. 患者对护理的依从性。依从：患者在治疗期间遵医嘱完成规范化中医护理治疗。部分依从：偶尔不能配合完成中医护理治疗。不依从：经常不能配合或自主要求终止中医护理治疗。2. 患者对护理的满意度。询问患者对护理的满意度。

三、对本病中医护理方案的评价

实用性强：>90%□ 实用性较强：70%≤实用性≤90%□ 实用性一般：30%≤实用性<70%□ 不实用：<30%□

改进意见：

四、评价人（责任护士）

姓名：________________技术职称：________________完成日期：________________护士长签字：________________

第六节　消渴病痹症（糖尿病周围神经病变）中医护理方案

优化内容

一、常见症状/证候施护

1. 肢体麻木、挛急、疼痛

（1）新增：中药熏洗。

（2）新增：蜡疗。

2. 肢体痿软无力

（1）新增：中医定向透药。

（2）新增：穴位注射，取足三里等穴。

3. 腰膝酸软

新增：中药热奄包，取阿是穴。

二、中医特色技术

新增特色技术：中医定向透药、中药热奄包、穴位注射、蜡疗。

三、中医护理效果评价表

（一）护理效果

将效果评价中的4个选项（好、较好、一般、差）进行量化分级，实施前后分别进行评价，使评价更加客观和具有操作性。具体量化分级详见效果评价表。

（二）患者对护理的依从性评价进行规范

（1）依从：患者在治疗期间遵医嘱完成规范化中医护理治疗。

（2）部分依从：患者偶尔不能配合完成中医护理治疗。

（3）不依从：患者经常不能配合或自主要求终止中医护理治疗。

（三）对本病中医护理方案的评价

中医护理方案的4个评价（实用性强、实用性较强、实用性一般、不实用）参照国家药品监督管理局颁布的《中药新药临床研究指导原则》，将护理效果的评分采用尼莫地平评分法计算，疗效指数=（治疗前得分-治疗后得分）/治疗前得分×100%。具体如下：

（1）治愈：症状、体征消失或基本消失，疗效指数>90%，评价为实用性强。

（2）显效：症状、体征明显好转，70%≤疗效指数≤90%，评价为实用性较强。

（3）有效：症状、体征有好转，30%≤疗效指数<70%，评价为实用性一般。

（4）无效：症状、体征无改善或加重，疗效指数<30%，评价为不实用。

中医护理方案

一、常见证候要点

1. 气虚血瘀证　肢体麻木，如有蚁行感，肢末时痛，多呈刺痛，下肢为主，入夜痛甚，气短乏力，神疲倦怠，自汗畏风，易于感冒。舌质淡暗，或有瘀点，苔薄白。

2. 阴虚血瘀证　肢体麻木，腿足挛急，酸胀疼痛，或小腿抽搐，夜间为甚，或灼热疼痛，五心烦热，失眠多梦，腰膝酸软，头晕耳鸣，口干不欲饮，便秘。舌质嫩红或暗红，苔花剥、少津。

3. 寒凝血瘀证　肢体麻木不仁，四肢末端冷痛，得温痛减，遇寒痛增，下肢为著，入夜更甚，神疲乏力，畏寒怕冷，尿清便溏，或尿少浮肿。舌质暗淡或有瘀点，苔白滑。

4. 痰瘀阻络证　肢体麻木不仁，常有定处，足如踩棉，肢体困倦，头重如裹，昏蒙不清，体多肥胖，口黏乏味，胸闷纳呆，腹胀不适，大便黏滞。舌质紫暗，舌体胖大有齿痕，苔白厚腻。

5. 肝肾亏虚证　肢体痿软无力，肌肉萎缩，甚者痿废不用，腰膝酸软，阳痿不举，骨松齿摇，头晕耳鸣。舌质淡，少苔或无苔。

二、常见症状/证候施护

1. 肢体麻木、挛急、疼痛

(1)观察四肢末端皮肤颜色、温度的变化，有无破溃及足背动脉搏动情况。

(2)观察疼痛发作的时间、性质、程度。

(3)注意肢体及足部保暖，做好足部护理，预防足部溃疡及压力性损伤的发生。

(4)遵医嘱予气压式血液循环驱动治疗。

(5)遵医嘱予耳穴压豆，取相应部位及肝、脾、神门、交感、皮质下、枕小神经等穴。

(6)遵医嘱予中药泡洗，药液温度 38~40℃，防止烫伤。

(7)遵医嘱予双下肢穴位按摩，取足三里、地机、太溪、涌泉等穴。

(8)遵医嘱予穴位贴敷，取涌泉等穴。

(9)遵医嘱予中药离子导入，取足三里、地机、太溪、涌泉等穴。

(10)遵医嘱予灸法，取地机、委中等穴。

(11)遵医嘱予蜡疗。

(12)遵医嘱予中药熏洗。

2. 肢体痿软无力

(1)起居有时，避免劳累，以卧床休息为主。

(2)根据病情指导并协助功能锻炼，防止肌肉萎缩。病情稳定后适量运动，循序渐进。

(3)注意安全，做好预防措施以防止跌倒。

(4)遵医嘱予中医定向透药，取足三里、三阴交、委中等穴。

(5)遵医嘱予灸法，取气海、关元、足三里、三阴交等穴。

(6)遵医嘱予穴位贴敷，取肾俞、脾俞、足三里等穴。

(7)遵医嘱予穴位注射，取足三里穴。

3. 腰膝酸软

(1)遵医嘱监测血糖，观察有无低血糖发生。

(2)遵医嘱予灸法，取肾俞、神阙、气海、关元、三阴交等穴。
(3)遵医嘱予穴位按摩，取气海、关元、委中、涌泉等穴。
(4)遵医嘱予耳穴压豆，取腰椎、肾、肝、脾、胰胆、神门、内分泌、皮质下、三焦等穴。
(5)遵医嘱予中药热奄包，取阿是穴，防止烫伤。

三、中医特色治疗护理

(一)药物治疗

(1)内服中药：活血化瘀类药物一般饭后服；气虚血瘀、寒凝血瘀者偏热服；痰瘀阻络者宜温凉服；肝肾亏虚者宜温服。

(2)注射用药。

(二)中医特色技术

中药泡洗、穴位按摩、耳穴压豆、中药离子导入、灸法、穴位贴敷、中药热奄包、穴位注射、中医定向透药、蜡疗、中药熏洗。

四、健康指导

(一)生活起居

(1)顺应四时及时增减衣物，慎起居、避风寒。

(2)避免劳累，戒烟限酒。

(3)教育患者及其家属重视足部自查及保护。每天自查内容包括：观察双足1~2次，注意足部皮肤颜色、温度改变；检查趾间、趾甲、足底皮肤有无水肿、鸡眼、红肿、甲沟炎、溃疡、坏死等；评估足部感觉减退、麻木、刺痛的程度；检查足背动脉搏动有无减弱，皮肤是否干燥等。

(4)促进足部血液循环，经常按摩足部；每天进行适度运动，如散步、起坐等，以促进血液循环；冬天注意保暖，避免使用热水袋、电热器等直接暖足，谨防烫伤皮肤引起感染。

(5)选择宽松的鞋袜，大小适中，鞋子轻巧，鞋底较厚而鞋内较柔软，透气良好，不建议穿皮鞋；袜子以弹性好、透气及散热性好的棉毛质地为佳。

(6)保持足部清洁，避免感染，勤换鞋袜。每日用中性皂水或温水泡脚，水温38~40℃(用水温计试水温，勿直接用脚试温)，时间15~20分钟，洗净后用清洁、柔软的毛巾轻轻擦干，尤其注意擦干趾间；干燥皮肤可以使用油膏类护肤品。趾甲修剪不宜过短，不随意自行剔除胼胝。

(7)预防外伤：指导患者不要赤脚或穿拖鞋走路，以防扎伤；穿鞋前先检查鞋内有无异物或异常；足部疾患应及时治疗。

(8)定期予以足部穴位按摩，取足三里、三阴交、地机、涌泉等穴。

(二)饮食指导

(1)气虚血瘀证：宜食益气活血的食品，如山药、桃仁等。
(2)阴虚血瘀证：宜食滋阴化瘀的食品，如百合、银耳、黑木耳、黑芝麻等。
(3)寒凝血瘀证：宜食温经通络的食品，如肉桂、茴香、花椒等。
(4)痰瘀阻络证：宜食化痰活血的食品，如山楂、陈皮、金橘等。

(5)肝肾亏虚证：宜食滋补肝肾、补中益气的食品，如枸杞子、甲鱼、老鸭、银耳等。

(6)肢体痿软者，宜食补中益气的食品，如山药、鱼肉、香菇等。

(7)腰膝酸软者，适当食用枸杞子、黑豆等固肾之品。

(三)情志调理

(1)多与患者沟通，鼓励患者表达内心感受，增强其战胜疾病的信心。

(2)组织形式多样、寓教于乐的病友活动，开展同伴支持教育，介绍成功的病例，鼓励参与社会活动。

(3)听舒缓的音乐以转移对疾病的注意力。

(四)康复指导

(1)制订切合实际的运动计划，根据病情选择合适的有氧运动方式，如太极拳、八段锦、散步、游泳等，做到定时、量力而行、循序渐进、持之以恒。空腹不宜运动，运动时应随身携带糖果，血糖<5.5 mmol/L时运动前需适量补充含糖食物，如饼干、面包等。运动要确保安全，安全运动强度的简易计算法：运动后心率(次/分钟)= 170-年龄(次/分钟)。

(2)运动选择在饭后1小时(第1口饭计时)左右，运动时间为每周至少150分钟，每周运动5天，每次30分钟，运动后以周身发热、微微出汗、精神愉悦为宜。

(3)指导肢体麻木患者主动活动，防止局部受压；肢体萎缩或无力者，协助其进行正确的体位移动，使肢体处于功能位，防止足下垂，并进行肌肉按摩，防止肌肉进一步萎缩。

(4)血糖>16.7 mmol/L、肢体痿软无力严重、合并糖尿病急性代谢并发症以及合并各种心、肾等器官严重慢性并发症者暂不宜运动。

(5)糖尿病神经或血管病变有足部麻木、发凉等不适者，可每天做5分钟足部操，注意足部保暖。足部操具体动作：①平卧，患肢伸直抬高45°，足趾作背伸跖屈。②平卧，患肢伸直抬高45°，踝关节作伸屈活动。③平卧，患侧靠床边，患肢伸直抬高45°并维持1~2分钟，再垂于床边1~2分钟。

(6)八段锦的“两手攀足固腰肾”法：松静站立，两足平开，与肩同宽；两臂平举，自体侧缓缓抬起至头顶上方，转掌心朝上，向上作托举；稍停顿，两腿绷直，以腰为轴，身体前俯，双手顺势攀足，稍作停顿，将身体缓缓直起，双手顺势起于头顶之上，两臂伸直，掌心向前，再自身体两侧缓缓下落于体侧。

五、护理难点

老年患者缺乏自我足部护理能力。

解决思路：

(1)对老年患者采用少文字、大图片、反复强化等健康教育方式，以提高患者依从性。

(2)对与子女同住的老年患者可指导家属参与足部护理。对孤寡老人指导简单易行的足部护理方法。

(3)指导老年患者穿白色棉袜，用白色毛巾擦脚，以便及时发现足部小破溃。

(4)对患者进行电话随访，督促患者按时进行相关检查。

六、护理效果评价

消渴病痹症(糖尿病周围神经病变)中医护理效果评价表(表7-6)。

表 7-6　消渴病痹症（糖尿病周围神经病变）中医护理效果评价表

医院：________科室：______入院日期：______出院日期：______住院天数：____床号：__________姓名：____性别：______年龄：______住院号：______

文化程度：　纳入中医临床路径：是□ 否□　证候诊断：气虚血瘀证□ 阴虚血瘀证□ 寒凝血瘀证□ 痰瘀阻络证□ 肝肾亏虚证□　其他：

一、中医护理效果评价

<table>
<tr><th rowspan="3">主要症状</th><th rowspan="3">主要辨证施护方法</th><th rowspan="3">中医护理技术</th><th rowspan="3">分级</th><th colspan="4">护理效果</th></tr>
<tr><th colspan="2">实施前评价</th><th colspan="2">实施后评价</th></tr>
<tr><th>日期</th><th>分值</th><th>日期</th><th>分值</th></tr>
<tr><td>肢体麻木、挛急、疼痛□</td><td>1. 局部观察□
2. 疼痛观察□
3. 其他护理措施：</td><td>1. 中药泡洗□　应用次数：____次；应用时间：____天
2. 穴位按摩□　应用次数：____次；应用时间：____天
3. 耳穴压豆□　应用次数：____次；应用时间：____天
4. 穴位贴敷□　应用次数：____次；应用时间：____天
5. 中药离子导入□　应用次数：____次；应用时间：____天
6. 灸法□　应用次数：____次；应用时间：____天
7. 蜡疗□　应用次数：____次；应用时间：____天
8. 中药熏洗□　应用次数：____次；应用时间：____天
9. 其他：____　应用次数：____次；应用时间：____天</td><td>好（0 分）：无症状
较好（2 分）：肢端发麻，偶有刺痛
一般（4 分）：持续麻木仅限手足，肢端持续疼痛
差（6 分）：膝以下或肘以下持续麻木，肢端持续疼痛，难以入睡</td><td></td><td></td><td></td><td></td></tr>
</table>

续表7-6

主要症状	主要辨证施护方法	中医护理技术	分级	护理效果			
				实施前评价		实施后评价	
				日期	分值	日期	分值
肢体痿软□	1. 肢体功能锻炼□ 2. 其他护理措施：	1. 穴位贴敷□　应用次数：____次；应用时间：____天 2. 中医定向透药□　应用次数：____次；应用时间：____天 3. 穴位注射□　应用次数：____次；应用时间：____天 4. 灸法□　应用次数：____次；应用时间：____天 5. 其他：____　应用次数：____次；应用时间：____天	好(0分)：无症状 较好(2分)：稍感乏力 一般(4分)：乏力较甚 差(6分)：四肢乏力				
腰膝酸软□	1. 活动与休息□ 2. 检测血糖□ 3. 其他护理措施：	1. 灸法□　应用次数：____次；应用时间：____天 2. 穴位按摩□　应用次数：____次；应用时间：____天 3. 耳穴压豆□　应用次数：____次；应用时间：____天 4. 中药热奄包□　应用次数：____次；应用时间：____天 5. 其他：____　应用次数：____次；应用时间：____天	好(0分)：无症状 较好(2分)：腿软难以久立，不影响日常活动 一般(4分)：持续腰膝酸软，可日常活动 差(6分)：腰膝酸软，喜卧				
其他：□ (请注明)							

二、护理依从性及满意度评价

评价项目		患者对护理的依从性			患者对护理的满意度		
		依从	部分依从	不依从	满意	一般	不满意
中医护理技术	中药泡洗						
	耳穴压豆						
	穴位注射						
	穴位贴敷						
	灸法						
	中药热奄包						
	中医定向透药疗法						
	穴位按摩						
	中药熏洗						
	蜡疗						
	中药离子导入						
健康指导		—	—	—			
签名		责任护士签名：			上级护士或护士长签名：		

注：1. 患者对护理的依从性。依从：患者在治疗期间遵医嘱完成规范化中医护理治疗。部分依从：偶尔不能配合完成中医护理治疗。不依从：经常不能配合或自主要求终止中医护理治疗。2. 患者对护理的满意度。询问患者对护理的满意度。

三、对本病中医护理方案的评价

实用性强：>90%□　实用性较强：70%≤实用性≤90%□　实用性一般：30%≤实用性<70%□　不实用：<30%□

改进意见：

四、评价人（责任护士）

姓名：________________技术职称：________________完成日期：________________护士长签字：________________

第七节　消渴病(2型糖尿病)中医护理方案

优化内容

一、常见证候要点

燥热伤肺证优化为：肺热津伤证。

二、常见症状/证候施护

1. 尿量增多

(1)新增：耳穴压豆，取肾、膀胱、脾、肺、内分泌、皮质下、神门等穴。

(2)新增：灸法，取神阙、气海、关元等穴。

2. 口干多饮

优化：耳穴压豆，取渴点等穴。

3. 倦怠乏力

新增：督灸。

4. 肢体麻木、疼痛、肢冷

(1)新增：穴位注射，取足三里等穴。

(2)新增：火龙罐。

5. 皮肤瘙痒

(1)新增：中药涂擦。

(2)新增：放血疗法，取耳尖、风溪等穴。

(3)遵医嘱予中药湿敷。

6. 腰膝酸软

新增：中药热奄包，取阿是穴等。

三、中医特色技术

新增中医特色技术：督灸、中药热奄包、放血疗法、穴位注射、火龙罐、中药涂擦、中药湿敷。

四、健康指导

优化饮食指导内容。

五、中医护理效果评价表

(一)护理效果

将效果评价中的4个选项(好、较好、一般、差)进行量化分级，实施前后分别进行评价，使评价更加客观和具有操作性。具体量化分级详见效果评价表。

（二）患者对护理的依从性评价进行规范

（1）依从：患者在治疗期间遵医嘱完成规范化中医护理治疗。

（2）部分依从：患者偶尔不能配合完成中医护理治疗。

（3）不依从：患者经常不能配合或自主要求终止中医护理治疗。

（三）对本病中医护理方案的评价

中医护理方案的4个评价（实用性强、实用性较强、实用性一般、不实用）参照国家药品监督管理局颁布的《中药新药临床研究指导原则》，将护理效果的评分采用尼莫地平评分法计算，疗效指数=（治疗前得分-治疗后得分）/治疗前得分×100%。具体如下：

（1）治愈：症状、体征消失或基本消失，疗效指数>90%，评价为实用性强。

（2）显效：症状、体征明显好转，70%≤疗效指数≤90%，评价为实用性较强。

（3）有效：症状、体征有好转，30%≤疗效指数<70%，评价为实用性一般。

（4）无效：症状、体征无改善或加重，疗效指数<30%，评价为不实用。

中医护理方案

一、常见证候要点

1. 肺热津伤证　口渴多饮，口舌干燥，尿量频多，烦热多汗。舌边尖红，苔薄黄，脉洪数。

2. 胃热炽盛证　多食易饥，口渴，尿多，形体消瘦，大便干燥。苔黄，脉滑实有力。

3. 气阴亏虚证　口渴引饮，能食与便溏并见，或饮食减少，精神不振，四肢乏力，体瘦。舌质淡红，苔白而干，脉弱。

4. 肾阴亏虚证　尿频量多，浑浊如脂膏，或尿甜，腰膝酸软，乏力，头晕耳鸣，口干唇燥，皮肤干燥，瘙痒。舌红少苔，脉细数。

5. 阴阳两虚证　小便频数，浑浊如膏，甚至饮一溲一，面色憔悴，耳轮干枯，腰膝酸软，四肢欠温，畏寒肢冷，阳痿或月经不调。舌苔淡白而干，脉沉细无力。

二、常见症状/证候施护

1. 尿量增多

（1）观察排尿次数、尿量及尿色。

（2）指导患者饮食调理，适当进食芡实、枸杞子等补肾之品。食疗方：芡实瘦肉汤。

（3）遵医嘱予耳穴压豆，取肾、膀胱、脾、皮质下、缘中、内分泌、神门等穴。

（4）遵医嘱予灸法，取神阙、气海、关元等穴。

2. 口干多饮

（1）保持病室空气温湿度适宜。

（2）观察口干、口渴、每日饮水量。

（3）多食生津润燥类食物，如百合、西葫芦等，可选用鲜芦根煎水代茶饮；口含乌梅，饮用菊花玉竹茶、苦丁茶以缓解口干口渴。食疗方：凉拌黄瓜、蓝莓山药、葛根鱼汤。

(4)遵医嘱予耳穴压豆，取口、皮质下、内分泌、糖尿病点、脾、胰、三焦、渴点等穴。

3. 多食易饥

(1)询问饮食习惯及饮食量。宜选择混合餐，每餐应包含主食、蔬菜、肉蛋类等；合理搭配粗细粮，少食多餐，细嚼慢咽。

(2)适当增加膳食纤维的摄入，如燕麦、芹菜、韭菜等，以增加饱腹感，延缓食物吸收稳定血糖。

(3)观察并记录身高、体重、腰围、臀围。

(4)遵医嘱予耳穴压豆，取皮质下、内分泌、糖尿病点、脾、胰、饥点等穴。

4. 倦怠乏力

(1)起居有时，避免劳累。

(2)进食补中益气的食物，如山药、鱼肉、香菇等。食疗方：乌鸡汤、香菇木耳汤、山药炖排骨。

(3)病情稳定者适量运动，循序渐进。

(4)遵医嘱予灸法，取足三里、关元、气海等穴。

(5)遵医嘱予穴位贴敷，取肾俞、脾俞、足三里等穴以调节脏腑气血功能。

(6)遵医嘱予督灸。

5. 肢体麻木、疼痛、肢冷

(1)进食活血化瘀的食物，如黄鳝、木耳等。食疗方：洋葱烧黄鳝。

(2)遵医嘱予中药熏洗，以祛风通络，活血通脉。

(3)遵医嘱予穴位按摩，取足三里、阳陵泉、三阴交、涌泉等穴。

(4)遵医嘱穴位贴敷，取涌泉穴。

(5)遵医嘱予耳穴压豆，取相应部位、肝、皮质下、内分泌、糖尿病点、脾、交感、枕小神经等穴。

(6)遵医嘱予穴位注射，取足三里等穴。

(7)遵医嘱予火龙罐，取肾俞、命门、委中等穴。

6. 视物模糊

(1)注意视力变化，定期检查眼底，减少阅读、看电视及使用电脑的时间，宜闭目养神，饮用菊花茶或银杞明目汤等。

(2)遵医嘱予穴位按摩，取精明、四白、丝竹空等穴以辅助通络明目。

(3)遵医嘱予中药眼部雾化，予珍珠明目液滴眼以改善症状。

(4)遵医嘱予中药湿敷。

(5)评估跌倒高危因素，落实防跌倒措施。

7. 皮肤瘙痒

(1)指导患者洗澡忌用刺激性强的皂液，洗后应涂抹润肤露，穿棉质内衣，避免搔抓，热水烫洗；修剪指(趾)甲，瘙痒甚者，遵医嘱予以清热燥湿洗剂，如苦参、苍术、黄柏、白花蛇舌草、连翘等煎汤外洗，也可涂尿素乳膏以防止皮肤干燥。

(2)饮食宜清淡，少食辛辣、油腻及海鲜之品。

(3)遵医嘱予中药涂擦。

(4)遵医嘱予放血疗法，取耳尖、风溪等穴。

（5）遵医嘱予中药湿敷。

8. 腰膝酸软

（1）适当食用枸杞子、黑豆等固肾之品。食疗方：韭菜炒虾仁、山药芡实瘦肉饮。

（2）练习八段锦"两手攀足固肾腰"动作。

（3）遵医嘱予耳穴压豆，取腰椎、内分泌、胰胆、肾、脾、三焦等穴。

（4）遵医嘱予穴位按摩，取肾俞、三阴交、太白、太溪、涌泉等穴。

（5）遵医嘱予中药保留灌肠。

（6）遵医嘱予中药热奄包，取阿是穴等。

三、中医特色治疗护理

（一）内服中药

遵医嘱用药，观察用药后的反应；中药汤剂根据证型予温服或温凉服；中西药之间间隔30分钟以上。

（1）汤剂类：肺热津伤证、胃热炽盛证、气阴亏虚证、肾阴亏虚证者宜温凉服；阴阳两虚证者宜温服。

（2）口服降糖药应注意服用时间、方法及不良反应。

（二）注射用药

（1）中成药制剂建议单独使用，如需联合给药，应考虑时间间隔或用中性液体过渡。

（2）滴速不宜过快，孕妇及哺乳期慎用，有出血倾向者禁用丹红注射液、苦碟子注射液。

（3）用药过程中观察有无不良反应。

（4）胰岛素治疗者应注意注射方法、部位是否正确，观察有无低血糖反应。

（三）中药枕

遵医嘱将菊花、决明子、荞麦皮、绿豆皮、葛根碎片、白术等装成药枕，通过药物的发散作用以达到清肝明目之功效。

（四）中医特色技术

耳穴压豆、穴位贴敷、灸法、中药热奄包、中药熏洗、穴位按摩、督灸、中药眼部雾化、中药涂擦、放血疗法、穴位注射、中药保留灌肠、火龙罐、中药湿敷。

四、健康指导

（一）饮食指导

控制饮食是消渴病最基本的治疗措施。嘱患者遵医嘱严格控制饮食，定时、定量进食，避免随意添加食物，忌甜食及油腻、辛辣饮食，忌烟酒。主食提倡粗制米面和适量杂粮，多食新鲜蔬菜。碳水化合物摄入量每日应控制在250～300 g，勿暴饮暴食，维持理想体重。选择复合糖类，最好选用吸收较慢的多糖类谷物，如玉米、红薯等。限制脂肪摄入，避免进食高胆固醇的食物，可用植物油代替，禁用油炸、煎烤方式。食用不饱和脂肪酸含量高的油，如大豆油、花生油等。

（1）肺热津伤者宜多食清热养阴生津之品，如百合、水梨、银耳、鸭肉、兔肉、鳝鱼等，也可用鲜芦根、麦冬、沙参等泡水代茶饮，或食五汁饮、天花粉粥。

(2)胃热炽盛者宜食清利胃肠实热之品，如芦荟、马齿苋、苦瓜、冬瓜、荞麦、燕麦片等。食疗方：凉拌马齿苋、冬瓜炒竹笋、苦丁茶等。

(3)气阴亏虚者宜食益气养阴之品，如瘦肉、蛋类、鱼肉、山药等。食疗方：皮蛋瘦肉粥等。

(4)肾阴亏虚者宜多食滋肾养阴之品，可选黄芪瘦肉汤、地黄粥、枸杞粥、桑葚汁和猪胰汤等。

(5)阴阳两虚者可用枸杞子、山药、海参、猪肾、黑豆、黑芝麻等补肾，可食海参粥、五味枸杞饮等。

(二)运动指导

(1)根据病情选择合适的有氧运动方式，如太极拳、气功、八段锦、五禽戏、散步、快走、慢跑、游泳等；运动项目的选择要与患者的年龄、病情、经济、文化背景及体质相适应。每周进行2次轻度或中度阻力性肌肉运动。

(2)运动选择在饭后1小时(第1口饭计时)左右，运动频率和时间为每周至少150分钟，如每周运动5天、每次30分钟，以周身发热、微微出汗、精神愉悦为宜。

(3)血糖>16.7 mmol/L、合并糖尿病急性代谢并发症及各种心、肾等器官严重慢性并发症者暂不宜运动。

(4)血糖<5.5 mmol/L运动前需适量补充含糖食物如饼干、面包等。

(三)生活起居

(1)保持环境温湿度适宜，顺应四时及时增减衣物。

(2)起居有常，戒烟限酒。

(3)保持眼、口腔、会阴、皮肤等清洁卫生。

(4)建立较完善的糖尿病教育管理体系，通过糖尿病健康大讲堂、小组式教育或个体化的饮食和运动指导，为患者提供生活方式干预和药物治疗的个体化指导。

(四)情志调理

(1)护士多与患者沟通，了解其心理状态，增强其与慢性疾病作斗争的信心，保持乐观心态。

(2)鼓励家属理解支持患者，避免不良情绪的影响。

(3)组织形式多样、寓教于乐的病友活动，开展同伴支持教育，介绍成功的病例，鼓励参与社会活动。

(4)应用中医七情归属，了解患者情志状态，指导采用移情易性的方法，分散患者对疾病的注意力，改变其不良习性。

(五)低血糖及酮症酸中毒的预防与处理

(1)向患者讲解低血糖及酮症酸中毒的诱因、临床表现和应急救护措施。

(2)生活有规律，定时定量进餐，不擅自停用胰岛素及口服降糖药。

(3)外出时随身携带急救卡、糖果和饼干。如运动量增加，应适当增加碳水化合物摄入量，定时监测血糖。

(4)严密观察患者有无心慌、头晕、大汗、手抖、面色苍白、饥饿等低血糖症状。意识清醒者立即口服含糖 15~20 g 的食物，15 分钟后监测血糖；意识障碍者立即静脉注射 50%葡萄糖注射液 20 mL。

(5) 出现神昏、烦躁不安、呼吸深快、血压下降、肢冷、脉微欲绝时，应及时报告医生，给予氧气吸入，并针刺人中、十宣等穴，配合医生进行抢救。

(六) 糖尿病足的预防

(1) 所有患者每年至少进行 1 次足部检查，包括足部是否畸形，是否有胼胝、溃疡、皮肤颜色变化；检查足背动脉和胫后动脉搏动、皮肤温度以及是否存在感觉异常等。

(2) 预防关键点：定期检查，识别是否存在糖尿病足的危险因素；教育患者及其家属重视足部保护；穿合适的鞋袜，鞋底较厚而鞋内较柔软，透气良好；去除和纠正易引起溃疡的因素。

(3) 对有危险因素的患者给予下列教育：注意足部卫生，洗脚水温应在 37~40℃，洗后擦干，尤其注意擦干趾间；不宜用热水袋、电热器等直接暖足；避免赤足；勿自行修剪或用化学制剂处理胼胝；穿鞋前先检查鞋内有无异物或异常；干燥皮肤可以使用油膏类护肤品。

(4) 定期进行足部穴位按摩，如涌泉穴、三阴交穴、足三里穴、阳陵泉等。

(七) 自我监测

(1) 学会自我规范监测血糖、血压、体重、腰臀围等，养成良好的记录习惯。

(2) 每 3 个月检查 1 次糖化血红蛋白、心电图，每 6 个月检查 1 次肝肾功能、血脂、尿微量蛋白等。

(3) 每年至少筛查 1 次眼底及外周血管、周围神经病变等。

五、护理难点

中、老年糖尿病患者对健康生活方式的依从性差：中年患者工作繁忙，家庭和事业压力较大，社交应酬多，来自社会、家庭各方面的压力使他们无法进入患者角色；老年患者记忆力下降，听力、视力减退，接受新知识能力弱，易丧失信心，加之多年养成的生活习惯，不能很好地控制饮食，且易漏服药物，致血糖控制不理想。

解决思路：

(1) 针对患者的特点、生活方式、文化程度等给予个性化指导，强调患者自我管理的重要性。

(2) 对老年患者采用少文字、多图片、大图片、近距离、反复强化等健康教育方式，以提高患者的依从性。

(3) 中年患者可利用平面、电视、网络媒体学习糖尿病相关知识，养成健康的生活方式。

(4) 使用日历、图标、时间表、定时器、单剂量储药盒等方式提醒患者按时服药。例如，在药品包装上做大而清晰的明显标识；对于外包装、片型相似的药物分开放置，以免误服；指导患者采用不同颜色的药杯分装不同时间段的药物。

(5) 建立通讯录，对患者进行随访并提供咨询服务。

六、护理效果评价

消渴病（2 型糖尿病）中医护理效果评价表（表 7-7）。

表 7-7　消渴病（2 型糖尿病）中医护理效果评价表

医院：________科室：______入院日期：______出院日期：______住院天数：____床号：__________姓名：____性别：______年龄：______住院号：______

文化程度：　纳入中医临床路径：是□ 否□　证候诊断：肺热津伤证□ 胃热炽盛证□ 气阴亏虚证□ 肾阴亏虚证□ 阴阳两虚证□　其他：

一、中医护理效果评价

主要症状	主要辨证施护方法	中医护理技术	分级	护理效果			
				实施前评价		实施后评价	
				日期	分值	日期	分值
尿量增多□	1. 饮水指导□ 2. 观察尿量、频次□ 3. 其他护理措施：	1. 耳穴压豆□　应用次数：____次；应用时间：____天 2. 灸法□　应用次数：____次；应用时间：____天 3. 其他：____　应用次数：____次；应用时间：____天	好（0 分）：症状消失 较好（2 分）：尿量≥2 L/d，但<2.5 L/d 一般（4 分）：尿量 2.5~3 L/d 差（6 分）：尿量>3 L/d				
口干多饮□	1. 饮食指导□ 2. 观察饮水量□ 3. 其他护理措施：	1. 耳穴压豆□　应用次数：____次；应用时间：____天 2. 其他：____　应用次数：____次；应用时间：____天	好（0 分）：无 较好（2 分）：饮水量稍增加 一般（4 分）：饮水量较以往增加 0.5~1 倍 差（6 分）：饮水量较以往增加 1 倍以上				
多食易饥□	1. 饮食指导□ 2. 记录身高、体重、腰/臀□ 3. 其他护理措施：	1. 耳穴压豆□　应用次数：____次；应用时间：____天 2. 其他：____　应用次数：____次；应用时间：____天	好（0 分）：无症状 较好（2 分）：饥饿感明显 一般（4 分）：餐前饥饿难以忍受 差（6 分）：饥饿难忍，易伴低血糖反应				

续表7-7

主要症状	主要辨证施护方法	中医护理技术	分级	护理效果			
				实施前评价		实施后评价	
				日期	分值	日期	分值
倦怠乏力□	1. 运动指导□ 2. 饮食指导□ 3. 其他护理措施：	1. 灸法□　应用次数：____次；应用时间：____天 2. 穴位贴敷□　应用次数：____次；应用时间：____天 3. 督灸□　应用次数：____次；应用时间：____天 4. 其他：____　应用次数：____次；应用时间：____天	好（0分）：无症状 较好（2分）：不耐劳力 一般（4分）：可坚持轻体力劳动 差（6分）：勉强支持日常活动				
肢体麻木、疼痛、肢冷□	1. 皮肤护理□ 2. 适量运动□ 3. 其他护理措施：	1. 中药熏洗□　应用次数：____次；应用时间：____天 2. 穴位注射□　应用次数：____次；应用时间：____天 3. 穴位贴敷□　应用次数：____次；应用时间：____天 4. 穴位按摩□　应用次数：____次；应用时间：____天 5. 耳穴压豆□　应用次数：____次；应用时间：____天 6. 火龙罐□　应用次数：____次；应用时间：____天 7. 其他：____　应用次数：____次；应用时间：____天	好（0分）：无症状 较好（2分）：肢端发麻，偶有刺痛 一般（4分）：持续麻木仅限手足，肢端持续疼痛 差（6分）：膝以下或肘以下持续麻木，肢端持续疼痛，难以入睡				

续表7-7

主要症状	主要辨证施护方法	中医护理技术	分级	护理效果			
				实施前评价		实施后评价	
				日期	分值	日期	分值
视物模糊□	1. 眼部护理□ 2. 安全防护□ 3. 其他护理措施：	1. 穴位按摩□　应用次数：____次；应用时间：____天 2. 中药眼部雾化□　应用次数：____次；应用时间：____天 3. 中药湿敷□　应用次数：____次；应用时间：____天 4. 其他：____　应用次数：____次；应用时间：____天	好（0分）：视物清晰 较好（2分）：视物欠清晰 一般（4分）：视物模糊，辨物费劲 差（6分）：视物模糊，难辨物体				
皮肤瘙痒□	1. 皮肤护理□ 2. 饮食指导□ 3. 情志护理□ 4. 其他护理措施：	1. 中药涂擦□　应用次数：____次；应用时间：____天 2. 放血疗法□　应用次数：____次；应用时间：____天 3. 中药湿敷□　应用次数：____次；应用时间：____天 3. 其他：____　应用次数：____次；应用时间：____天	好（0分）：无瘙痒 较好（2分）：偶尔瘙痒，可不用药，不影响工作学习生活 一般（4分）：阵发性瘙痒，时轻时重，影响睡眠工作学习生活，需用药 差（6分）：剧烈瘙痒，严重影响睡眠工作学习生活				

续表7-7

主要症状	主要辨证施护方法	中医护理技术	分级	护理效果			
				实施前评价		实施后评价	
				日期	分值	日期	分值
腰膝酸软□	1. 饮食指导□ 2. 适量运动□ 3. 其他护理措施：	1. 耳穴压豆□　应用次数：____次；应用时间：____天 2. 穴位按摩□　应用次数：____次；应用时间：____天 3. 中药保留灌肠□　应用次数：____次；应用时间：____天 4. 中药热奄包□　应用次数：____次；应用时间：____天 5. 其他：____　应用次数：____次；应用时间：____天	好(0分)：无症状 较好(2分)：腿软难以久立，不影响日常活动 一般(4分)：持续腰膝酸软，影响日常活动 差(6分)：腰膝酸软，喜卧				
其他：□ (请注明)							

二、护理依从性及满意度评价

评价项目		患者对护理的依从性			患者对护理的满意度		
		依从	部分依从	不依从	满意	一般	不满意
中医护理技术	耳穴压豆						
	中药热奄包						
	穴位贴敷						
	穴位注射						
	穴位按摩						
	中药熏洗						
	放血疗法						
	灸法						
	火龙罐						
	中药涂擦						
	中药保留灌肠						
	中药眼部雾化						
	中药湿敷						
	督灸						
健康指导		—	—	—			
签名		责任护士签名：			上级护士或护士长签名：		

注：1. 患者对护理的依从性。依从：患者在治疗期间遵医嘱完成规范化中医护理治疗。部分依从：偶尔不能配合完成中医护理治疗。不依从：经常不能配合或自主要求终止中医护理治疗。2. 患者对护理的满意度。询问患者对护理的满意度。

三、对本病中医护理方案的评价

实用性强：>90%□　实用性较强：70%≤实用性≤90%□　实用性一般：30%≤实用性<70%□　不实用：<30%□

改进意见：

四、评价人（责任护士）

姓名：________技术职称：________完成日期：________护士长签字：________

第八节　面瘫病(面神经炎)中医护理方案

优化内容

一、证候施护

1. 口眼歪斜

(1)新增：拔罐疗法(面部闪罐)，适用于风寒袭络证各期患者，取患侧阳白、下关、巨髎、颊车等穴。

(2)新增：放血疗法，可用于风热袭络证急性期患者，取耳尖(患侧或双侧)、太阳、翳风、大椎、颊车等穴或面部浮络颜色异常处。

2. 颜面麻木

(1)耳穴压豆优化为：新增脾、肾上腺、三焦等穴。

(2)新增：面部刮痧治疗。

3. 面部抽搐

(1)优化为：遵医嘱予灸法，适用于风寒袭络证者，取太阳、下关、翳风、地仓、颊车、印堂等穴，采用温和灸、回旋灸、雀啄灸或热敏灸等，每次施灸 20 分钟。

(2)新增：遵医嘱予面部火龙罐。

二、中医特色技术

新增中医特色技术：面部刮痧治疗、放血疗法、面部火龙罐、拔罐疗法(面部闪罐)。

三、中医护理效果评价表

(一)护理效果

将效果评价中的 4 个选项(好、较好、一般、差)进行量化分级，实施前后分别进行评价，使评价更加客观和具有操作性。具体量化分级详见效果评价表。

(二)患者对护理的依从性评价进行规范

(1)依从：患者在治疗期间遵医嘱完成规范化中医护理治疗。

(2)部分依从：患者偶尔不能配合完成中医护理治疗。

(3)不依从：患者经常不能配合或自主要求终止中医护理治疗。

(三)对本病中医护理方案的评价

中医护理方案的 4 个评价(实用性强、实用性较强、实用性一般、不实用)参照国家药品监督管理局颁布的《中药新药临床研究指导原则》，将护理效果的评分采用尼莫地平评分法计算，疗效指数=(治疗前得分-治疗后得分)/治疗前得分×100%。具体如下：

(1)治愈：症状、体征消失或基本消失，疗效指数>90%，评价为实用性强。

(2)显效：症状、体征明显好转，70%≤疗效指数≤90%，评价为实用性较强。
(3)有效：症状、体征有好转，30%≤疗效指数<70%，评价为实用性一般。
(4)无效：症状、体征无改善或加重，疗效指数<30%，评价为不实用。

中医护理方案

一、常见证候要点

1. 风寒袭络证　突然口眼歪斜，眼睑闭合不全，兼见面部有受寒史。舌淡苔薄白，脉浮紧。

2. 风热袭络证　突然口眼歪斜，眼睑闭合不全，继发于感冒发热或咽部感染史。舌红苔黄腻，脉浮数。

3. 风痰阻络证　突然口眼歪斜，眼睑闭合不全，或面部抽搐，颜面麻木作胀，伴头重如蒙，胸闷或呕吐痰涎。舌胖大，苔白腻，脉弦滑。

4. 气虚血瘀证　口眼歪斜，眼睑闭合不全日久不愈，面肌时有抽搐。舌淡紫，苔薄白，脉细涩。

二、常见症状/证候施护

1. 口眼歪斜

(1)观察患者口眼歪斜的程度和方向。
(2)指导患者进行面肌运动，包括：抬眉训练、闭眼训练、耸鼻训练、示齿训练、努嘴训练、鼓腮训练等。
(3)遵医嘱予红外线照射患侧面部。
(4)遵医嘱予面部中药湿敷。
(5)遵医嘱予面部中药熏洗。
(6)遵医嘱予穴位按摩，取患侧太阳、承浆、阳白、鱼腰、承泣、四白、地仓、颊车、印堂、翳风、迎香等穴。
(7)遵医嘱予拔罐疗法(面部闪罐)，适用于风寒袭络证各期患者，选取患侧阳白、下关、巨髎、颊车等穴。
(8)遵医嘱予放血疗法，可用于风热袭络证急性期患者，取耳尖(患侧或双侧)、太阳、翳风、颊车、大椎等穴或面部浮络颜色异常处。

2. 眼睑闭合不全

(1)观察患侧眼睑闭合的程度。
(2)眼部护理：注意眼部卫生，擦拭时尽量闭眼，由上眼睑内侧向外下侧轻轻擦拭。
(3)在睡觉或外出时应佩戴眼罩或有色眼镜，避免强光刺激眼球。遵医嘱给予营养、润滑、抗感染眼药水滴眼或眼睑膏涂眼，以保护角膜及预防眼部感染。
(4)遵医嘱予穴位按摩，取患侧太阳、阳白、鱼腰、承泣、四白、印堂等穴。
(5)遵医嘱予穴位注射，取足三里、三阴交等穴。

3. 颜面麻木

(1)遵医嘱予患侧面部中药湿敷。

(2)指导患者进行面肌运动，包括：抬眉训练、闭眼训练、耸鼻训练、示齿训练、努嘴训练、鼓腮训练等。

(3)遵医嘱予穴位按摩，取患侧太阳、承浆、阳白、鱼腰、承泣、四白、地仓、颊车、印堂、翳风、迎香等穴。

(4)遵医嘱予耳穴压豆，取面颊、肝、口、眼、皮质下、脾、三焦、肾上腺等穴。

(5)遵医嘱予穴位贴敷，取患处颊车、地仓、太阳、翳风等穴。

(6)遵医嘱予面部中药熏洗。

(7)遵医嘱予面部刮痧治疗。

4. 面部抽搐

(1)观察面肌痉挛患者抽搐发生的时间、性质、程度等情况。

(2)遵医嘱予灸法，适用于风寒袭络证者，选取太阳、下关、翳风、地仓、颊车、印堂等面部穴位，采用温和灸、回旋灸、雀啄灸或热敏灸等，每次施灸约20分钟。

(3)遵医嘱予穴位按摩，取患侧颊车、地仓、迎香、四白等穴。

(4)遵医嘱予面部中药熏洗。

(5)遵医嘱予面部火龙罐。

三、中医特色治疗护理

(一)药物治疗

(1)内服中药。

(2)注射给药。

(二)中医特色技术

中药湿敷、穴位按摩、拔罐疗法、放血疗法、穴位注射、耳穴压豆、穴位贴敷、刮痧治疗、灸法、火龙罐、中药熏洗、红外线照射。

四、健康指导

(一)生活起居

(1)病室内避免对流风，慎避外邪，注意面部和耳后保暖，热水洗脸，外出佩戴口罩。

(2)保持口腔清洁，餐后漱口，遵医嘱予清热解毒类中药汤剂口腔护理，预防感染。

(二)饮食指导

(1)风寒袭络证：宜食辛温祛风散寒的食品，如大豆、葱白、生姜等；忌食凉性食物及生冷瓜果等食品。

(2)风热袭络证：宜食疏风清热的食品，如丝瓜、冬瓜、黄瓜、赤小豆等；忌食辛辣燥热的食品。

(3)风痰阻络证：宜食通阳泄浊的食品，如海参、海蜇、荸荠、白萝卜、百合、桃仁、蘑菇、柚子等；忌食肥甘厚味的食品。

(4)气虚血瘀证：宜食益气活血的食品，如桃仁等；忌食辛香行窜、滋腻补血的食品。

(三)情志调理

(1)面瘫患者易出现紧张或悲观情绪，应关心尊重患者，疏导其紧张情绪，鼓励家属多陪伴患者，建立良好的社会支持系统，共同帮助患者正视疾病。

(2)指导患者倾听舒心的音乐或喜悦的相声，抒发情感，排除悲观情绪，达到调理气血阴阳的作用。

(3)鼓励病友间相互交流治疗体会，提高对疾病的认知，调摄情志，增强信心。

(四)康复指导

(1)抬眉训练：抬眉动作的完成主要依靠枕额肌额腹的运动。嘱患者上提健侧与患侧的眉目，有助于抬眉运动功能的恢复。嘱患者用力抬眉，呈惊恐状，每次抬眉10~20次，每日2~3次。

(2)闭眼训练：闭眼的功能主要依靠眼轮匝肌的运动收缩完成。训练闭眼时，嘱患者开始时轻轻地闭眼，两眼同时闭合10~20次。如不能完全闭合眼睑，露白时可用食指的指腹沿着眶下缘轻轻地按摩1次，然后再用力闭眼10次，有助于眼睑闭合功能的恢复。

(3)耸鼻训练：耸鼻运动主要靠提上唇肌及压鼻肌的运动收缩来完成。耸鼻训练可促进压鼻肌、提上唇肌的运动功能恢复。

(4)示齿训练：示齿动作主要靠颧大、小肌、提口角肌及笑肌的收缩来完成。嘱患者口角向两侧同时运动，避免只向一侧用力形成习惯性的口角偏斜运动。

(5)努嘴训练：努嘴主要靠口轮匝肌收缩来完成。进行努嘴训练时，嘱患者用力收缩口唇并向前努嘴，努嘴时要用力。口轮匝肌恢复后，患者能够鼓腮，刷牙漏水或进食流口水的症状随之消失。训练努嘴时同时训练了提上唇肌、下唇方肌及颏肌的运动功能。

(6)鼓腮训练：鼓腮训练有助于口轮匝肌及颊肌运动功能的恢复。鼓腮漏气时，用手指捏住患侧口轮匝肌进行鼓腮训练。患者能够进行鼓腮运动，说明口轮匝肌及颊肌的运动功能可恢复正常，刷牙漏水、流口水及食滞症状消失。此方法有助于防治上唇方肌挛缩。

五、护理难点

眼睑闭合不全导致暴露性结膜炎。

解决思路：

(1)保护眼睛：闭眼、注意休息，保持充足睡眠，减少用眼。

(2)外出时戴墨镜，睡觉时可采用眼罩或盖纱布块等保护措施。

(3)遵医嘱给患者患侧眼睛滴眼药水或涂药膏，既可以起到润滑、消炎、营养眼睛的作用，又可以预防眼睛感染。

六、护理效果评价

面瘫病(面神经炎)中医护理效果评价表(表7-8)。

表 7-8　面瘫病（面神经炎）中医护理效果评价表

医院：________科室：______入院日期：______出院日期：______住院天数：____床号：__________姓名：____性别：______年龄：______住院号：______

文化程度：　纳入中医临床路径：是□ 否□　证候诊断：风寒袭络证□ 风热袭络证□ 风痰阻络证□ 气虚血瘀证□　其他：

一、护理效果评价

主要症状	主要辨证施护方法	中医护理技术	分级	护理效果			
				实施前评价		实施后评价	
				日期	分值	日期	分值
口眼歪斜□	1. 观察评估□ 2. 面肌训练□ 3. 其他护理措施：	1. 红外线照射□　应用次数：____次，应到时间：____天 2. 中药湿敷□　应用次数：____次；应用时间：____天 3. 中药熏洗□　应用次数：____次；应用时间：____天 4. 穴位按摩□　应用次数：____次；应用时间：____天 5. 拔罐疗法□　应用次数：____次；应用时间：____天 6. 放血疗法□　应用次数：____次；应用时间：____天 7. 其他：____　应用次数：____次；应用时间：____天	好（0 分）：正常，无口眼歪斜 较好（2 分）：仅有轻微 一般（4 分）：有一侧眼睛不能闭合，口角向一侧歪斜 差（6 分）：严重的一侧眼睛不能闭合，口角向一侧歪斜				
眼睑闭合不全□	1. 观察评估□ 2. 眼部护理□ 3. 其他护理措施：	1. 穴位按摩□　应用次数：____次；应用时间：____天 2. 穴位注射□　应用次数：____次；应用时间：____天 3. 其他：____　应用次数：____次；应用时间：____天	好（0 分）：眼睑闭合有力，并双侧对称 较好（2 分）：眼睑闭合完全，但用力轻微不对称 一般（4 分）：闭合不完全，明显不对称 差（6 分）：眼睑没有闭合运动，完全丧失功能				

续表7-8

主要症状	主要辨证施护方法	中医护理技术	分级	护理效果			
				实施前评价		实施后评价	
				日期	分值	日期	分值
颜面麻木□	1. 面部湿热敷□ 2. 面肌训练□ 3. 其他护理措施：	1. 中药湿敷□　应用次数：____次；应用时间：____天 2. 穴位按摩□　应用次数：____次；应用时间：____天 3. 耳穴压豆□　应用次数：____次；应用时间：____天 4. 穴位贴敷□　应用次数：____次；应用时间：____天 5. 中药熏洗□　应用次数：____次；应用时间：____天 6. 刮痧治疗□　应用次数：____次；应用时间：____天 7. 其他：____　应用次数：____次；应用时间：____天	好（0分）：无面部麻木 较好（2分）：晨起或晚上出现面部麻木 一般（4分）：面部麻木时有发作 差（6分）：一侧面部麻木				
面部抽搐□	1. 观察评估□ 2. 其他护理措施：	1. 灸法□　应用次数：____次；应用时间：____天 2. 穴位按摩□　应用次数：____次；应用时间：____天 3. 中药熏洗□　应用次数：____次；应用时间：____天 4. 面部火龙罐□　应用次数：____次；应用时间：____天 5. 其他：____　应用次数：____次；应用时间：____天	好（0分）：无面部麻木抽搐 较好（2分）：仅眼轮匝肌出现抽搐 一般（4分）：面部表情肌出现抽搐 差（6分）：面部表情肌及颈皮阔肌出现抽搐				
其他：□（请注明）							

二、护理依从性及满意度评价

评价项目		患者对护理的依从性			患者对护理的满意度		
		依从	部分依从	不依从	满意	一般	不满意
中医护理技术	中药湿敷						
	穴位按摩						
	拔罐疗法						
	放血疗法						
	穴位注射						
	耳穴压豆						
	刮痧治疗						
	穴位贴敷						
	灸法						
	火龙罐						
	中药熏洗						
	红外线照射						
健康指导		—	—	—			
签名		责任护士签名：			上级护士或护士长签名：		

注：1. 患者对护理的依从性。依从：患者在治疗期间遵医嘱完成规范化中医护理治疗。部分依从：偶尔不能配合完成中医护理治疗。不依从：经常不能配合或自主要求终止中医护理治疗。2. 患者对护理的满意度。询问患者对护理的满意度。

三、对本病中医护理方案的评价

实用性强：>90%□　实用性较强：70%≤实用性≤90%□　实用性一般：30%≤实用性<70%□　不实用：<30%□

改进意见：

四、评价人（责任护士）

姓名：________技术职称：________完成日期：________护士长签字：________

第八章
肢体经络病证

第一节　尪痹(类风湿关节炎)中医护理方案

优化内容

一、常见症状

(一)症状

(1)取消关节肿痛，优化为关节疼痛。
(2)取消关节畸形，优化为关节肿胀。
(3)取消疲乏无力。
(4)增加关节屈伸不利。

二、证候施护

1. 晨僵
(1)新增：中药热奄包，取肢端。
(2)新增：中医定向透药，
2. 关节疼痛
(1)新增：中药热奄包，取阿是穴。
(2)新增：贴敷疗法。
(3)新增：中药熏洗。
(4)新增：药物罐。
(5)新增：中医定向透药。
3. 关节肿胀
(1)观察肿胀的部位、程度、持续时间及伴随症状。
(2)遵医嘱贴敷疗法。

(3)遵医嘱中医定向透药，每日1次，每次30分钟。
(4)遵医嘱予中药熏洗。

4. 关节屈伸不利

(1)做好安全评估，如日常生活能力、跌倒、坠床等，防止跌倒或其他意外事件发生。
(2)遵医嘱予灸法，取阿是穴。
(3)遵医嘱予中药热奄包，取关节处。
(4)遵医嘱予中药熏洗。
(5)遵医嘱中医定向透药。

三、中医特色技术

新增中医特色技术：贴敷疗法、中药热奄包、药物罐、中医定向透药、中药熏洗。

四、中医护理效果评价表

(一)护理效果

将效果评价中的4个选项(好、较好、一般、差)进行量化分级，实施前后分别进行评价，使评价更加客观和具有操作性。具体量化分级详见效果评价表。

(二)患者对护理的依从性评价进行规范

(1)依从：患者在治疗期间遵医嘱完成规范化中医护理治疗。
(2)部分依从：患者偶尔不能配合完成中医护理治疗。
(3)不依从：患者经常不能配合或自主要求终止中医护理治疗。

(三)对本病中医护理方案的评价

中医护理方案的4个评价(实用性强、实用性较强、实用性一般、不实用)参照国家药品监督管理局颁布的《中药新药临床研究指导原则》，将护理效果的评分采用尼莫地平评分法计算，疗效指数=(治疗前得分-治疗后得分)/治疗前得分×100%。具体如下：
(1)治愈：症状、体征消失或基本消失，疗效指数>90%，评价为实用性强。
(2)显效：症状、体征明显好转，70%≤疗效指数≤90%，评价为实用性较强。
(3)有效：症状、体征有好转，30%≤疗效指数<70%，评价为实用性一般。
(4)无效：症状、体征无改善或加重，疗效指数<30%，评价为不实用。

中医护理方案

一、常见证候要点

1. 风湿痹阻证　肢体关节疼痛、重着或有肿胀，痛处游走不定，关节屈伸不利。舌淡红，苔白腻，脉濡或滑或弦紧。

2. 寒湿痹阻证　肢体关节冷痛、肿胀、屈伸不利，局部畏寒，得寒痛剧，得热痛减。舌胖，舌质淡暗，苔白腻或白滑，脉濡或滑或弦紧。

3. 湿热痹阻证　肿痛，触之灼热或有热感，口渴不欲饮，烦闷不安，或有发热。舌质红，苔黄腻，脉濡数或滑数。

4. 痰瘀痹阻证　关节疼痛日久不消，晨僵，屈伸不利，关节周围或皮下有结节。舌暗紫，苔白厚或厚腻，脉沉细涩或沉滑。

5. 气血两虚证　关节肌肉酸痛无力，活动后加剧，或肢体麻木，肌肉萎缩，关节变形；少气乏力，自汗，心悸，头晕目眩，面黄少华。舌淡，苔薄白。

6. 肝肾不足证　关节肌肉疼痛，肿大或僵硬变形，屈伸不利，腰膝酸软无力，关节发凉，畏寒喜暖。舌红，苔白薄，脉细弱。

二、常见症状/证候施护

1. 晨僵

(1) 观察晨僵持续的时间、程度及受累关节。

(2) 注意防寒保暖，必要时佩戴手套、护膝、袜套、护腕等。

(3) 晨起用力握拳再松开，交替进行 50～100 次(手关节锻炼前先温水浸泡)；床上行膝关节屈伸练习 30 次。

(4) 遵医嘱予穴位按摩，取双膝眼、曲池、肩髃、阿是穴等穴。

(5) 遵医嘱予灸法，悬灸阿是穴。

(6) 遵医嘱予中药泡洗。

(7) 遵医嘱予中药离子导入。

(8) 遵医嘱予中药熏洗。

(9) 遵医嘱予中医定向透药。

(10) 遵医嘱予中药热奄包。

2. 关节疼痛

(1) 观察疼痛性质、部位、程度、持续时间及伴随症状。

(2) 疼痛剧烈的患者，以卧床休息为主，受损关节应保持功能位。

(3) 予以局部保暖并在关节处加护套。

(4) 勿持重物，可使用辅助工具，以减轻对受累关节的负重。

(5) 遵医嘱予穴位贴敷，取阿是穴。若局部皮肤色红，则禁止穴位贴敷。

(6) 遵医嘱予中药药浴。

(7) 遵医嘱予中药离子导入。

(8) 遵医嘱予中医定向透药。

(9) 遵医嘱予中药熏洗。

(10) 遵医嘱予中药热奄包。

(11) 遵医嘱予贴敷疗法。

(12) 遵医嘱予药物罐。

3. 关节肿胀

(1) 观察肿胀的部位、程度、持续时间及伴随症状。

(2) 遵医嘱予贴敷疗法。

(3) 遵医嘱予中医定向透药。

(4) 遵医嘱予中药熏洗。

4. 关节屈伸不利

(1)做好安全评估，如日常生活能力、跌倒、坠床等，防止跌倒或其他意外事件发生。

(2)遵医嘱予灸法，取阿是穴。

(3)遵医嘱予中药熏洗。

(4)遵医嘱予中医定向透药。

(5)遵医嘱予中药热奄包。

三、中医特色治疗护理

(一)药物治疗

(1)内服中药：风寒湿痹者中药宜温服；热痹者中药宜偏凉服。

(2)注射给药。

(二)中医特色技术

中药药浴、中医定向透药、灸法、穴位按摩、穴位贴敷、中药熏洗、中药热奄包、贴敷疗法、药物罐、中药离子导入、中药泡洗。

四、健康指导

(一)生活起居

(1)居室环境宜温暖向阳、通风、干燥，避免寒冷刺激。

(2)避免小关节长时间负重，避免不良姿势，减少弯腰、爬高、蹲起等动作。

(3)每日适当晒太阳，用温水洗漱，坚持热水泡足。

(4)卧床时保持关节功能位，进行关节屈伸运动。

(二)饮食指导

(1)风湿痹阻证：宜食祛风除湿、通络止痛的食品，如鳝鱼、薏苡仁、木瓜、樱桃等。食疗方：薏仁粥、葱豉汤。

(2)寒湿痹阻证：宜食温经散寒、祛湿通络的食品，如牛肉、山药、枣、红糖、红小豆等。食疗方：大枣山药粥、黄酒烧牛肉等。

(3)湿热痹阻证：宜食清热祛湿的食品，如薏苡仁、红豆、黄瓜、苦瓜、冬瓜、丝瓜、绿豆芽、绿豆等。食疗方：丝瓜绿豆汤、冬瓜薏仁汤。

(4)痰瘀痹阻证：宜食活血化瘀的食品，如山楂、桃仁、陈皮、薏苡仁、绿豆等。食疗方：薏苡仁桃仁汤、山芋薏仁粥等。

(5)气血两虚证：宜食补益气血的食品，如大枣、薏苡仁、赤小豆、山药、阿胶、鸡肉、牛肉、乌骨鸡、黑芝麻、龙眼肉等。食疗方：大枣山药粥、乌鸡汤。

(6)肝肾不足证：宜食补益肝肾的食品，如甲鱼、山药、枸杞子、鸭肉、鹅肉、芝麻、黑豆等。食疗方：山药芝麻糊、枸杞鸭汤等。

(三)情志调理

(1)多与患者沟通，了解其心理状态，及时给予心理疏导。同时鼓励患者与他人多交流。

(2)鼓励家属多陪伴患者，给予情感支持。

（四）康复指导

（1）保持关节功能位，并在医护人员指导下进行康复运动，活动应循序渐进，避免突然剧烈活动。

（2）病情稳定后，可借助各种简单工具与器械，进行关节功能锻炼。例如，捏核桃、握力器、手指关节操等，锻炼手指关节功能；空蹬自行车，锻炼膝关节；进行踝关节屈伸运动等。逐步可进行太极拳、八段锦、练气功等锻炼。

五、护理难点

患者坚持功能锻炼的依从性差。

解决思路：

（1）开展多种形式的健康教育。

（2）制订个体化的康复锻炼计划。

（3）多与患者（家属）沟通及随访。

六、护理效果评价

尪痹（类风湿关节炎）中医护理效果评价表（表 8-1）。

表 8-1 尪痹(类风湿关节炎)中医护理效果评价表

医院：________科室：______入院日期：______出院日期：______住院天数：____床号：__________姓名：____性别：______年龄：______住院号：______

文化程度：　纳入中医临床路径：是□ 否□　证候诊断：风湿痹阻证□ 寒湿痹阻证□ 湿热痹阻证□ 痰瘀痹阻证□ 气血两虚证□ 肝肾不足证□　其他：

一、护理效果评价

主要症状	主要辨证施护方法	中医护理技术	分级	护理效果			
				实施前评价		实施后评价	
				日期	分值	日期	分值
晨僵□	1. 关节保暖□ 2. 关节锻炼□ 3. 其他护理措施：	1. 穴位按摩□　应用次数：____次；应用时间：____天 2. 灸法□　应用次数：____次；应用时间：____天 3. 中药泡洗□　应用次数：____次；应用时间：____天 4. 中医定向透药□　应用次数：____次；应用时间：____天 5. 中药熏洗□　应用次数：____次；应用时间：____天 6. 中药热奄包□　应用次数：____次；应用时间：____天 7. 中药离子导入□　应用次数：____次；应用时间：____天 8. 其他：____　应用次数：____次；应用时间：____天	好(0分)：症状消失 较好(2分)：晨僵<1 h 一般(4分)：1 h≤晨僵<2 h 差(6分)：晨僵≥2 h				

续表8-1

主要症状	主要辨证施护方法	中医护理技术	分级	护理效果			
				实施前评价		实施后评价	
				日期	分值	日期	分值
关节疼痛□	1. 评估疼痛□ 评分：________ 2. 保持功能位□ 3. 局部保暖□ 4. 避免关节负重□ 5. 其他护理措施：	1. 贴敷疗法□　应用次数：____次；应用时间：____天 2. 中医定向透药□　应用次数：____次；应用时间：____天 3. 中药熏洗□　应用次数：____次；应用时间：____天 4. 中药热奄包□　应用次数：____次；应用时间：____天 5. 穴位贴敷□　应用次数：____次；应用时间：____天 6. 药物罐□　应用次数：____次；应用时间：____天 7. 中药离子导入□　应用次数：____次；应用时间：____天 8. 中药药浴□　应用次数：____次；应用时间：____天 9. 其他：____　应用次数：____次；应用时间：____天	好(0分)：无疼痛 较好(2分)：轻度疼痛，疼痛评分1~3分，有疼痛但可忍受，生活正常，睡眠无干扰 一般(4分)：中度疼痛，疼痛评分4~6分，疼痛明显，不能忍受，要求服用镇痛药物，睡眠受干扰 差(6分)：重度疼痛，疼痛评分7~10分，不能忍受，需要镇痛药物，睡眠受严重干扰，可伴有自主神经紊乱或被动体位				

续表8-1

主要症状	主要辨证施护方法	中医护理技术	分级	护理效果			
				实施前评价		实施后评价	
				日期	分值	日期	分值
关节肿胀□	1. 保持功能位□ 2. 局部保暖□ 3. 避免关节负重□ 4. 其他护理措施：	1. 贴敷疗法□ 应用次数：____次；应用时间：____天 2. 中医定向透药□ 应用次数：____次；应用时间：____天 3. 中药熏洗□ 应用次数：____次；应用时间：____天 4. 其他：____ 应用次数：____次；应用时间：____天	好(0分)：无肿胀或肿胀消失 较好(2分)：轻度肿胀，皮肤纹理变浅 一般(4分)：中度肿胀，关节肿胀明显，皮肤纹理基本消失 差(6分)：关节重度肿胀，皮肤紧，骨标志消失				
关节屈伸不利□	1. 活动指导□ 2. 其他护理措施：	1. 灸法□ 应用次数：____次；应用时间：____天 2. 中药熏洗□ 应用次数：____次；应用时间：____天 3. 中医定向透药□ 应用次数：____次；应用时间：____天 4. 中药热奄包□ 应用次数：____次；应用时间：____天 5. 其他：____ 应用次数：____次；应用时间：____天	好(0分)：关节活动正常 较好(2分)：关节活动轻度受限，活动范围减少<1/3 一般(4分)：关节活动明显受限，活动范围减少≥1/3 差(6分)：关节活动严重受限，活动范围减少≥1/2，甚或僵直				

二、护理依从性及满意度评价

评价项目		患者对护理的依从性			患者对护理的满意度		
		依从	部分依从	不依从	满意	一般	不满意
中医护理技术	贴敷疗法						
	中医定向透药						
	灸法						
	中药热奄包						
	穴位贴敷						
	药物罐						
	穴位按摩						
	中药药浴						
	中药离子导入						
	中药泡洗						
	中药熏洗						
健康指导		责任护士签名：	—	—			
签名					上级护士或护士长签名：		

注：1. 患者对护理的依从性。依从：患者在治疗期间遵医嘱完成规范化中医护理治疗。部分依从：偶尔不能配合完成中医护理治疗。不依从：经常不能配合或自主要求终止中医护理治疗。2. 患者对护理的满意度。询问患者对护理的满意度。

三、对本病中医护理方案的评价

实用性强：>90%□　实用性较强：70%≤实用性≤90%□　实用性一般：30%≤实用性<70%□　不实用：<30%□

改进意见：

四、评价人（责任护士）

姓名：________技术职称：________完成日期：________护士长签字：________

第二节　膝痹病(膝关节骨性关节炎)中医护理方案

优化内容

一、常见证候要点

1. 肝肾亏虚证　优化为肝肾不足证。阴虚证症见：舌红少苔，脉弦细。阳虚证症见：舌质淡胖，苔白润，脉沉弱。

2. 风湿热痹证　优化为湿热蕴结证，脉濡数。

3. 瘀血闭阻证　优化为气滞血瘀证，肢体关节刺痛，痛处固定，舌质暗紫，或有瘀斑，舌苔薄白或薄黄，脉弦涩。

二、证候施护

1. 膝关节疼痛

(1)新增：穴位贴敷，取阿是穴、内膝眼、外膝眼等穴。

(2)新增：贴敷疗法，取阿是穴。

(3)新增：中药热奄包，取阿是穴。

(4)新增：火熨术。

(5)新增：火龙罐。

2. 膝关节肿胀

新增：灸法，取涌泉穴。

3. 膝关节僵硬

(1)新增：中药封包。

(2)新增：中药热奄包。

(3)新增：火熨术。

三、中医特色技术

新增中医特色技术：贴敷疗法、中药热奄包、中药封包、穴位贴敷、灸法。

四、围手术期护理

(一)便秘

(1)新增：饮食调护，饮水量为1500~2000 mL/d，进行腹部按摩，每天4次，分别在晨起、午睡醒后、早餐及晚餐后1~3小时进行，顺时针方向按摩，以促进排便。按摩腹部时，每天在右下腹顺着结肠向上、向左、向下按摩，时间为20~30分钟，可预防便秘。

(2)新增：遵医嘱予穴位贴敷，取双侧天枢、关元、双侧支沟等穴。

(3)新增：遵医嘱予灸法，取神阙等穴。

(4)新增：遵医嘱予耳穴压豆，取便秘点、直肠、大肠、小肠、胃、脾、交感、皮质下等穴。

(5)新增：八卦揉腹。

(6)新增：脐灸，根据患者辨证情况用药。

(二)失眠

新增：遵医嘱予耳穴压豆，取脾、肝、肾、枕、内分泌、交感等穴。

(三)疼痛

新增：穴位贴敷，取阿是穴、内膝眼、外膝眼等穴。

(四)排尿困难

(1)新增：遵医嘱予灸法，取气海、关元、中极等穴。

(2)新增：遵医嘱针灸疗法，必要时导尿。

五、中医护理效果评价表

(一)护理效果

将效果评价中的4个选项(好、较好、一般、差)进行量化分级，实施前后分别进行评价，使评价更加客观和具有操作性。具体量化分级详见效果评价表。

(二)患者对护理的依从性评价进行规范

(1)依从：患者在治疗期间遵医嘱完成规范化中医护理治疗。

(2)部分依从：患者偶尔不能配合完成中医护理治疗。

(3)不依从：患者经常不能配合或自主要求终止中医护理治疗。

(三)对本病中医护理方案的评价

中医护理方案的4个评价(实用性强、实用性较强、实用性一般、不实用)参照国家药品监督管理局颁布的《中药新药临床研究指导原则》，将护理效果的评分采用尼莫地平评分法计算，疗效指数=(治疗前得分-治疗后得分)/治疗前得分×100%。具体如下：

(1)治愈：症状、体征消失或基本消失，疗效指数>90%，评价为实用性强。

(2)显效：症状、体征明显好转，70%≤疗效指数≤90%，评价为实用性较强。

(3)有效：症状、体征有好转，30%≤疗效指数<70%，评价为实用性一般。

(4)无效：症状、体征无改善或加重，疗效指数<30%，评价为不实用。

中医护理方案

一、常见证候要点

1. 肝肾不足证　膝关节隐隐作痛，腰膝酸软无力，酸困疼痛，遇劳更甚。阴虚证症见：舌红少苔，脉弦细。阳虚证症见：舌质淡胖，苔白润，脉沉弱。

2. 风寒湿痹证　肢体关节酸楚疼痛、痛处固定、有如刀割或有明显重着感，或患处表现肿胀感，关节活动欠灵活，畏风寒，得热则舒。舌质淡，苔白腻，脉沉而迟缓。

3. 湿热蕴结证　起病较急，病变关节红肿、灼热、疼痛，甚至痛不可触，得冷则舒，可伴有全身发热，或皮肤红斑、硬结。舌质红，苔黄，脉濡数。

4. 气滞血瘀证　肢体关节刺痛，痛处固定。舌质暗紫，或有瘀斑，舌苔薄白或薄黄，脉弦涩。

二、常见症状/证候施护

1. 膝关节疼痛

(1)疼痛评估：评估诱因、性质、部位、持续时间以及伴随症状，做好疼痛评分并记录。

(2)遵医嘱予耳穴压豆，取神门、交感、皮质下、膝等穴。

(3)遵医嘱予灸法，取阿是穴、阳陵泉、内膝眼、外膝眼等穴。

(4)遵医嘱予穴位贴敷，取阿是穴、内膝眼、外膝眼等穴。

(5)遵医嘱贴敷疗法，取阿是穴。

(6)遵医嘱予中药熏洗。

(7)遵医嘱予中药离子导入。

(8)遵医嘱予拔罐，取阴陵泉、足三里、解溪等穴。

(9)遵医嘱予物理治疗。

(10)遵医嘱予火熨术。

(11)遵医嘱予火龙罐。

2. 膝关节肿胀

(1)评估红肿的程度及诱发因素，皮温、皮肤颜色及完整性，测量髌骨上下缘腿围。

(2)遵医嘱对湿热蕴结证肿胀患者局部予膝关节冰敷治疗及贴敷疗法，注意防止皮肤冻伤，观察治疗效果及有无皮肤过敏反应。

(3)遵医嘱予灸法，取涌泉穴。

(4)遵医嘱予中药熏洗。

(5)遵医嘱予中药塌渍。

(6)遵医嘱予中药外敷。

(7)遵医嘱予物理治疗。

3. 膝关节僵硬

(1)评估僵硬发生时间、关节活动受限的范围和生活自理能力。

(2)遵医嘱予药熨法。

(3)遵医嘱指导患者及家属进行穴位按摩，取阿是穴、阳陵泉、内膝眼、外膝眼、阴陵泉、足三里、解溪等穴。

(4)遵医嘱予中药封包。

(5)遵医嘱予中药熏洗。

(6)遵医嘱予中药热奄包。

(7)遵医嘱予火熨术。

三、中医特色治疗护理

(一)药物治疗

(1)内服中药。

(2)注射给药。

(3)外用中药。

(二)中医特色技术

中药热奄包、贴敷疗法、穴位贴敷、耳穴压豆、灸法、中药封包、中药熏洗、药熨法、中药外敷、中药离子导入、拔罐疗法、中药塌渍、穴位按摩、八卦揉腹、脐灸、火熨术、火龙罐。

(三)围手术期中医护理

1. 失眠

遵医嘱予耳穴压豆，取神门、皮质下、心、脾、肝、肾、枕、内分泌、交感等穴。

2. 疼痛

(1)疼痛评估：评估诱因、性质、部位、持续时间以及伴随症状，做好疼痛评分。可应用疼痛自评工具数字分级评分法评分，记录具体分值。

(2)遵医嘱予耳穴压豆，取神门、交感、皮质下、膝等穴。

(3)遵医嘱予穴位贴敷，取阿是穴、内膝眼、外膝眼等穴。

3. 排尿困难

(1)协助患者采取舒适体位。可用流水诱导排尿，同时做好患者的思想工作，解除其紧张情绪，热敷下腹部。

(2)指导患者及家属进行穴位按摩，取气海、关元、阴陵泉、三阴交、期门等穴。

(3)遵医嘱予耳穴压豆，取脑、肾、膀胱、交感、神门、皮质下等穴。

(4)遵医嘱药熨法，取气海、关元、阴陵泉等穴。

(5)遵医嘱予穴位贴敷，取中极、三阴交等穴。

(6)遵医嘱予灸法，取气海、关元、中极等穴。

(7)遵医嘱予针灸疗法，必要时导尿。

4. 便秘

(1)饮食调护，饮水量为1500~2000 mL/d，进行腹部按摩，每天4次，分别在晨起、午睡醒后、早餐及晚餐后1~3小时进行，顺时针方向按摩，以促进排便。按摩腹部时，每日在右下腹顺着结肠向上、向左、向下按摩，时间为20~30分钟，可预防腹胀便秘。

(2)遵医嘱予穴位贴敷联合灸法，取穴：神阙、左右天枢、关元、水分、左右支沟等。

(3)遵医嘱予耳穴压豆，取穴：便秘点、直肠、大肠、小肠、胃、脾、交感、皮质下等。

(4)遵医嘱予八卦揉腹。

(5)遵医嘱予脐灸，根据患者的辨证情况用药。

四、健康指导

(一)生活起居

(1)避免风寒湿邪入侵，局部保暖。

(2)患肢垫软枕抬高，佩戴护膝。

(3)适当控制体重，避免爬山，以免关节过度负重。

(4)增加户外活动和日光照射，防止骨质疏松。

(5)如有任何部位的感染，应及时就医。

(二)饮食指导

饮食宜清淡易消化，多吃蔬菜水果，忌生冷、发物及煎炸品。

(1)肝肾不足证：宜食补益气血、益肝肾的食品，如山药、枸杞子等。忌发物、肥腻的食品，如鱼、虾、鸡蛋等。

(2)风寒湿痹证：宜食祛风除湿、温经通络的食品，如姜、蒜、辣面条等，趁热食用，以汗出为度。忌生冷、性凉及肥腻食品，如柿子、螃蟹、蚌肉、海带等。

(3)湿热蕴结证：宜食清热利湿的食品，如薏苡仁、冬瓜等。忌生冷、辛辣、滋腻、温燥、伤阴的食品，如洋葱、荔枝、狗肉、羊肉等。食疗方：苡仁冬瓜汤。

(4)气滞血瘀证：宜食活血通络、理气止痛的食品，如山楂、木耳、黑豆、核桃、乌鸡汤等。忌辛热燥辣、肥甘厚腻的食品，如肥肉、烤肉等。

(三)情志调理

加强心理护理，给予患者耐心细致的安慰和解释，解除患者的恐惧心理。

(四)康复指导

遵医嘱进行康复锻炼。

1. 早期功能锻炼

(1)肌肉训练：①股四头肌练习。绷紧大腿肌肉，尽量伸直膝关节，保持5~10秒。②直腿抬高。在床上绷紧伸直膝关节，并稍稍抬起，使下肢离开床面，保持5~10秒。

(2)关节训练：①膝关节不负重的屈伸运动。②踝关节背伸、跖屈活动。

(3)可适当进行散步、游泳等活动。

2. 晚期行手术治疗，术后遵医嘱进行功能锻炼

(1)手术当日平卧位，抬高患肢。

(2)术后6小时指导患者进行踝关节背伸、跖屈活动，以不感到疲劳为宜。

(3)人工膝关节置换术后，遵医嘱监督指导患者使用下肢关节功能康复机进行膝关节屈伸锻炼。

五、护理效果评价

膝痹病(膝关节骨性关节炎)中医护理效果评价表(表8-2)。

表 8-2　膝痹病（膝关节骨性关节炎）中医护理效果评价表

医院：________科室：______入院日期：______出院日期：______住院天数：____床号：__________姓名：____性别：______年龄：______住院号：______

文化程度；　纳入中医临床路径：是□ 否□　证候诊断：肝肾不足证□ 风寒湿痹证□ 湿热蕴结证□ 气滞血瘀证□　其他：

一、护理效果评价

主要症状	主要辨证施护方法	中医护理技术	分级	护理效果			
				实施前评价		实施后评价	
				日期	分值	日期	分值
膝关节疼痛□	1. 评估疼痛□ 评分：________ 2. 物理治疗□ 3. 其他护理措施：	1. 耳穴压豆□　应用次数：____次；应用时间：____天 2. 穴位贴敷□　应用次数：____次；应用时间：____天 3. 贴敷疗法□　应用次数：____次；应用时间：____天 4. 灸法□　应用次数：____次；应用时间：____天 5. 中药熏洗□　应用次数：____次；应用时间：____天 6. 中药离子导入□　应用次数：____次；应用时间：____天 7. 拔罐疗法□　应用次数：____次；应用时间：____天 8. 火熨术□　应用次数：____次；应用时间：____天 9. 火龙罐□　应用次数：____次；应用时间：____天 10. 其他：____　应用次数：____次；应用时间：____天	好（0 分）：无疼痛 较好（2 分）：轻度疼痛，疼痛评分 1~3 分，有疼痛但可忍受，生活正常，睡眠无干扰 一般（4 分）：中度疼痛，疼痛评分 4~6 分，疼痛明显，不能忍受，要求服用镇痛药物，睡眠受干扰 差（6 分）：重度疼痛，疼痛评分 7~10 分，不能忍受，需用镇痛药物，睡眠受严重干扰，可伴自主神经紊乱或被动体位				

续表8-2

主要症状	主要辨证施护方法	中医护理技术	分级	护理效果			
				实施前评价		实施后评价	
				日期	分值	日期	分值
膝关节肿胀□	1. 评估□ 2. 测量腿围□ 3. 冰敷□ 4. 物理治疗□ 5. 其他护理措施：	1. 贴敷疗法□ 应用次数：____次；应用时间：____天 2. 中药熏洗□ 应用次数：____次；应用时间：____天 3. 灸法□ 应用次数：____次；应用时间：____天 4. 中药外敷□ 应用次数：____次；应用时间：____天 5. 中药塌渍□ 应用次数：____次；应用时间：____天 6. 其他：____ 应用次数：____次；应用时间：____天	好(0分)：无肿胀或肿胀消失 较好(2分)：轻度肿胀，皮肤纹理变浅，关节的骨标志仍明显 一般(4分)：中度肿胀，关节肿胀明显，皮肤纹理基本消失，关节的骨标志不明显 差(6分)：重度肿胀，关节肿胀甚，皮肤紧，骨标志消失				
膝关节僵硬□	1. 评估□ 2. 其他护理措施：	1. 中药封包□ 应用次数：____次；应用时间：____天 2. 中药热奄包□ 应用次数：____次；应用时间：____天 3. 中药熏洗□ 应用次数：____次；应用时间：____天 4. 药熨法□ 应用次数：____次；应用时间：____天 5. 穴位按摩□ 应用次数：____次；应用时间：____天 6. 火熨术□ 应用次数：____次；应用时间：____天 7. 其他：____ 应用次数：____次；应用时间：____天	好(0分)：关节活动正常 较好(2分)：关节活动轻度受限，关节活动范围减少<1/3 一般(4分)：关节活动明显受限，关节活动范围减少≥1/3 差(6分)：关节活动严重受限，关节活动范围减少≥1/2，甚或僵直				

续表8-2

主要症状	主要辨证施护方法	中医护理技术	分级	护理效果			
				实施前评价		实施后评价	
				日期	分值	日期	分值
失眠□	1. 评估□ 2. 其他护理措施：	1. 耳穴压豆□　应用次数：____次；应用时间：____天 2. 其他：____　应用次数：____次；应用时间：____天	好(0分)：无不寐 较好(2分)：睡觉时常觉醒或睡不安稳，晨醒过早，但不影响工作 一般(4分)：睡眠不足4小时，但尚能坚持正常工作 差(6分)：彻夜不眠，难以坚持工作				
排尿困难□	1. 评估□ 2. 其他护理措施：	1. 穴位按摩□　应用次数：____次；应用时间：____天 2. 耳穴压豆□　应用次数：____次；应用时间：____天 3. 药熨法□　应用次数：____次；应用时间：____天 4. 穴位贴敷□　应用次数：____次；应用时间：____天 5. 灸法□　应用次数：____次；应用时间：____天 6 其他：____　应用次数：____次；应用时间：____天	好(0分)：无 较好(2分)：偶有 一般(4分)：间断出现 差(6分)：持续存在				

续表8-2

主要症状	主要辨证施护方法	中医护理技术	分级	护理效果			
				实施前评价		实施后评价	
				日期	分值	日期	分值
便秘□	1. 评估排便次数，性状、量□ 2. 饮食调护□ 3. 腹部按摩□ 4. 穴位按摩□ 5. 其他护理措施：	1. 穴位贴敷□ 应用次数：____次；应用时间：____天 2. 穴位按摩□ 应用次数：____次；应用时间：____天 3. 灸法□ 应用次数：____次；应用时间：____天 4. 耳穴压豆□ 应用次数：____次；应用时间：____天 5. 八卦揉腹□ 应用次数：____次；应用时间：____天 6. 脐灸□ 应用次数：____次；应用时间：____天 7. 其他：____ 应用次数：____次；应用时间：____天	好(0分)：无 较好(2分)：大便偏硬，1~2日1次 一般(4分)：大便硬结，便难解，3~5日大便1次 差(6分)：大便硬结，异常难解，5日以上大便1次				
其他：□(请注明)							

二、护理依从性及满意度评价

评价项目		患者对护理的依从性			患者对护理的满意度		
		依从	部分依从	不依从	满意	一般	不满意
中医护理技术	中药热奄包						
	中药封包						
	贴敷疗法						
	灸法						
	穴位贴敷						
	耳穴压豆						
	中药熏洗						
	中药塌渍						
	拔火罐						
	中药外敷						
	中药离子导入						
	穴位按摩						
	八卦揉腹						
	脐灸						
	火熨术						
	火龙罐						
	药熨法						
健康指导		—	—	—			
签　名		责任护士签名：			上级护士或护士长签名：		

注：1. 患者对护理的依从性。依从：患者在治疗期间遵医嘱完成规范化中医护理治疗。部分依从：偶尔不能配合完成中医护理治疗。不依从：经常不能配合或自主要求终止中医护理治疗。2. 患者对护理的满意度。询问患者对护理的满意度。

三、对本病中医护理方案的评价

实用性强：>90%□　实用性较强：70%≤实用性≤90%□　实用性一般：30%≤实用性<70%□　不实用：<30%□

改进意见：

四、评价人（责任护士）

姓名：________技术职称：________完成日期：________护士长签字：________

第三节　项痹病（神经根型颈椎病）中医护理方案

优化内容

一、证候施护

1. 颈肩疼痛

（1）新增：穴位贴敷，取大椎、肩井、风池等穴。

（2）新增：中医定向透药、火龙罐、铜砭刮痧、中药热奄包、中药封包、贴敷疗法、灸法。

2. 眩晕

（1）新增：耳穴压豆，取颈、颈椎、神门、枕、肝、肾、脾、皮质下等穴。

（2）新增：穴位贴敷，取双侧太阳穴、双足涌泉穴。

3. 肢体麻木

新增：穴位注射、中药热奄包。

4. 颈肩及上肢活动受限

新增：刮痧、火龙罐、中药热奄包、中医定向透药。

5. 不寐

耳穴压豆优化为：取神门、枕、心、皮质下、垂前、口、失眠穴、脾、胃、肝、胆、肾等穴。

二、中医特色技术

新增中医特色技术：中医定向透药、火龙罐、铜砭刮痧、中药热奄包、中药封包、贴敷疗法、穴位贴敷、穴位注射。

三、中医护理效果评价表

（一）护理效果

将效果评价中的 4 个选项（好、较好、一般、差）进行量化分级，实施前后分别进行评价，使评价更加客观和具有操作性。具体量化分级详见效果评价表。

（二）患者对护理的依从性评价进行规范

（1）依从：患者在治疗期间遵医嘱完成规范化中医护理治疗。

（2）部分依从：患者偶尔不能配合完成中医护理治疗。

（3）不依从：患者经常不能配合或自主要求终止中医护理治疗。

（三）对本病中医护理方案的评价

中医护理方案的 4 个评价（实用性强、实用性较强、实用性一般、不实用）参照国家药品监督管理局颁布的《中药新药临床研究指导原则》，将护理效果的评分采用尼莫地平评分法计算，疗效指数 =（治疗前得分 − 治疗后得分）/ 治疗前得分 ×100%。具体如下：

(1)治愈：症状、体征消失或基本消失，疗效指数>90%，评价为实用性强。
(2)显效：症状、体征明显好转，70%≤疗效指数≤90%，评价为实用性较强。
(3)有效：症状、体征有好转，30%≤疗效指数<70%，评价为实用性一般。
(4)无效：症状、体征无改善或加重，疗效指数<30%，评价为不实用。

中医护理方案

一、常见证候要点

1. 风寒痹阻证　颈、肩、上肢窜痛麻木，以痛为主，头有沉重感，颈部僵硬，活动不利，恶寒畏风。舌淡红，苔薄白，脉弦紧。

2. 血瘀气滞证　颈肩部、上肢刺痛，痛处固定，伴有肢体麻木。舌质暗或有瘀斑，苔薄白，脉弦。

3. 痰湿阻络证　头晕目眩，头重如裹，四肢麻木，纳呆。舌暗红，苔厚腻，脉弦滑。

4. 肝肾不足证　眩晕头痛，耳鸣耳聋，失眠多梦，肢体麻木，面红目赤。舌红苔少，脉弦。

5. 气血亏虚证　头晕目眩，面色苍白，心悸气短，四肢麻木，倦怠乏力。舌淡苔少，脉细弱。

二、常见症状/证候施护

1. 颈肩疼痛

(1)评估疼痛诱因、性质、部位、持续时间，与体位的关系，做好疼痛评分并记录。
(2)慎起居、避风寒，以防风寒阻络致经脉不通，引发疼痛。
(3)配合医生行颈椎牵引，及时评估牵引效果及颈肩部疼痛情况。
(4)遵医嘱予中药熏蒸、中药塌渍、中药外敷、中药离子导入、拔罐疗法、中医定向透药、中药热奄包、中药封包、穴位贴敷、铜砭刮痧、灸法、火龙罐等治疗。痛点处可进行穴位揉药或涂擦治疗。
(5)根据疼痛规律，对夜间疼痛甚者，适当增加中药塌渍、中药热奄包、牵引、穴位贴敷、贴敷疗法、火龙罐、中医定向透药等治疗次数。
(6)遵医嘱正确应用镇痛药，并观察用药后反应及效果。

2. 眩晕

(1)评估眩晕的性质、发作或持续时间，以及与体位改变的关系。
(2)避免诱发眩晕加重的姿势或体位。
(3)做好防护，外出时需有人陪同，动作应缓慢，避免快速转头、低头，防止跌倒。
(4)指导患者正确佩戴颈托。
(5)遵医嘱予中药离子导入、耳穴压豆，耳穴压豆取颈、颈椎、神门、枕、肝、肾、脾、皮质下等穴。
(6)遵医嘱予穴位贴敷，取双侧太阳穴、双足涌泉等穴。

3. 肢体麻木

(1)评估肢体麻木范围、性质、程度及与体位的关系。
(2)指导患者主动活动麻木肢体，可用指尖叩击、拍打按摩麻木部位，以减轻或缓解症状。

（3）注意肢体保暖。

（4）遵医嘱给予中药熏蒸、理疗、电针、中药热奄包、穴位注射、刮痧等治疗，避免烫伤或意外损伤。

（5）遵医嘱行颈椎牵引，及时巡视观察患者有无不适，如有麻木加重，应告知医生，适当调整牵引角度、重量、时间等。

4. 颈肩及上肢活动受限

（1）评估患者活动受限的范围及生活自理能力。

（2）患者的生活用品应放置在便于取用的位置。

（3）指导并协助患者正确进行体位移动，按摩活动受限肢体，提高患者的舒适度。

（4）指导并协助进行四肢关节功能锻炼，以防肌肉萎缩。

（5）遵医嘱予中药熏蒸、中药离子导入、灸法、刮痧、火龙罐、中药热奄包、中医定向透药等治疗，注意防止烫伤。

5. 不寐

（1）枕头高度应适宜，避免颈部悬空。

（2）保持病房安静、整洁，通风良好。

（3）穴位按摩：双侧太阳穴、印堂穴。睡前服热牛奶、温水泡脚，听舒缓轻音乐，不宜饮浓茶或咖啡。

（4）遵医嘱予开天门。

（5）遵医嘱予耳穴压豆，取神门、枕、心、垂前、口、失眠穴、皮质下、脾、胃、肝、胆、肾等穴。

（6）遵医嘱应用镇静安神药物，并观察用药后反应及效果。

（7）因夜间疼痛影响睡眠时，可给予颈椎小重量持续牵引。

三、中医特色治疗护理

（一）手法治疗的护理

1. 松解类手法的护理

（1）治疗前向患者讲解松解手法治疗的目的及注意事项。

（2）嘱患者放松，协助其摆放体位。

（3）治疗过程中，注意观察患者的面色和反应，询问有无眩晕、恶心等不适。

（4）治疗结束后，协助患者卧床休息半小时。

2. 整复类手法的护理

（1）治疗前告知患者及家属相关注意事项，取得配合。

（2）治疗过程中，嘱患者颈部自然放松，配合固定体位。

（3）观察患者面色和反应，询问有无胸闷、眩晕、恶心等不适，必要时停止治疗，并给予吸氧或药物治疗。

（4）手法整复后，颈部需制动，平卧位小重量持续牵引6~24小时，牵引过程中注意观察患者反应，如有不适及时停止牵引或调整牵引的重量或角度。

（5）整复位后下床时要佩戴颈托，教会患者正确使用颈托，患者体位改变时动作要缓慢，给予协助和保护，防跌倒。

（二）佩戴颈托的方法及注意事项

(1)选择合适型号和材质的颈托。颈托的大小、高低应适宜，松紧度以能放入两个手指为宜。高度以限制颈部活动，保持平视为宜。

(2)使用时应注意观察患者的颈部皮肤状况，防止颈部及耳郭、下颌部皮肤受压。必要时可在颈托内衬垫小毛巾、软布等，并定时清洁颈托和局部皮肤。

(3)起床时，先将前托放置好位置(将下颌放在前托的下颌窝内)，一手固定前托，一手放置患者颈枕部，扶患者坐起，将后托放置好(一般长托在下)，调节松紧度，固定粘扣。

(4)患者由坐位到平卧位时，先松开粘扣，去掉后托，一手扶持前托，一手放置患者颈枕部，协助患者躺下，去掉前托，调节好枕头位置及高度。

(5)颈托佩戴时间，一般以 2~3 周为宜。整复后第 1 周内全天佩戴(睡觉时去除)；第 2 周间断佩戴，不活动时可去除颈托，活动时佩戴；第 3 周坐车及颈部剧烈活动时佩戴。

(6)佩戴颈托时须配合颈部肌肉锻炼，以保持颈部的稳定性。

（三）运动疗法

(1)急性期颈部制动，避免进行功能锻炼，以防症状加重。

(2)缓解期指导患者在颈托保护下行颈部拔伸、项臂争力、耸肩、扩胸等锻炼。

(3)康复期可间断佩戴颈托，开始进行仰首观天、翘首望月、项臂争力等锻炼，每次 2~3 组动作，每个动作 10~15 次。

(4)康复后要长期坚持做耸肩、扩胸、项臂争力、颈部的保健“米字操”等锻炼，以保持颈部肌肉的强度及稳定性，预防复发。

(5)眩晕的患者慎做回头望月、保健“米字操”等转头动作，或遵医嘱进行。

(6)各种锻炼动作要缓慢，以不疲劳为度，循序渐进。

知识链接：

常见的功能锻炼方法

(1)拔项法：吸气时头顶向上伸展，下颌微收，双肩下沉，使颈部后方肌肉紧张用力，保持3秒，然后呼气放松。

(2)项臂争力：两手交叉，屈肘上举，用手掌抱颈项部，用力向前，同时头颈尽量用力向后伸，使两力相对抗，随着一呼一吸有节奏地进行锻炼。

(3)仰首观天：双手叉腰，先低头看地，闭口使下颌尽量紧贴前胸，停留片刻，然后头颈仰起，两眼看天，仍停留片刻，反复进行。

(4)回头望月：头部转向一侧，头顶偏向另一侧，双眼极力向后上方观望，如回头望月状，保持片刻，进行对侧锻炼。

(5)保健“米字操”：身体直立，双手自然下垂，挺胸、抬头，目视前方，颈部向左侧屈，吸气，复原时呼气，再向右侧屈；颈前屈，下颌贴胸；颈后伸到最大限度；头向左斜上方摆动至最大限度，再向右斜上方摆动至最大限度，配合呼吸；向左斜下方摆头至最大范围，再向右斜下方摆动至最大范围。整个过程就像头部在写出一个“米”字的感觉。

（四）枕颌带牵引的护理

（1）牵引治疗前告知患者和家属牵引的目的和注意事项，以取得配合。

（2）枕颌带牵引分坐位和卧位，根据病情选择合适的牵引体位和牵引角度（前屈、水平位、背伸位）、重量、时间。

（3）根据牵引角度调节枕头高度，保持有效的牵引力线，颈部不要悬空。

（4）牵引过程中，观察枕颌带位置是否舒适，耳郭有无压迫，必要时下颌或面颊部可衬垫软物；男性患者应避免压迫喉结，女性患者应避免头发压在牵引带内。

（5）牵引时颈部制动。

（6）疼痛较重的患者去除牵引时应逐渐减轻重量，防止肌肉快速回缩。必要时可小重量持续牵引。

（7）牵引过程中需加强巡视，观察患者有无疼痛加重、头晕、恶心、心慌等不适，并根据情况及时报告医生处理。

（8）牵引结束后，颈部应制动休息 10~20 分钟，同时做好记录。

（五）各种针刺、小针刀、封闭、穴位注射等治疗

（1）治疗前询问患者有无晕针史，告知治疗的目的及注意事项。

（2）嘱患者放松，配合医生摆放合适体位，选择穴位，暴露治疗部位。

（3）治疗时密切观察患者面色，询问患者有无不适。如患者出现面色苍白、出冷汗、心慌等不适，应及时停止治疗，给予处理。

（4）治疗结束后注意观察局部有无出血、血肿等情况，注意局部保暖，12 小时内避免洗澡。

（5）有晕针史、酒后、饥饿、情绪紧张时不宜进行治疗。有严重高血压、糖尿病的患者，应慎用该治疗。

（六）中医特色技术

中药熏蒸、中药塌渍、中药外敷、中药热奄包、中药离子导入、刮痧、拔罐疗法、中药封包、中医定向透药、灸法、铜砭刮痧、火龙罐、穴位贴敷、耳穴压豆、穴位注射、贴敷疗法、穴位按摩、开天门。

（七）物理疗法的护理

（1）在电疗、磁热疗法、超声波等物理治疗前，应评估患者皮肤情况，讲解治疗的目的及注意事项，取得患者配合。

（2）电疗仪电极片要和皮肤紧密接触，必要时用固定带、沙袋固定。

（3）治疗时要及时询问患者感觉情况，及时调整电流的大小。治疗过程中忌中断电源，以防瞬间电流击伤患者。

（4）治疗结束后观察皮肤情况，如有红肿、水疱要及时观察处理。

（5）磁热疗法时，需保持有效的照射距离，询问患者感受，观察局部皮肤情况，防止烫伤。

（八）围手术期护理

1. 术前护理

（1）做好术前宣教，告知手术注意事项及相关准备工作，取得患者的配合，术前戒烟。

(2)前路手术术前3~5天开始进行气管推移训练，用食指、中指及环指将气管自右向左推或拉，使气管超过正中线。每次牵拉的时间为5~10分钟，逐渐增加至30~40分钟，每日3~4次，且不发生呛咳。

(3)指导患者进行深呼吸及有效的咳嗽练习，练习床上排大小便。

2. 术后护理

(1)术后注意观察伤口有无渗血及四肢感觉运动情况。

(2)根据不同的麻醉方式，指导患者进食，如进食半流质易消化的食物。

(3)卧床期间预防并发症。

(4)术后功能锻炼：肢体感觉恢复后指导患者做握拳、足趾背伸等小关节活动；48小时后做被动直腿抬高活动；72小时后指导患者主动锻炼，以肌肉训练为主，如上肢手抓拿、下肢的抬高、伸屈活动等。

(5)3周后，在颈部固定良好的前提下，协助患者下床活动。下床顺序：平卧(戴好颈托)→床上坐起→床边站立→有人协助离床→自己行走。保持头部中立位，防止突然转动头部发生意外。

四、健康指导

(一)体位指导

(1)急性期卧床制动，头部前屈，枕头后部垫高，避免患侧卧位，保持上肢上举或抱头等体位。必要时在肩背部垫软垫，进行治疗或移动体位时动作要轻柔。

(2)缓解期可适当下床活动，避免快速转头、摇头等动作；卧位时保持头部中立位，枕头水平。

(3)康复期可下床进行肩部和上肢活动，在不加重症状的情况下逐渐增大活动范围。

(二)生活起居

(1)避免长时间低头劳作，伏案工作时，每隔1~2小时，活动颈部，如仰头或将头枕靠在椅背上或转动头部。

(2)座椅高度要适中，以端坐时双脚刚能触及地面为宜。

(3)避免长时间半躺在床头，曲颈斜枕看电视或看书。

(4)睡眠时应保持头颈部在一条直线上，避免扭曲。枕头长度要超过肩部，不宜过高，为握拳高度(平卧后)，枕头的颈部稍高于头部，可以起到良好的放松作用，避免颈部悬空。

(5)注意颈部保暖，防风寒湿邪侵袭。

(6)及时防治如咽炎、扁桃体炎、淋巴结炎等咽喉部疾病。

(7)乘车、体育锻炼时做好自我保护，避免头颈部受伤。开车或乘车时注意系好安全带或扶好扶手，防止急刹车导致颈部受伤等，避免头部猛烈扭转。

(三)饮食指导

(1)风寒痹阻证：宜进食祛风散寒的温性食物，如大豆、羊肉、狗肉、胡椒、花椒等。食疗方：鳝鱼汤、当归大枣煲羊肉等。忌食凉性食物及生冷瓜果、冷饮，多饮温热茶。

(2)血瘀气滞证：宜进食行气活血、化瘀解毒之品，如山楂、白萝卜、木耳等。食疗方：醋泡花生等。避免煎炸、肥腻、厚味。

(3)痰湿阻络证：宜进食健脾除湿之品，如山药、薏苡仁、赤小豆等。食疗方：冬瓜排骨汤等。忌食辛辣、燥热、肥腻等生痰助湿之品。

(4)肝肾不足证：①肝肾阴虚者宜进食滋阴填精、滋养肝肾之品，如枸杞子等。药膳方：虫草全鸭汤。忌食辛辣香燥之品。②肝肾阳虚者宜进食温壮肾阳，补精髓之品，如黑豆、核桃、杏仁、腰果等。食疗方：干姜煲羊肉。忌食生冷瓜果及寒凉食物。

(5)气血亏虚证：宜进食益气养阴之品，如莲子、大枣、桂圆等。食疗方：桂圆莲子汤、大枣圆肉煲鸡汤等。

(四)情志护理

加强心理护理，给予患者耐心细致的安慰和解释，解除患者的恐惧心理。

五、护理难点

枕头的高度和位置会影响颈椎牵引的角度。

解决思路：

研制一种可调式颈椎治疗枕，在充分评估患者病情后确定枕头的高度和位置，便于掌握，避免操作者因个人操作习惯影响治疗效果。

六、护理效果评价

项痹病(神经根型颈椎病)中医护理效果评价表(表8-3)。

表 8-3　项痹病(神经根型颈椎病)中医护理效果评价表

医院：________科室：______入院日期：______出院日期：______住院天数：____床号：__________姓名：____性别：______年龄：______住院号：______

文化程度：　纳入中医临床路径：是□ 否□　证候诊断：风寒痹阻证□ 血瘀气滞证□ 痰湿阻络证□ 肝肾不足证□ 气血亏虚证□　其他：

一、护理效果评价

主要症状	主要辨证施护方法	中医护理技术	分级	护理效果			
				实施前评价		实施后评价	
				日期	分值	日期	分值
颈肩疼痛□	1. 评估疼痛□ 评分：________ 2. 体位□ 3. 按疼痛规律施护□ 4.牵引□____次数/天 5. 其他护理措施：	1. 中药熏蒸□　应用次数：____次；应用时间：____天 2. 中药塌渍□　应用次数：____次；应用时间：____天 3. 中药离子导入□　应用次数：____次；应用时间：____天 4. 中药热奄包□　应用次数：____次；应用时间：____天 5. 中药封包□　应用次数：____次；应用时间：____天 6. 穴位贴敷□　应用次数：____次；应用时间：____天 7. 拔罐疗法□　应用次数：____次；应用时间：____天 8. 火龙罐□　应用次数：____次；应用时间：____天 9. 铜砭刮痧□　应用次数：____次；应用时间：____天 10. 灸法□　应用次数：____次；应用时间：____天 11. 贴敷疗法□　应用次数：____次；应用时间：____天 12. 中医定向透药□　应用次数：____次；应用时间：____天 13. 中药外敷□　应用次数：____次；应用时间：____天 14. 其他：____　应用次数：____次；应用时间：____天	好(0 分)：无疼痛 较好(2 分)：轻度疼痛，疼痛评分 1～3 分，有疼痛但可忍受，生活正常，睡眠无干扰 一般(4 分)：中度疼痛，疼痛评分 4～6 分，疼痛明显，不能忍受，要求服用镇痛药物，睡眠受干扰 差(6 分)：重度疼痛，疼痛评分 7～10 分，不能忍受，需用镇痛药物，睡眠受严重干扰，可伴自主神经紊乱或被动体位				

续表8-3

主要症状	主要辨证施护方法	中医护理技术	分级	护理效果			
				实施前评价		实施后评价	
				日期	分值	日期	分值
眩晕□	1. 体位□ 2. 防跌倒□ 3. 佩戴颈托□ 4. 其他护理措施：	1. 耳穴压豆□　应用次数：____次；应用时间：____天 2. 穴位贴敷□　应用次数：____次；应用时间：____天 3. 其他：____　应用次数：____次；应用时间：____天	好(0分)：无眩晕 较好(2分)：头晕眼花，时作时止 一般(4分)：视物旋转，不能行走 差(6分)：眩晕欲仆，不能行走				
肢体麻木□	1. 牵引□____次数/天 2. 叩击、按摩□ 3. 其他护理措施：	1. 中药热奄包□　应用次数：____次；应用时间：____天 2. 穴位注射□　应用次数：____次；应用时间：____天 3. 刮痧□　应用次数：____次；应用时间：____天 4. 其他：____　应用次数：____次；应用时间：____天	好(0分)：无 较好(2分)：轻微麻木，时作时止 一般(4分)：麻木可忍，时常发作 差(6分)：麻木难忍，持续不止				
颈肩及上肢活动受限□	1. 体位□ 2. 活动□ 3. 生活起居□ 4. 其他护理措施：	1. 中药熏蒸□　应用次数：____次；应用时间：____天 2. 中药离子导入□　应用次数：____次；应用时间：____天 3. 中药热奄包□　应用次数：____次；应用时间：____天 4. 灸法□　应用次数：____次；应用时间：____天 5. 铜砭刮痧□　应用次数：____次；应用时间：____天 6. 火龙罐□　应用次数：____次；应用时间：____天 7. 中医定向透药□　应用次数：____次；应用时间：____天 8. 其他：____　应用次数：____次；应用时间：____天	好(0分)：无减弱 较好(2分)：屈伸旋转和侧弯两组以上活动轻度受限 一般(4分)：颈部僵硬，屈伸旋转和侧弯两组以上活动明显受限 差(6分)：颈部活动非常困难				

续表8-3

主要症状	主要辨证施护方法	中医护理技术	分级	护理效果			
				实施前评价		实施后评价	
				日期	分值	日期	分值
不寐□	1. 体位□ 2. 环境□ 3. 放松疗法□ 4. 牵引□ 5. 自主穴位按摩□ 6. 其他护理措施：	1. 耳穴压豆□　应用次数：____次；应用时间：____天 2 开天门□　应用次数：____次；应用时间：____天 3. 穴位按摩□　应用时间：____天，应用时间：____天 4. 其他：____　应用次数：____次；应用时间：____天	好(0分)：无不寐 较好(2分)：睡觉时常觉醒或睡不安稳，晨醒过早 一般(4分)：睡眠不足4小时，尚能坚持工作 差(6分)：彻夜不眠，难以坚持工作				
其他：□ (请注明)							

二、护理依从性及满意度评价

评价项目		患者对护理的依从性			患者对护理的满意度		
		依从	部分依从	不依从	满意	一般	不满意
中医护理技术	中药熏蒸						
	中药塌渍						
	灸法						
	刮痧						
	中药离子导入						
	耳穴压豆						
	穴位注射						
	拔罐疗法						
	中药热奄包						
	贴敷疗法						
	中药封包						
	铜砭刮痧						
	火龙罐						
	穴位贴敷						
	中医定向透药						
	中药外敷						
	穴位按摩						
	开天门						
健康指导		—	—	—			
签名		责任护士签名：			上级护士或护士长签名：		

注：1. 患者对护理的依从性。依从：患者在治疗期间遵医嘱完成规范化中医护理治疗。部分依从：偶尔不能配合完成中医护理治疗。不依从：经常不能配合或自主要求终止中医护理治疗。2. 患者对护理的满意度。询问患者对护理的满意度。

三、对本病中医护理方案的评价

实用性强：>90%□ 实用性较强：70%≤实用性≤90%□ 实用性一般：30%≤实用性<70%□ 不实用：<30%□

改进意见：

四、评价人（责任护士）

姓名：________ 技术职称：________ 完成日期：________ 护士长签字：________

第四节　腰椎间盘突出症中医护理方案

优化内容

一、证候施护

1. 腰腿疼痛

（1）新增：贴敷疗法、中药硬膏热贴、中药热奄包、中药封包、中医定向透药、中药熏洗、火龙罐、铜砭刮痧。

（2）耳穴压豆优化为：增加枕、腰痛点、腰椎、坐骨神经、脾等穴。

2. 下肢活动受限

新增：中医定向透药、中药热奄包、中药封包。

二、围手术期护理

腹胀便秘

（1）新增：饮食调护，饮水量为1500~2000 mL/d。

（2）新增：进行腹部按摩，每天4次，分别在晨起、午睡醒后、早餐及晚餐后1~3小时进行，顺时针方向按摩，以促进排便。

（3）新增：遵医嘱予穴位贴敷，取神阙、天枢、关元、水分等穴。

（4）新增：遵医嘱予灸法，取神阙、天枢、关元等穴。

（5）新增：遵医嘱予耳穴压豆，取便秘点、直肠、大肠、小肠、胃、脾、交感、皮质下等穴。

（6）新增：遵医嘱予八卦揉腹。

（7）新增：遵医嘱予脐灸，根据患者病情辨证用药。

三、中医特色技术

新增中医特色技术：中医定向透药、中药热奄包、中药封包、火龙罐、铜砭刮痧、贴敷疗法、中药硬膏热贴、八卦揉腹、脐灸。

四、中医护理效果评价表

（一）护理效果

将效果评价中的4个选项（好、较好、一般、差）进行量化分级，实施前后分别进行评价，使评价更加客观和具有操作性。具体量化分级详见效果评价表。

（二）患者对护理的依从性评价进行规范

（1）依从：患者在治疗期间遵医嘱完成规范化中医护理治疗。

（2）部分依从：患者偶尔不能配合完成中医护理治疗。

(3)不依从：患者经常不能配合或自主要求终止中医护理治疗。

(三)对本病中医护理方案的评价

中医护理方案的4个评价(实用性强、实用性较强、实用性一般、不实用)参照国家药品监督管理局颁布的《中药新药临床研究指导原则》，将护理效果的评分采用尼莫地平评分法计算，疗效指数=(治疗前得分-治疗后得分)/治疗前得分×100%。具体如下：

(1)治愈：症状、体征消失或基本消失，疗效指数>90%，评价为实用性强。

(2)显效：症状、体征明显好转，70%≤疗效指数≤90%，评价为实用性较强。

(3)有效：症状、体征有好转，30%≤疗效指数<70%，评价为实用性一般。

(4)无效：症状、体征无改善或加重，疗效指数<30%，评价为不实用。

中医护理方案

一、常见证候要点

1. 血瘀气滞证　腰腿痛剧烈，痛有定处，腰部僵硬，俯仰活动艰难。舌质暗紫，或有瘀斑，舌苔薄白或薄黄，脉弦涩。

2. 寒湿痹阻证　腰腿部冷痛重着，转侧不利，虽静卧亦不减或反而加重，遇寒痛增，得热则减，伴下肢活动受限。舌质胖淡，苔白腻，脉沉而迟缓。

3. 湿热痹阻证　腰酸腿痛，痛处伴有热感，或见肢节红肿，活动受限，口渴不欲饮。舌质偏红，苔黄腻，脉濡数。

4. 肝肾亏虚证　腰腿痛缠绵日久，反复发作，乏力，劳则加重，卧则减轻；包括肝肾阴虚及肝肾阳虚证。阴虚证症见：心烦失眠，口苦咽干，舌红少苔，脉弦细。阳虚证症见：四肢不温，形寒畏冷，舌质淡胖，苔白润，脉沉弱。

二、常见症状/证候施护

1. 腰腿疼痛

(1)评估疼痛的诱因、性质、腰部活动、下肢感觉、运动情况。

(2)体位护理：急性期严格卧床休息，卧硬板床，保持脊柱平直。恢复期下床活动时佩戴腰围加以保护和支撑，注意起床姿势，宜先翻身侧卧，再用手臂支撑缓慢起床，忌腰部用力，避免突然改变体位。

(3)做好腰部、腿部保暖，防止受凉。

(4)遵医嘱予腰部中药贴敷、中药热熨、拔罐疗法、中药熏洗(蒸)、中药离子导入、贴敷疗法、中药硬膏热贴、中药热奄包、中药封包、中医定向透药、火龙罐、铜砭刮痧等治疗，观察治疗后的效果，及时向医生反馈。

(5)给予骨盆牵引，牵引重量为患者体重的1/3~1/2，也可根据患者的耐受情况进行牵引重量调节。

(6)遵医嘱予耳穴压豆，取神门、交感、皮质下、肝、肾、枕、腰痛点、腰椎、坐骨神经、脾等穴。

2. 肢体麻木

(1)评估麻木部位、程度及伴随的症状，并做好记录。

(2)协助患者按摩拍打麻木肢体，力度适中，以增进患者舒适度，并询问感受。

(3)麻木肢体做好保暖，指导患者进行双下肢关节屈伸运动，促进血液循环。

(4)遵医嘱局部予中药熏洗、中药塌渍、灸法等治疗，注意防止皮肤烫伤及损伤，观察治疗效果。

(5)遵医嘱予穴位注射，取足三里、环跳、委中、承山等穴。

3. 下肢活动受限

(1)评估患者双下肢肌力及步态，对肌力下降及步态不稳者，做好安全防护措施，以防止跌倒及其他意外事件发生。

(2)做好健康教育，告知患者起床活动的注意事项，使用辅助工具行走。

(3)对卧床期间或活动困难的患者，指导其进行四肢关节主动运动及腰背肌运动，以提高肌肉强度和耐力。

(4)保持病室环境安全，物品放置有序，协助患者生活料理。

(5)遵医嘱予物理治疗，如中频脉冲、激光、微波等治疗；或采用中药热熨、中药熏洗、中药热奄包、中药封包、穴位贴敷、中医定向透药。

三、中医特色治疗护理

(一)腰椎整复的护理

(1)整复前告知患者整复方法及配合的注意事项。

(2)整复后注意观察患者腰部疼痛、活动度、双下肢感觉运动及大小便等情况。

(3)嘱患者卧床休息，定时双人直线翻身，以增加患者舒适度。仰卧时腰部加腰垫，以维持生理曲度。

(4)复位 3 天后，在医护人员指导下佩戴腰围下床。下床时先俯卧位，在床上旋转身体，脚着地后缓慢起身，上床则反之；下床后扶持患者，观察有无头晕等不适；如厕时避免久蹲，防止引起直立性低血压导致跌倒。

(5)复位 3 天后逐渐进行腰背肌功能锻炼。

(二)腰椎牵引的护理

(1)牵引治疗前做好解释工作，告知患者注意事项以取得配合。

(2)遵医嘱选择合适的体位(三曲位、仰卧位、俯卧位)及牵引重量、牵引角度，牵引时上下衣分开，固定带松紧度适宜，使患者舒适持久。

(3)牵引时嘱患者全身肌肉放松，以减少躯干部肌肉收缩抵抗力，疼痛较甚不能平卧的患者可使用三角枕垫于膝下缓解不适。

(4)牵引过程中随时询问患者感受，观察患者是否有胸闷、心慌等不适，及时调整。出现疼痛加重等不适时，应立即停止治疗，通知医生处理。

(5)注意防寒保暖，用大毛巾或薄被覆盖患者身体。

(6)腰椎牵引后，患者宜平卧 20 分钟再翻身活动。

(三)围手术期护理

1. 术前护理

(1)做好术前宣教与心理护理，告知手术注意事项及相关准备工作，取得患者的配合。

(2)术前2天指导患者练习床上大小便及俯卧位训练。

(3)对于吸烟者劝其戒烟，预防感冒；指导患者练习深呼吸、咳嗽和排痰的方法。

(4)为患者选择合适的腰围，指导正确佩戴的方法。

(5)常规进行术区皮肤准备、药物过敏试验及交叉配血等。

2. 术后护理

(1)术后妥善安置患者，搬运患者时，保持脊椎呈一条直线，防止扭曲，使用过床板平托过床。翻身时，采取轴线翻身方法。

(2)根据不同的麻醉方式，正确指导患者进食，选择营养丰富、易消化的食物。

(3)注意患者生命体征变化，观察双下肢感觉、运动、肌力等神经功能的变化。

(4)观察伤口敷料渗出情况，保持伤口负压引流管通畅，定时倾倒引流液，严格执行无菌操作。观察引流液色、质、量的变化，并正确记录。如引流液为淡黄色液体，应怀疑为脑脊液，须通知医生及时处理，并将引流球负压排空，暂停负压引流。

(5)指导患者进行足趾、踝部等主动活动，促进血液循环。评估患者下肢疼痛改善情况，循序渐进地指导患者进行蹬腿、直腿抬高、五点支撑及飞燕式等功能锻炼。

(6)根据手术方式，术后1~3天协助患者佩戴腰围，取半坐卧位或坐于床边，适应体位变化后，慢慢练习下地行走。行走时应保持正确姿势，抬头挺胸收腹，护理上做好安全防护。

(7)积极进行护理干预，预防肺部感染、尿路感染及下肢静脉栓塞等并发症的发生。

(8)对排尿困难者，可采取艾灸关元、气海、中极等穴，或予中药热熨下腹部，配合按摩，以促进排尿。

(9)腹胀便秘。

1)饮食调护，饮水量为1500~2000 mL/d。

2)进行腹部按摩，分别在晨起、午睡醒后、早餐及晚餐后1~3小时进行，顺时针方向按摩，以促进排便。

3)遵医嘱予穴位贴敷，取神阙、天枢、关元、水分等穴。

4)遵医嘱予灸法，取神阙、天枢、关元等穴。

5)遵医嘱予耳穴压豆，取便秘点、直肠、大肠、小肠、胃、脾、交感、皮质下等穴。

6)遵医嘱予八卦揉腹联合脐灸，根据患者病情辨证用药。

(10)卧床期间协助患者做好生活护理，满足各项需求。

(四)药物治疗

(1)内服中药。

(2)注射用药。

(3)外用中药。

(五)中医特色技术

中药贴敷、中药离子导入、中药热熨、灸法、拔罐疗法、穴位注射、穴位贴敷、中医定向透药、贴敷疗法、中药热奄包、耳穴压豆、中药封包、火龙罐、中药硬膏热贴、中药熏洗(蒸)、铜砭刮痧、中药塌渍、八卦揉腹、脐灸。

四、健康指导

（一）生活起居

（1）急性期患者以卧床休息为主，采取舒适体位。下床活动时佩戴腰围加以保护和支撑，不宜久坐。

（2）做好腰部保护，防止腰部受到外伤，尽量不弯腰提重物，以减轻腰部负荷。告知患者捡拾地上的物品时宜双腿下蹲腰部挺直，动作要缓慢。

（3）指导患者在日常生活与工作中，注意对腰部的保健，提倡坐硬板凳，宜卧硬板薄软垫床。工作时要做到腰部姿势正确，劳逸结合，防止过度疲劳，同时还要防止寒冷等不良因素的刺激。

（4）指导患者正确咳嗽、打喷嚏的方法，注意保护腰部，避免诱发和加重疼痛。

（5）腰椎间盘突出症病程长、恢复慢，鼓励患者应保持愉快的心情，用积极乐观的人生态度对待疾病。

（6）加强腰背肌功能锻炼，注意持之以恒。主要锻炼方法包括：卧位直腿抬高、交叉蹬腿、五点支撑、飞燕式的腰背肌功能锻炼。根据患者的具体情况进行指导。

1）飞燕式锻炼：患者俯卧位，双下肢伸直，两手贴在身体两旁，下半身不动，抬头时上半身向后背伸，每日 3 组，每组 10 次。逐渐增加为抬头上半身后伸与双下肢直腿后伸同时进行，腰部尽量背伸，形似飞燕，每日 5～10 组，每组 20 次。

2）五点支撑锻炼：患者取卧位，双手叉腰作支撑点，两腿半屈膝 90°，脚掌置于床上，以头后部及双肘支撑上半身，双脚支撑下半身，成半拱桥形；当挺起躯干架桥时，膝部稍向两旁分开，速度由慢而快，每日 3～5 组，每组 10～20 次。适应后增加至每日 10～20 组，每组 30～50 次，以锻炼腰、背、腹部肌肉力量。

（7）腰围使用健康指导。

1）腰围的选用及佩戴：腰围规格要与自身腰的长度、周径相适应，其上缘须达肋下缘，下缘至臀裂，松紧以不产生不适感为宜。

2）佩戴时间：可根据病情掌握佩戴时间，腰部症状较重时应随时佩戴，轻症患者可在外出或较长时间站立及固定姿势坐位时使用，睡眠及休息时取下。

3）使用腰围期间应逐渐增加腰背肌锻炼，以防止和减轻腰部肌肉萎缩。

（二）饮食指导

根据患者的营养状况和辨证分型的不同，科学合理地指导饮食，使患者达到最大限度的康复。在指导患者饮食期间，动态观察患者的胃纳情况和舌苔变化，随时更改饮食计划。

（1）血瘀气滞证：宜进食行气活血化瘀之品，如黑木耳、金针菇、桃仁等。

（2）寒湿痹阻证：宜进食温经散寒、祛湿通络之品，如砂仁、羊肉、蛇酒等。药膳方：肉桂瘦肉汤、鳝鱼汤、当归大枣煲羊肉。忌凉性食物及生冷瓜果、冷饮。

（3）湿热痹阻证：宜进食清热利湿通络之品，如丝瓜、冬瓜、赤小豆、玉米须等。药膳方：丝瓜瘦肉汤。忌辛辣燥热之品，如葱、蒜、胡椒等。

（4）肝肾亏虚证：①肝肾阴虚者宜进食滋阴填精、滋养肝肾之品，如枸杞子、黑芝麻、黑白木耳等。药膳方：莲子百合煲瘦肉汤。忌辛辣香燥之品。②肝肾阳虚者宜进食温壮肾阳、补精髓之品，如黑豆、核桃、杏仁、腰果、黑芝麻等。食疗方：干姜煲羊肉。忌生冷瓜果及寒凉食物。

（三）情志调理

加强心理护理，给予患者耐心细致的安慰和解释，解除患者的恐惧心理。

五、护理难点

改善不良习惯的依从性差。

解决思路：

（1）加强对患者康复保健知识教育，告知患者不良习惯对腰椎间盘突出症的影响，增强患者的自我保健意识。

（2）发放健康教育小册子，使患者掌握正确的生活方式。

（3）根据患者的情况，做到因人施护。

（4）定期随访。

六、护理效果评价

腰椎间盘突出症中医护理效果评价表（表 8-4）。

表 8-4　腰椎间盘突出症中医护理效果评价表

医院：________科室：______入院日期：______出院日期：______住院天数：____床号：__________姓名：____性别：______年龄：______住院号：______

文化程度：　纳入中医临床路径：是□ 否□　证候诊断：血瘀气滞证□ 寒湿痹阻证□ 湿热痹阻证□ 肝肾亏虚证□　其他：

一、护理效果评价

主要症状	主要辨证施护方法	中医护理技术	症状分级	实施前评价		实施后评价	
				日期	分值	日期	分值
腰腿疼痛□	1. 评估疼痛□ 评分：________ 2. 选择硬板床□ 3. 体位□ 4. 活动方法□ 5. 保暖□ 6. 其他护理措施：	1. 中药贴敷□　应用次数：____次；应用时间：____天 2. 中药热熨□　应用次数：____次；应用时间：____天 3. 中药熏洗（蒸）□　应用次数：____次；应用时间：____天 4. 拔罐疗法□　应用次数：____次；应用时间：____天 5. 耳穴压豆□　应用次数：____次；应用时间：____天 6. 骨盆牵引□　应用次数：____次；应用时间：____天 7. 中药离子导入□　应用次数：____次；应用时间：____天 8. 中药硬膏热贴□　应用次数：____次；应用时间：____天 9. 贴敷疗法□　应用次数：____次；应用时间：____天 10. 中药热奄包□　应用次数：____次；应用时间：____天 11. 中药封包□　应用次数：____次；应用时间：____天 12. 火龙罐□　应用次数：____次；应用时间：____天 13. 中医定向透药□　应用次数：____次；应用时间：____天 14. 铜砭刮痧□　应用次数：____次；应用时间：____天 15. 其他：____　应用次数：____次；应用时间：____天	好（0 分）：无疼痛 较好（2 分）：轻度疼痛，疼痛评分 1~3 分，有疼痛但可忍受，生活正常，睡眠无干扰 一般（4 分）：中度疼痛，疼痛评分 4~6 分，疼痛明显，不能忍受，要求服用镇痛药物，睡眠受干扰 差（6 分）：重度疼痛，疼痛评分 7~10 分，不能忍受，需用镇痛药物，睡眠受严重干扰，可伴自主神经紊乱或被动体位				

续表8-4

主要症状	主要辨证施护方法	中医护理技术	症状分级	实施前评价		实施后评价	
				日期	分值	日期	分值
肢体麻木□	1. 评估麻木部位、程度□ 2. 按摩拍打麻木肢体□ 3. 肢体保暖□ 4. 下肢关节屈伸活动□ 5. 其他护理措施：	1. 中药熏洗□ 应用次数：____次；应用时间：____天 2. 灸法□ 应用次数：____次；应用时间：____天 3. 中药塌渍□ 应用次数：____次；应用时间：____天 4. 穴位注射□ 应用次数：____次；应用时间：____天 5. 其他：____ 应用次数：____次；应用时间：____天	好（0分）：只有下肢痛，没有麻木感 较好（2分）：有时轻微的下肢痛，没有麻木感 一般（4分）：经常有下肢痛、麻木感；或有时有较重的下肢痛、麻木感 差（6分）：经常有剧烈的下肢痛、麻木感				
下肢活动受限□	1. 评估下肢肌力□ 2. 安全防护 □ 3. 活动方法 □ 4. 功能锻炼 □ 5. 其他护理措施：	1. 中药热熨□ 应用次数：____次；应用时间：____天 2. 穴位贴敷□ 应用次数：____次；应用时间：____天 3. 中药熏洗□ 应用次数：____次；应用时间：____天 4. 中药热奄包□ 应用次数：____次；应用时间：____天 5. 中药封包□ 应用次数：____次；应用时间：____天 6. 其他：____ 应用次数：____次；应用时间：____天	好（0分）：正常 较好（2分）：尽管出现疼痛、麻木或者无力，仍能行走超过500米 一般（4分）：由于出现疼痛、麻木或者无力，不能行走超过500米 差（6分）：由于出现疼痛、麻木或者无力，不能行走超过100米				
腹胀便秘□	1. 评估□ 2. 饮食调护□ 3. 穴位按摩□ 4. 其他护理措施：	1. 穴位贴敷□ 应用次数：____次；应用时间：____天 2. 灸法□ 应用次数：____次；应用时间：____天 3. 耳穴压豆□ 应用次数：____次；应用时间：____天 4. 八卦揉腹□ 应用次数：____次；应用时间：____天 5. 脐灸□ 应用次数：____次；应用时间：____天 6. 其他：____ 应用次数：____次；应用时间：____天	好（0分）：无 较好（2分）：大便偏硬，1～2日1次 一般（4分）：大便硬结，便难解，3～5日大便1次 差（6分）：大便硬结，异常难解，5日以上大便1次				
其他：□（请注明）							

二、护理依从性及满意度评价

评价项目		患者对护理的依从性			患者对护理的满意度		
		依从	部分依从	不依从	满意	一般	不满意
中医护理技术	中药贴敷						
	中药热熨						
	中药熏洗(蒸)						
	中药塌渍						
	拔罐疗法						
	耳穴压豆						
	中药离子导入						
	灸法						
	穴位注射						
	穴位贴敷						
	火龙罐						
	中医定向透药						
	中药封包						
	贴敷疗法						
	中药硬膏热贴						
	铜砭刮痧						
	中药热奄包						
	脐灸						
	八卦揉腹						
健康指导		—	—	—			
签名		责任护士签名：			上级护士或护士长签名：		

注：1. 患者对护理的依从性。依从：患者在治疗期间遵医嘱完成规范化中医护理治疗。部分依从：偶尔不能配合完成中医护理治疗。不依从：经常不能配合或自主要求终止中医护理治疗。2. 患者对护理的满意度。询问患者对护理的满意度。

三、对本病中医护理方案的评价

实用性强：>90%□　实用性较强：70%≤实用性≤90%□　实用性一般：30%≤实用性<70%□　不实用：<30%□

改进意见：

四、评价人(责任护士)

姓名：________ 技术职称：________ 完成日期：________ 护士长签字：________

第九章
骨伤病证

第一节　胸腰椎骨折中医护理方案

一、常见证候要点

1. 气滞血瘀证　损伤早期，瘀血停积、血瘀气滞、肿痛并见，多见局部肿胀、疼痛剧烈、胃纳不佳、大便秘结。舌淡红、苔薄白，脉弦紧。

2. 营血不调证　损伤中期，筋骨虽续而未坚，肿痛虽消而未尽，局部疼痛程度已有减轻，但活动仍受限。舌暗红、苔薄白，脉弦缓。

3. 肝肾亏虚证　损伤后期，气血不足、筋骨不坚，可见腰部酸软、四肢无力，活动后腰部仍隐隐作痛。舌淡苔白，脉虚细。

二、常见症状/证候施护

1. 腰背部疼痛

(1)评估疼痛诱因、性质、部位、持续时间、与体位关系，做好疼痛评分并记录。

(2)仰卧硬板床，慎起居，避风寒，以免加重疼痛。

(3)配合医生行持续骨盆牵引，牵引重量为10~15 kg，一般在24~48小时内腰背痛可逐渐缓解。及时评估牵引效果及腰背部疼痛的情况。

(4)遵医嘱予腰背部贴敷疗法、中药硬膏热贴、耳穴压豆、灸法、拔罐疗法等治疗，观察治疗后效果，及时向医生反馈。

(5)给予垫枕复位：患者仰卧于硬板床，骨折处垫10厘米的软枕，并逐渐加高，在数日内加至15~20厘米，使脊柱达到过伸复位。

2. 肢体麻木

(1)评估麻木部位、程度以及伴随的症状，并做好记录。

(2)协助患者按摩、拍打麻木肢体，力度适中，以增进患者舒适度，并询问感受。

(3)麻木肢体做好保暖，指导患者进行双下肢关节屈伸运动，促进血液循环。

(4)遵医嘱予灸法、中药熏洗等治疗，注意防止皮肤烫伤，观察治疗效果。

(5)遵医嘱予穴位注射，取足三里、承山等穴。

3. 下肢活动受限

(1)评估患者双下肢肌力及步态，对肌力下降及步态不稳者，做好安全防护措施，以防止跌倒及其他意外事件的发生。

(2)做好健康教育，告知患者起床活动的注意事项，使用辅助工具行走。

(3)对卧床期间或活动困难的患者，指导其进行四肢关节主动运动及腰背肌运动，以提高肌肉强度和耐力。

(4)保持病室环境安全，物品放置有序，协助患者生活料理。

(5)遵医嘱予中药热奄包、中药热熨等治疗。

三、中医特色治疗护理

(一)胸椎复位的护理

(1)复位前告知患者复位方法及配合的注意事项。

(2)复位后注意观察患者腰背部疼痛、活动度、双下肢感觉运动及大小便等情况。

(3)复位后应加强腰背肌功能锻炼，减少软垫厚度为10厘米以下，保持复位。

(4)仰卧硬板床休息，定时轴向翻身，侧卧时背部置长垫。

(5)保持过伸姿势8~10周。

(二)骨盆牵引的护理

(1)牵引治疗前做好相关解释工作，告知注意事项以取得必要配合。

(2)遵医嘱选择合适的体位及牵引重量、牵引角度。牵引时上下衣分开，固定带松紧度适宜，使患者舒适持久。

(3)牵引时嘱患者全身肌肉放松，以减少躯干部肌肉收缩抵抗力。

(4)牵引过程中随时询问患者感受，观察患者是否有胸闷、心慌等不适，及时调整牵引重量。出现疼痛加重等不适时，应立即停止治疗，通知医生处理。

(5)注意防寒保暖。

(6)牵引后患者宜平卧20分钟再翻身活动。

(三)围手术期护理

1. 术前护理

(1)做好术前宣教与心理护理，告知手术注意事项及相关准备工作，取得患者的配合。

(2)术前2天指导患者练习床上大小便及俯卧位训练。

(3)对于吸烟者劝其戒烟，预防感冒；指导患者练习深呼吸、咳嗽和排痰的方法。

(4)常规进行术区皮肤准备、药物过敏试验及交叉配血等。

2. 术后护理

(1)术后妥善安置患者，搬运患者时，保持脊椎呈一条直线，防止扭曲，使用过床板平托过床。翻身时，采取轴线翻身的方法。

(2)根据不同的麻醉方式，正确指导患者进食，选择营养丰富、易消化的食物。

(3)注意患者生命体征变化，观察双下肢感觉、运动、肌力等神经功能的变化。

(4)观察伤口敷料渗出情况，保持伤口负压引流管通畅，定时倾倒引流液，严格执行无菌操作。观察引流液色、质、量的变化，并正确记录。

(5)指导患者进行足趾、踝部等主动活动，促进血液循环。评估患者下肢疼痛改善情况，循序渐进地指导患者进行平卧抬臀，三、四、五点支撑及飞燕式等腰背肌功能锻炼。

(6)积极进行护理干预，预防肺部感染、尿路感染及下肢静脉栓塞、压力性损伤、双下肢肌肉萎缩等并发症的发生。

(7)对排尿困难者，可行灸法，取关元、气海、中极等穴，或予中药热熨下腹部，配合按摩，以促进排尿。

(8)对于便秘患者，予饮食调护，饮水量为1500~2000 mL/d，进行腹部穴位按摩，以促进排便。遵医嘱予穴位贴敷，取神阙、双侧天枢、关元、水分等穴；遵医嘱予灸法，取神阙、天枢、关元等穴；遵医嘱予耳穴压豆，取便秘点、直肠、大肠、小肠、胃、脾、皮质下等穴；遵医嘱予八卦揉腹；遵医嘱予脐灸，根据患者病情辨证用药。

(9)卧床期间协助患者做好生活护理。

(四)药物治疗

(1)内服中药：遵医嘱予内服集成疗伤片、集成理伤片、集成愈伤片、当归活血液等。

(2)外用中药：遵医嘱予外用三黄肿痛软膏、伤科黑膏药等。

(五)中医特色技术

贴敷疗法、中药硬膏热贴、耳穴压豆、穴位贴敷、穴位注射、中药热奄包、灸法、中药热熨、穴位按摩、拔罐疗法、中药熏洗、八卦揉腹、脐灸。

四、健康指导

(一)生活起居

(1)早期卧硬板床，绝对卧床休息。

(2)指导患者及家属正确翻身，按摩骨突处。

(3)注意保暖。

(4)功能锻炼。

1)早期行平卧位抬臀练习，每日做3~4次，每次100下，循序渐进。

2)中后期进行三、四、五点支撑法及飞燕式等腰背肌功能锻炼。

3)嘱患者勿过早下床活动，锻炼时勿急躁，应循序渐进、持之以恒。

(二)体位护理

(1)患者仰卧于硬板床，骨折处垫软枕。

(2)定时为患者翻身，翻身时切忌旋转扭曲脊柱，以免加重损伤。

(3)用50%红花酒精按摩骶尾部，以促进局部血液循环，预防压力性损伤。

(三)饮食护理

(1)早期：宜清淡，应以易消化的饮食或半流质为主，多吃水果、蔬菜，忌食肥甘厚味、辛辣及易胀气的豆类食物。必要时以大承气汤水煎服或灌肠。

(2)中后期：宜进食活血化瘀、滋补肝肾、补益气血的食品，如骨头汤、鸽子汤、鱼、虾、肉、蛋、牛奶、新鲜蔬菜水果等，适量食用榛子、核桃等坚果类食物。

（四）情志护理

加强心理护理，给予患者耐心细致的安慰和解释，解除患者的恐惧心理。

（五）并发症的护理

（1）腹胀便秘：饮食调护，饮水量为1500~2000 mL/d，进行腹部穴位按摩，以促进排便。遵医嘱予穴位贴敷，取神阙、双侧天枢、关元、水分等穴；遵医嘱予灸法，取神阙、天枢、关元等穴；遵医嘱予耳穴压豆，取便秘点、直肠、大肠、小肠、胃、脾、皮质下等穴；遵医嘱予八卦揉腹；遵医嘱予脐灸，根据患者病情辨证用药。

（2）尿闭：遵医嘱予灸法，取关元、气海、中极等穴；或予中药热熨下腹部，配合按摩；或进行针灸疗法。必要时导尿。

五、护理效果评价

胸腰椎骨折中医护理效果评价表（表9-1）。

表 9-1 胸腰椎骨折中医护理效果评价表

医院：________科室：______入院日期：______出院日期：______住院天数：____床号：__________姓名：____性别：______年龄：______住院号：______

文化程度： 纳入中医临床路径：是□ 否□ 证候诊断：气滞血瘀证□ 营血不调证□ 肝肾亏虚证□ 其他：

一、护理效果评价

主要症状	主要辨证施护方法	中医护理技术	分级	护理效果			
				实施前评价		实施后评价	
				日期	分值	日期	分值
腰背部疼痛□	1. 评估疼痛□ 评分：______ 2. 体位及生活起居□ 3. 牵引护理□ 4. 其他护理措施：	1. 贴敷疗法 □ 应用次数：____次；应用时间：____天 2. 耳穴压豆□ 应用次数：____次；应用时间：____天 3. 灸法□ 应用次数：____次；应用时间：____天 4. 中药硬膏热贴□ 应用次数：____次；应用时间：____天 5. 拔罐疗法□ 应用次数：____次；应用时间：____天 6. 其他：____ 应用次数：____次；应用时间：____天	好（0 分）：无疼痛 较好（2 分）：轻度疼痛，疼痛评分 1~3 分，有疼痛但可忍受，生活正常，睡眠无干扰 一般（4 分）：中度疼痛，疼痛评分 4~6 分，疼痛明显，不能忍受，要求服用镇痛药物，睡眠受干扰 差（6 分）：重度疼痛，疼痛评分 7~10 分，不能忍受，需用镇痛药物，睡眠受严重干扰可伴自主神经紊乱或被动体位				
肢体麻木□	1. 评估麻木部位、程度以及伴随的症状□ 2. 循经按摩及拍打□ 3. 保暖及运动□ 4. 安全护理□ 5. 其他护理措施：	1. 穴位注射□ 应用次数：____次；应用时间：____天 2. 灸法□ 应用次数：____次；应用时间：____天 3. 中药熏洗 □ 应用次数：____次；应用时间：____天 4. 其他：____ 应用次数：____次；应用时间：____天	好（0 分）：无麻木 较好（2 分）：轻微麻木，时作时止 一般（4 分）：麻木可忍，时常发作 差（6 分）：麻木难忍，持续不止				

续表9-1

主要症状	主要辨证施护方法	中医护理技术	分级	护理效果			
				实施前评价		实施后评价	
				日期	分值	日期	分值
下肢活动受限□	1. 评估患者双下肢肌力及步态，防跌倒 □ 2. 体位护理□ 3. 功能锻炼□ 4. 安全护理□ 5. 其他护理措施：	1. 中药热奄包 □ 应用次数：____次；应用时间：____天 2. 中药热熨 □ 应用次数：____次；应用时间：____天 3. 其他：____ 应用次数：____次；应用时间：____天	好(0分)：正常 较好(2分)：肢体轻度无力，尚可活动 一般(4分)：肢体明显无力，活动受限 差(6分)：肢体全瘫，不能活动				
腹胀便秘□	1. 评估排便次数，排便费力程度，观察大便性状、量□ 2. 饮食调护 □ 3. 腹部按摩□ 4. 穴位按摩□ 5. 其他护理措施：	1. 穴位贴敷 □ 应用次数：____次；应用时间：____天 2. 灸法□ 应用次数：____次；应用时间：____天 3. 耳穴压豆□ 应用次数：____次；应用时间：____天 4. 穴位按摩□ 应用次数：____次；应用时间：____天 5. 八卦揉腹□ 应用次数：____次；应用时间：____天 6. 脐灸□ 应用次数：____次；应用时间：____天 7. 其他：____ 应用次数：____次；应用时间：____天	好(0分)：无 较好(2分)：大便偏硬，1~2日1次 一般(4分)：大便硬结，便难解，3~5日大便1次 差(6分)：大便硬结，异常难解，5日以上大便1次				
其他：□ (请注明)							

二、患者依从性及满意度评价

评价项目		患者对护理的依从性			患者对护理的满意度		
		依从	部分依从	不依从	满意	一般	不满意
中医护理技术	贴敷疗法						
	耳穴压豆						
	穴位贴敷						
	中药热奄包						
	灸法						
	中药硬膏热贴						
	穴位注射						
	拔罐疗法						
	脐灸						
	八卦揉腹						
	中药熏洗						
	穴位按摩						
	中药热熨						
健康指导		—	—	—			
签名		责任护士签名：			上级护士或护士长签名：		

注：1. 患者对护理的依从性。依从：患者在治疗期间遵医嘱完成规范化中医护理治疗。部分依从：偶尔不能配合完成中医护理治疗。不依从：经常不能配合或自主要求终止中医护理治疗。2. 患者对护理的满意度。询问患者对护理的满意度。

三、对本病中医护理方案的评价

实用性强：>90%☐ 实用性较强：70%≤实用性≤90%☐ 实用性一般：30%≤实用性<70%☐ 不实用：<30%☐

改进意见：

四、评价人（责任护士）

姓名：____________技术职称：____________完成日期：____________护士长签字：____________

第二节　骨蚀(成人股骨头坏死)中医护理方案

优化内容

一、常见证候要点

(1)血瘀气滞证优化为气滞血瘀证，常见于创伤性股骨头坏死。症见髋部疼痛，刺痛不移，关节屈伸不利。舌质暗或有瘀斑，苔薄白，脉弦或沉涩。

(2)将肾虚血瘀证的证候苔黄燥或黄腻优化为：苔黄腻，增加脉细数。

(3)将痰瘀蕴结证的证候舌质灰优化为：舌苔腻，增加脉滑或濡缓。

二、证候施护

1. 髋部疼痛

(1)新增：耳穴压豆，取髋、臀、坐骨神经、肝、肾、脾等穴。

(2)新增：穴位贴敷，取环跳穴、阿是穴。

(3)新增：贴敷疗法，取阿是穴。

(4)新增：中药热奄包。

2. 关节屈伸不利

(1)新增：灸法，取阿是穴、涌泉穴。

(2)新增：中药热奄包，取阿是穴。

三、中医特色技术

新增中医特色技术：贴敷疗法、中药热奄包、中药封包、穴位贴敷、灸法。

四、围术期护理

(一)排尿困难

新增：遵医嘱针灸疗法，必要时导尿。如留置导尿，需做好相关护理。

(二)腹胀便秘

(1)新增：护理措施，评估排便次数、排便费力程度，观察大便性状、量。

(2)新增：穴位贴敷，取神阙、关元、双侧天枢等穴。

(3)新增：灸法，取神阙、双侧天枢等穴。

(4)新增：耳穴压豆，取便秘点、直肠、大肠、小肠、三焦、胃、皮质下等穴。

(5)新增：八卦揉腹。

(6)新增：脐灸，根据患者情况辨证用药。

五、中医护理效果评价表

（一）护理效果

将效果评价中的4个选项（好、较好、一般、差）进行量化分级，实施前后分别进行评价，使评价更加客观和具有操作性。具体量化分级详见效果评价表。

（二）患者对护理的依从性评价进行规范

（1）依从：患者在治疗期间遵医嘱完成规范化中医护理治疗。

（2）部分依从：患者偶尔不能配合完成中医护理治疗。

（3）不依从：患者经常不能配合或自主要求终止中医护理治疗。

（三）对本病中医护理方案的评价

中医护理方案的4个评价（实用性强、实用性较强、实用性一般、不实用）参照国家药品监督管理局颁布的《中药新药临床研究指导原则》，将护理效果的评分采用尼莫地平评分法计算，疗效指数=（治疗前得分−治疗后得分）/治疗前得分×100%。具体如下：

（1）治愈：症状、体征消失或基本消失，疗效指数>90%，评价为实用性强。

（2）显效：症状、体征明显好转，70%≤疗效指数≤90%，评价为实用性较强。

（3）有效：症状、体征有好转，30%≤疗效指数<70%，评价为实用性一般。

（4）无效：症状、体征无改善或加重，疗效指数<30%，评价为不实用。

中医护理方案

一、常见证候要点

1. 气滞血瘀证　常见于创伤性股骨头坏死。症见髋部疼痛，刺痛不移，关节屈伸不利。舌质暗或有瘀斑，苔薄白，脉弦或沉涩。

2. 肾虚血瘀证　多见于非创伤性股骨头坏死。症见髋痛隐隐，绵绵不休，关节强硬，伴心烦失眠，口渴咽干，面色潮红。舌质红，苔黄腻，脉细数。

3. 痰瘀蕴结证　多见于非创伤性股骨头坏死。症见髋部沉重疼痛，痛处不移，关节漫肿，屈伸不利，肌肤麻木，形体肥胖。舌淡，苔腻，脉滑或濡缓。

二、常见症状/证候施护

1. 髋部疼痛

（1）评估疼痛部位、性质、持续时间，与负重、活动及体位的关系，做好疼痛评分并记录。

（2）卧床休息，下床活动时使用拐杖，避免患肢负重。

（3）遵医嘱予中药熏蒸。

（4）遵医嘱予中药塌渍。

（5）遵医嘱予中医定向透药。

（6）遵医嘱予中药外敷。

(7)遵医嘱予中药离子导入。
(8)遵医嘱予耳穴压豆，取神门、皮质下、交感、髋、臀、坐骨神经、肝、肾、脾等穴。
(9)遵医嘱予贴敷疗法，取阿是穴。
(10)遵医嘱予穴位贴敷，取环跳穴、阿是穴。
(11)遵医嘱予中药热奄包。

2. 关节屈伸不利

(1)评估患者髋关节僵硬、活动受限对生活自理能力影响，协助患者满足生活所需。
(2)遵医嘱予蜡疗，协助患者进行髋关节被动锻炼。
(3)遵医嘱予中药塌渍。
(4)遵医嘱予中药熏蒸。
(5)遵医嘱予灸法，取阿是穴、涌泉穴。
(6)遵医嘱予中药热奄包，取阿是穴。

三、中医特色治疗护理

(一)药物治疗

(1)内服中药。
1)气滞血瘀证：使用行气活血、化瘀止痛类药物，饭后温服。
2)肾虚血瘀证：使用补益肝肾、行气活血类药物，饭后温服。
3)痰瘀蕴结证：使用祛痰化湿、活血化瘀类药物，两餐之间温服。
(2)注射给药。
(3)外用中药。

(二)中医特色技术

中药熏蒸、中药塌渍、中医定向透药、蜡疗、耳穴压豆、贴敷疗法、穴位贴敷、灸法、中药热奄包、中药贴脐、穴位按摩、八卦揉腹、脐灸、中药外敷、中药离子导入。

(三)围手术期中医护理

1. 排尿困难

(1)遵医嘱艾灸，取中极、关元、气海等穴。
(2)热熨下腹部，配合穴位按摩，取中极、关元、气海等穴。
(3)遵医嘱针灸疗法，必要时导尿。如留置导尿，需做好相关护理。

2. 腹胀便秘

(1)评估排便次数，排便费力程度，观察大便性状、量。
(2)腹部按摩，必要时遵医嘱给予中药贴脐。
(3)遵医嘱予耳穴压豆，取直肠、大肠、小肠、胃、脾、交感、皮质下、便秘点等穴。
(4)遵医嘱穴位贴敷，取神阙、关元、水分、双侧天枢等穴。
(5)遵医嘱予灸法，取神阙、双侧天枢穴。
(6)指导患者及家属进行穴位按摩，取关元、足三里、大横、天枢等穴。
(7)遵医嘱予八卦揉腹。
(8)遵医嘱予脐灸，根据患者情况辨证用药。

四、健康指导

（一）生活起居

（1）疼痛较重时应卧床休息，下床时需扶拐或坐轮椅。

（2）肾阴虚者室温宜略低，保持凉爽湿润；肾阳虚者住向阳病室为宜。

（3）教会患者正确的睡姿、坐姿，避免下蹲、坐矮凳子、弯腰拾物、前倾系鞋带等动作。

（4）告知患者扶拐对疾病康复的重要性，教会其正确使用拐杖和维护拐杖的方法。

（5）单侧患病者应坚持扶拐，不负重行走；双侧患病者则需坐轮椅，以避免股骨头塌陷。

（二）饮食指导

1. 气滞血瘀证　宜食行气止痛、活血化瘀的食品，如白萝卜、鲈鱼、红糖、山楂、生姜、桃仁、百合等；忌煎炸、肥腻、厚味、寒凉的食品。食疗方：山楂桃仁粥。

2. 肾虚血瘀证

（1）肾阴虚患者宜食滋养肾阴的食品（不宜与萝卜同服），如大枣、枸杞子、黑芝麻、甲鱼肉、桃仁等；忌辛辣香燥的食品。食疗方：枸杞大枣粥。

（2）肾阳虚患者宜食温壮肾阳、补精髓的食品，如黑豆、核桃、杏仁、腰果、黑芝麻等；忌生冷瓜果及寒凉的食品。食疗方：核桃黑芝麻粥。

（3）血瘀患者宜食活血化瘀的食品，如红糖、山楂、生姜、桃仁等；忌煎炸、肥腻、厚味的食品。

3. 痰瘀蕴结证　宜食健脾除湿、活血化瘀的食品，如白萝卜、山药、薏苡仁、赤小豆、木耳等；忌辛辣、燥热、肥腻等生痰助湿的食品。食疗方：苡仁赤豆粥、冬瓜排骨汤等。

（三）情志调理

（1）向患者介绍本病的发生、发展及转归，取得患者理解和配合。

（2）告知患者及家属，本病病程迁延，治疗时间长，鼓励家属陪伴，给予患者情感支持。

（3）介绍成功病例，树立患者战胜疾病的信心。

（四）康复指导

（1）搬运时将髋部水平托起，不可牵拉，动作应轻、稳、准，以防止髋关节脱位。

（2）遵医嘱监督指导患者进行髋关节外展、屈髋的主动锻炼。注意髋关节外展≤30°，屈髋≤90°，每日1~2次，每次20~30分钟。

（3）髋关节置换术后要做到“三不”：不盘腿、不内收、下蹲动作≤90°。

（4）术后康复：①手术当日平卧位，抬高患肢，保持患侧髋关节外展15°~30°中立位，两腿之间置软枕；②术后6小时指导患者进行股四头肌静力收缩、踝关节背伸、跖屈活动；③术后第2日平卧位，如需坐起时髋关节屈曲≤90°。

（5）术后引流管拔除后，遵医嘱监督指导患者使用下肢关节功能康复机进行髋关节伸屈锻炼。

（6）告知扶拐的方法及注意事项。

五、护理效果评价

骨蚀（成人股骨头坏死）中医护理效果评价表（表9-2）。

表 9-2 骨蚀（成人股骨头坏死）中医护理效果评价表

医院：________科室：______入院日期：______出院日期：______住院天数：____床号：__________姓名：____性别：______年龄：______住院号：______

文化程度：　纳入中医临床路径：是□ 否□　证候诊断：气滞血瘀证□ 肾虚血瘀证□ 痰瘀蕴结证□　其他：

一、护理效果评价

主要症状	主要辨证施护方法	中医护理技术	分级	护理效果			
				实施前评价		实施后评价	
				日期	分值	日期	分值
髋部疼痛□	1. 评估疼痛□ 评分：________ 2. 体位□ 3. 使用拐杖□ 4. 物理治疗□ 5. 其他护理措施：	1. 中药熏蒸□　应用次数：____次；应用时间：____天 2. 中药塌渍□　应用次数：____次；应用时间：____天 3. 中医定向透药□　应用次数：____次；应用时间：____天 4. 穴位贴敷□　应用次数：____次；应用时间：____天 5. 贴敷疗法□　应用次数：____次；应用时间：____天 6. 耳穴压豆□　应用次数：____次；应用时间：____天 7. 中药热奄包□　应用次数：____次；应用时间：____天 8. 其他：____　应用次数：____次；应用时间：____天	好（0 分）：无疼痛 较好（2 分）：轻度疼痛，疼痛评分 1~3 分，有疼痛但可忍受，生活正常，睡眠无干扰 一般（4 分）：中度疼痛，疼痛评分 4~6 分，疼痛明显，不能忍受，要求服用镇痛药物，睡眠受干扰 差（6 分）：重度疼痛，疼痛评分 7~10 分，不能忍受，需用镇痛药物，睡眠受严重干扰，可伴自主神经紊乱或被动体位				

续表9-2

主要症状	主要辨证施护方法	中医护理技术	分级	护理效果			
				实施前评价		实施后评价	
				日期	分值	日期	分值
关节屈伸不利□	1. 评估□ 左髋：屈曲____；外展____；内旋____；外旋____ 右髋：屈曲____；外展____；内旋____；外旋____ 2. 协助生活所需□ 3. 防跌倒□ 4. 功能锻炼□床上四法□床下四法□ 5. 其他护理措施：	1. 中药热奄包□　应用次数：____次；应用时间：____天 2. 灸法□　应用次数：____次；应用时间：____天 3. 中药熏洗□　应用次数：____次；应用时间：____天 4. 蜡疗□　应用次数：____次；应用时间：____天 5. 中药塌渍□　应用次数：____次；应用时间：____天 6. 其他：____　应用次数：____次；应用时间：____天	好（0分）：正常 较好（2分）：髋关节功能稍受限，髋关节活动总度数>240° 一般（4分）：髋关节功能受限，髋关节活动总度数在120°~240° 差（6分）：髋关节功能明显受限，髋关节活动总度数<120°				
便秘 腹胀□	1. 评估排便□ 2. 腹部按摩□ 3. 其他护理措施：	1. 穴位贴敷□　应用次数：____次；应用时间：____天 2. 灸法□　应用次数：____次；应用时间：____天 3. 耳穴压豆□　应用次数：____次；应用时间：____天 4. 中药贴脐□　应用次数：____次；应用时间：____天 5. 穴位按摩□　应用次数：____次；应用时间：____天 6. 八卦揉腹□　应用次数：____次；应用时间：____天 7. 脐灸□　应用次数：____次；应用时间：____天 8. 其他：____　应用次数：____次；应用时间：____天	好（0分）：无 较好（2分）：大便偏硬，1~2日1次 一般（4分）：大便硬结，便难解，3~5日大便1次 差（6分）：大便硬结，异常难解，5日以上大便1次				
其他：□ （请注明）							

二、护理依从性及满意度评价

评价项目		患者对护理的依从性			患者对护理的满意度		
		依从	部分依从	不依从	满意	一般	不满意
中医护理技术	中药热奄包						
	灸法						
	贴敷疗法						
	耳穴压豆						
	穴位贴敷						
	中药熏蒸						
	中药塌渍						
	中药贴脐						
	八卦揉腹						
	脐灸						
	蜡疗						
	中医定向透药						
	穴位按摩						
健康指导		—	—	—			
签名		责任护士签名：			上级护士或护士长签名：		

注：1. 患者对护理的依从性。依从：患者在治疗期间遵医嘱完成规范化中医护理治疗。部分依从：偶尔不能配合完成中医护理治疗。不依从：经常不能配合或自主要求终止中医护理治疗。2. 患者对护理的满意度。询问患者对护理的满意度。

三、对本病中医护理方案的评价

实用性强：>90%□　实用性较强：70%≤实用性≤90%□　实用性一般：30%≤实用性<70%□　不实用：<30%□

改进意见：

四、评价人(责任护士)

姓名：________技术职称：________完成日期：________护士长签字：________

第三节 胫腓骨骨折中医护理方案

优化内容

一、常见证候要点

（1）将血瘀气滞证及证候优化为：气滞血瘀证，骨折初期，伤后1~2周。症见局部肿胀压痛。舌淡红、苔薄白，脉弦紧。

（2）新增脉象：气滞血瘀证补充脉弦紧；瘀血凝滞证补充脉弦缓；肝肾不足证中阴虚证补充舌红、少苔、脉沉细，阳虚证补充舌质淡胖、苔白润、脉沉弱。

二、证候施护

1. 疼痛

（1）新增：贴敷疗法，取阿是穴。

（2）优化耳穴压豆：新增踝、膝、脾等穴。

（3）新增：穴位贴敷，取阴陵泉、犊鼻、足三里、血海、阳陵泉、委中、丰隆、解溪、太冲、涌泉、三阴交等穴。

2. 肿胀

（1）新增：贴敷疗法。

（2）新增：灸法，取涌泉穴。

（3）新增：中医定向透药。

（4）新增：火龙罐。

3. 功能活动障碍

新增：中药热奄包、中医定向透药。

三、中医特色技术

新增中医特色技术：贴敷疗法、中药热奄包、穴位贴敷、灸法、火龙罐、中医定向透药。

四、围手术期护理

便秘

（1）新增：评估排便次数，排便费力程度，观察大便性状、量。

（2）新增：饮食调护，每日饮水1500~2000 mL。

（3）新增：耳穴压豆，取直肠、大肠、小肠、胃、脾、交感、皮质下、便秘点等穴。

（4）新增：穴位贴敷，取神阙、关元、双侧天枢等穴。

（5）新增：灸法，取神阙、双侧天枢等穴。

（6）新增：指导患者及家属进行穴位按摩，取关元、足三里、大横、天枢等穴。

(7)新增：八卦揉腹。

(8)新增：脐灸，根据患者病情辨证用药。

五、中医护理效果评价表

(一)护理效果

将效果评价中的4个选项(好、较好、一般、差)进行量化分级，实施前后分别进行评价，使评价更加客观和具有操作性。具体量化分级详见效果评价表。

(二)患者对护理的依从性评价进行规范

(1)依从：患者在治疗期间遵医嘱完成规范化中医护理治疗。

(2)部分依从：患者偶尔不能配合完成中医护理治疗。

(3)不依从：患者经常不能配合或自主要求终止中医护理治疗。

(三)对本病中医护理方案的评价

中医护理方案的4个评价(实用性强、实用性较强、实用性一般、不实用)参照国家药品监督管理局颁布的《中药新药临床研究指导原则》，将护理效果的评分采用尼莫地平评分法计算，疗效指数=(治疗前得分-治疗后得分)/治疗前得分×100%。具体如下：

(1)治愈：症状、体征消失或基本消失，疗效指数>90%，评价为实用性强。

(2)显效：症状、体征明显好转，70%≤疗效指数≤90%，评价为实用性较强。

(3)有效：症状、体征有好转，30%≤疗效指数<70%，评价为实用性一般。

(4)无效：症状、体征无改善或加重，疗效指数<30%，评价为不实用。

中医护理方案

一、常见证候要点

1. 气滞血瘀证　骨折初期，伤后1~2周。局部肿胀压痛。舌淡红、苔薄白，脉弦紧。

2. 瘀血凝滞证　骨折中期，伤后2~4周。伤处疼痛拒按，动则加剧，功能活动障碍。舌暗红、苔薄白，脉弦缓。

3. 肝肾不足证　骨折后期，伤后大于4周。头晕耳鸣，腰膝酸软，两目干涩，视物模糊，五心烦热，遗精盗汗。阴虚证症见：舌红，少苔，脉弦细。阳虚证症见：舌质淡胖，苔白润，脉沉弱。

二、常见症状/证候施护

1. 疼痛

(1)评估疼痛的程度、性质、原因、伴随症状，是否有被动牵拉痛，做好疼痛评分并记录。

(2)遵医嘱予贴敷疗法，取阿是穴。

(3)遵医嘱予耳穴压豆，取神门、交感、皮质下、肝、肾、脾、踝、膝等穴。

(4)遵医嘱予穴位贴敷，取阴陵泉、犊鼻、足三里、血海、阳陵泉、委中、丰隆、解溪、太冲、涌泉、三阴交等穴。

(5)遵医嘱予中药外敷。

2. 肿胀

(1)评估肿胀的程度、范围及伴随症状，观察有无张力性水疱并做好记录。

(2)密切观察有无出现骨筋膜室综合征的可能：肿胀进行性加重、皮肤张力增高、出现水疱、肌肉发硬、不能触及足背动脉搏动、肢体颜色发绀或苍白。如有上述情况，应立即报告医生，并做好切开减压术前准备。

(3)观察肢体血运及颜色。

(4)抬高患肢，以减轻肿胀。

(5)遵医嘱予贴敷疗法。

(6)遵医嘱予灸法，取涌泉穴。

(7)遵医嘱予中医定向透药。

(8)遵医嘱予火龙罐治疗。

3. 功能活动障碍

(1)评估患肢末梢血运、感觉及肢体活动情况。注意防止石膏支具压迫腓总神经，如发现异常，及时通知医生处理。

(2)给予支具固定，抬高患肢并保持功能位。

(3)改变体位时注意保护患肢，避免骨折处遭受旋转和成角外力的干扰。

(4)遵医嘱予中药热奄包。

(5)遵医嘱予中医定向透药。

4. 便秘

(1)评估排便次数、排便费力程度，观察大便性状、量。

(2)饮食调护，饮水量每日 1500～2000 mL。

(3)遵医嘱予耳穴豆，取直肠、大肠、小肠、胃、脾、交感、皮质下、便秘点等穴。

(4)遵医嘱予穴位贴敷，取神阙、关元、水分、双侧天枢等穴。

(5)遵医嘱予灸法，取神阙、双侧天枢穴。

(6)指导患者及家属进行穴位按摩，取关元、足三里、大横、天枢等穴。

(7)遵医嘱予八卦揉腹。

(8)遵医嘱予脐灸，根据患者病情辨证用药。

三、中医特色治疗护理

(一)药物治疗

(1)内服中药。

(2)注射给药。

(3)外用中药。

(二)中医特色技术

贴敷疗法、耳穴压豆、灸法、中药热奄包、穴位贴敷、穴位按摩、八卦揉腹、脐灸、火龙罐、中医定向透药、中药外敷。

四、健康指导

(一)生活起居

(1)指导患者正确使用拐杖。

(2)下床活动时防跌倒。

(二)饮食指导

(1)气滞血瘀证：宜进食行气止痛、活血化瘀的食品，如白萝卜、红糖、山楂、生姜等，少食甜食、土豆等胀气食物，尤其不可过早食用肥腻滋补之品。

(2)瘀血凝滞证：宜进食活血化瘀的食品，以满足骨痂生长的需要，多摄入骨头汤、鸽子汤等高蛋白食物。

(31)肝肾不足证：宜进食滋补肝肾、补益气血的食品，如鱼、虾、肉、蛋、牛奶、新鲜蔬菜水果，适量食用榛子、核桃等坚果类食物，以补充钙和微量元素。

(三)情志调理

加强心理护理，给予患者耐心细致的安慰和解释，解除患者的恐惧心理。

(四)康复指导

(1)在医生(康复师)的指导下，帮助和督促患者进行康复训练。

(2)告知患者应坚持功能锻炼，以促进胫腓骨骨折功能恢复，增强患者自我保健意识。

(3)指导患者进行足趾及踝关节的屈伸锻炼。

(4)术后康复：①遵医嘱指导患者做股四头肌的等长收缩运动及膝、踝关节的主动活动。②遵医嘱使用双拐，不负重步行，逐步过渡到单拐并逐渐负重。③功能锻炼以患者自感稍微疲劳、休息后能缓解、不引起疼痛为原则，循序渐进。

五、护理效果评价

胫腓骨骨折中医护理效果评价表(表 9-3)。

表 9-3 胫腓骨骨折中医护理效果评价表

医院：________科室：______入院日期：______出院日期：______住院天数：____床号：__________姓名：____性别：______年龄：______住院号：______

文化程度： 纳入中医临床路径：是□ 否□ 证候诊断：气滞血瘀证□ 瘀血凝滞证□ 肝肾不足证□ 其他：

一、护理效果评价

主要症状	主要辨证施护方法	中医护理技术	分级	护理效果			
				实施前评价		实施后评价	
				日期	分值	日期	分值
疼痛 □	1. 评估疼痛□ 评分：______ 2. 被动牵拉痛□ 3. 其他护理措施：	1. 贴敷疗法□ 应用次数：____次；应用时间：____天 2. 耳穴压豆□ 应用次数：____次；应用时间：____天 3. 穴位贴敷□ 应用次数：____次；应用时间：____天 4. 中药外敷□ 应用次数：____次；应用时间：____天 5. 其他：____ 应用次数：____次；应用时间：____天	好（0 分）：无疼痛 较好（2 分）：轻度疼痛，疼痛评分 1～3 分，有疼痛但可受，生活正常，睡眠无干扰 一般（4 分）：中度疼痛，疼痛评分 4～6 分，疼痛明显，不能忍受，要求服用镇痛药物，睡眠受干扰 差（6 分）：重度疼痛，疼痛评分 7～10 分，不能忍受，需用镇痛药物，睡眠受严重干扰，可伴自主神经紊乱或被动体位				
肿胀 □	1. 评估肿胀部位、程度□ 2. 观察患肢皮肤色泽、温度、张力、足部感觉□ 3. 抬高患肢□ 4. 观察足背动脉搏动□ 5. 其他护理措施：	1. 贴敷疗法□ 应用次数：____次；应用时间：____天 2. 灸法□ 应用次数：____次；应用时间：____天 3. 火龙罐□ 应用次数：____次；应用时间：____天 4. 中医定向透药□ 应用次数：____次；应用时间：____天 5. 其他：____ 应用次数：____次；应用时间：____天	好（0 分）：无肿胀或肿胀消失 较好（2 分）：轻度肿胀，皮肤纹理变浅，关节的骨标志仍明显 一般（4 分）：中度肿胀，肿胀明显，皮肤纹理基本消失，关节的骨标志不明显 差（6 分）：重度肿胀，肿胀甚，皮肤紧，骨标志消失				

续表9-3

主要症状	主要辨证施护方法	中医护理技术	分级	护理效果			
				实施前评价		实施后评价	
				日期	分值	日期	分值
功能活动障碍 □	1. 评估□ 2. 支具固定□ 3. 安全防护□ 4. 功能锻炼□ 5. 其他护理措施：	1. 中药热奄包□　应用次数：____次；应用时间：____天 2. 中医定向透药□　应用次数：____次；应用时间：____天 3. 其他：____　应用次数：____次；应用时间：____天	好(0分)：关节活动正常 较好(2分)：关节活动轻度受限，关节活动范围减少<1/3 一般(4分)：关节活动明显受限，关节活动范围减少≥1/3 差(6分)：关节活动严重受限，关节活动范围减少≥1/2，甚或僵硬				
便秘□	1. 评估排便次数，排便费力程度，观察大便性状、量□ 2. 饮食调护□ 3. 腹部按摩□ 4. 穴位按摩□ 5. 其他护理措施：	1. 穴位贴敷□　应用次数：____次；应用时间：____天 2. 灸法□　应用次数：____次；应用时间：____天 3. 耳穴压豆□　应用次数：____次；应用时间：____天 4. 穴位按摩□　应用次数：____次；应用时间：____天 5. 八卦揉腹□　应用次数：____次；应用时间：____天 6. 脐灸□　应用次数：____次；应用时间：____天 7. 其他____　应用次数：____次；应用时间：____天	好(0分)：无 较好(2分)：大便偏硬，1~2日1次 一般(4分)：大便硬结，便难解，3~5日大便1次 差(6分)：大便硬结，异常难解，5日以上大便1次				
其他：□ (请注明)							

二、患者依从性及满意度评价

评价项目		患者对护理的依从性			患者对护理的满意度		
		依从	部分依从	不依从	满意	一般	不满意
中医护理技术	贴敷疗法						
	耳穴压豆						
	穴位贴敷						
	中药热奄包						
	穴位按摩						
	灸法						
	火龙罐						
	中医定向透药						
	中药外敷						
	脐灸						
	八卦揉腹						
健康指导		—	—	—			
签名		责任护士签名：			上级护士或护士长签名：		

注：1. 患者对护理的依从性。依从：患者在治疗期间遵医嘱完成规范化中医护理治疗。部分依从：偶尔不能配合完成中医护理治疗。不依从：经常不能配合或自主要求终止中医护理治疗。2. 患者对护理的满意度。询问患者对护理的满意度。

三、对本病中医护理方案的评价

实用性强：>90%□　实用性较强：70%≤实用性≤90%□　实用性一般：30%≤实用性<70%□　不实用：<30%□

改进意见：

四、评价人(责任护士)

姓名：________　技术职称：________　完成日期：________　护士长签字：________

第四节　桡骨远端骨折中医护理方案

一、常见证候要点

1. 气滞血瘀证　骨折初期，伤后 1~2 周。患处肿胀、疼痛明显，活动受限。舌淡红或淡，苔薄白，脉弦。

2. 瘀血凝滞证　骨折中期，伤后 2~4 周。肿胀渐消，肢体酸痛，活动不利。舌暗红、苔薄白，脉弦缓。

3. 肝肾不足证　骨折后期，伤后>4 周。肿痛已消，肢体乏力，肌肉瘦削。舌淡，苔薄白，脉沉。

二、常见症状/证候施护

1. 疼痛

(1)评估疼痛的诱因、性质、肢端活动、感觉情况及伴随症状，做好疼痛评分并记录。

(2)遵医嘱予穴位贴敷，取肩髃、合谷、手五里等穴。

(3)遵医嘱予耳穴压豆，取神门、交感、皮质下、肝、肾、腕等穴。

(4)遵医嘱予贴敷疗法，取阿是穴。

2. 肿胀

(1)评估患肢肿胀程度、范围及伴随症状，并做好记录。

(2)受伤早期予局部冷疗，抬高患肢。

(3)遵医嘱予贴敷疗法。

(4)遵医嘱内服中药汤剂，观察用药后的反应。

(5)遵医嘱予灸法，防止皮肤烫伤及损伤。

3. 患肢功能活动障碍

(1)评估伤肢末梢血运、感觉及肢体活动能力，抬高患肢并保持肢体功能位。

(2)指导患者进行患肢手部张手握拳功能训练，肘关节屈伸功能锻炼，肩部摆动训练。

(3)遵医嘱予中药热奄包，防止皮肤烫伤及损伤。

(4)遵医嘱予中药熏洗。

(5)遵医嘱予火龙罐。

三、中医特色治疗护理

(一)药物治疗

(1)内服中药。

(2)注射给药。

(3)外用中药。

(二)中医特色技术

贴敷疗法、耳穴压豆、穴位贴敷、中药热奄包、灸法、中药熏洗、火龙罐。

（三）围手术期护理

（1）术前护理：①做好术前宣教及心理护理，告知手术注意事项及相关准备工作的配合。②对于吸烟者劝其戒烟，预防感冒。③评估肿胀程度及疼痛、血运、感觉、活动，为患者选择合适的前臂悬吊带，指导正确佩戴方法。④完善术前检查，常规进行术区皮肤准备、禁食水、药物过敏试验等。

（2）术后护理：①根据不同麻醉方式，正确指导患者进食。②注意观察患者生命体征变化，患肢末梢血液循环、感觉、活动情况。③观察伤口敷料渗出情况及患肢疼痛肿胀情况等，并予以适当处理。④遵医嘱正确使用抗生素，进行伤口无菌换药。⑤在医生指导下进行功能锻炼，循序渐进，以不疲劳为度。促进血液循环，防止关节粘连。⑥卧床期间协助患者做好生活护理，满足各项需求。

四、健康指导

（一）生活起居

（1）保持环境温湿度适宜，顺应四时增减衣被。

（2）早期下床活动时防止前臂旋转运动。

（二）饮食指导

（1）气滞血瘀证：宜进食行气止痛、活血化瘀的食品，如白萝卜、红糖、山楂、生姜等，少食甜食、土豆等胀气食物，尤其不可过早食用肥腻滋补之品。

（2）瘀血凝滞证：宜进食活血化瘀的食品，以满足骨痂生长的需要，多摄入骨头汤、鸽子汤等高蛋白食物。

（3）肝肾不足证：宜进食滋补肝肾、补益气血的食品，如鱼、虾、肉、蛋、牛奶，新鲜蔬菜水果，适量食用榛子、核桃等坚果类食物，以补充钙和微量元素。

（三）情志护理

加强心理护理，给予患者耐心细致的安慰和解释，解除患者的恐惧心理。

（四）康复指导

（1）遵医嘱及早进行功能锻炼，以恢复患肢功能，功能锻炼注意循序渐进，避免过劳，注意安全。

（2）骨折早、中期（伤后 4 周以内）保持固定期间的功能锻炼：①张手握拳功能训练，每组 100~200 次，每日 3 组。②肩部摆动训练及肘关节屈伸功能锻炼，每组 30~50 次，每日 3 组。

（2）骨折后期（伤后 4 周后）解除固定后的功能锻炼：行患侧腕关节屈伸、桡尺侧偏活动及前臂旋转功能训练，并逐日增加其运动幅度。

五、护理效果评价

桡骨远端骨折中医护理效果评价表（表 9-4）。

表 9-4　桡骨远端骨折中医护理效果评价表

医院：________科室：______入院日期：______出院日期：______住院天数：____床号：__________姓名：____性别：______年龄：______住院号：______

文化程度：　纳入中医临床路径：是□ 否 □　证候诊断：血瘀气滞证□ 瘀血凝滞证□ 肝肾不足证□　其他：

一、护理效果评价

主要症状	主要辨证施护方法	中医护理技术	分级	护理效果			
				实施前评价		实施后评价	
				日期	分值	日期	分值
疼痛□	1. 评估疼痛□ 评分：______ 2. 患肢制动□ 3. 其他护理措施：	1. 耳穴压豆□　应用次数：____次；应用时间：____天 2. 穴位贴敷□　应用次数：____次；应用时间：____天 3. 贴敷疗法□　应用次数：____次；应用时间：____天 4. 其他：____　应用次数：____次；应用时间：____天	好(0分)：无疼痛 较好(2分)：轻度疼痛，疼痛评分1~3分，有疼痛但可忍受，生活正常，睡眠无干扰 一般(4分)：中度疼痛，疼痛评分4~6分，疼痛明显，不能忍受，要求服用镇痛药物，睡眠受干扰 差(6分)：重度疼痛，疼痛评分7~10分，不能忍受，需用镇痛药物，睡眠受严重干扰，可伴自主神经紊乱或被动体位				
肿胀□	1. 评估□ 2. 观察血运□ 3. 抬高患肢□ 4. 其他护理措施：	1. 贴敷疗法 □　应用次数：____次；应用时间：____天 2. 中药热奄包□　应用次数：____次；应用时间：____天 3. 灸法 □　应用次数：____次；应用时间：____天 4. 其他：____　应用次数：____次；应用时间：____天	好(0分)：无肿胀或肿胀消失 较好(2分)：轻度肿胀，皮肤纹理变浅，关节的骨标志仍明显 一般(4分)：中度肿胀，关节肿胀明显，皮肤纹理基本消失，关节的骨标志不明显 差(6分)：重度肿胀，关节肿胀甚，皮肤紧，骨标志消失				

续表9-4

主要症状	主要辨证施护方法	中医护理技术	分级	护理效果			
				实施前评价		实施后评价	
				日期	分值	日期	分值
患肢活动受限□	1. 评估□ 2. 安全防护□ 3. 功能锻炼□ 4. 其他护理措施：	1. 中药熏洗□　应用次数：____次；应用时间：____天 2. 火龙罐□　应用次数：____次；应用时间：____天 3. 其他：____　应用次数：____次；应用时间：____天	好(0)正常 较好(2分)功能完全或基本恢复，或腕掌屈、背伸及前臂旋转受限在15°以内 一般(4分)局部轻度疼痛，轻度畸形，腕背伸、掌屈及前臂旋转受限在45°以内 差(6分)压痛、叩击痛存在，功能障碍				

二、护理依从性及满意度评价

评价项目		患者对护理的依从性			患者对护理的满意度		
		依从	部分依从	不依从	满意	一般	不满意
中医护理技术	贴敷疗法						
	耳穴压豆						
	穴位贴敷						
	中药热奄包						
	中药熏洗						
	火龙罐						
	灸法						
健康指导		—	—	—			
签名		责任护士签名：			上级护士或护士长签名：		

注：1. 患者对护理的依从性。依从：患者在治疗期间遵医嘱完成规范化中医护理治疗。部分依从：偶尔不能配合完成中医护理治疗。不依从：经常不能配合或自主要求终止中医护理治疗。2. 患者对护理的满意度。询问患者对护理的满意度。

三、对本病中医护理方案的评价

实用性强：>90%□　实用性较强：70%≤实用性≤90%□　实用性一般：30%≤实用性<70%□　不实用：<30%□

改进意见：

四、评价人（责任护士）

姓名：＿＿＿＿＿＿技术职称：＿＿＿＿＿＿完成日期：＿＿＿＿＿＿护士长签字：＿＿＿＿＿＿

第五节 股骨粗隆间骨折中医护理方案

一、常见证候要点

1. 气滞血瘀证　骨折早期，伤后 1~2 周。局部肿胀疼痛明显，患肢外旋短缩畸形。舌质淡，苔薄白，脉弦。

2. 瘀血凝滞证　骨折中期，伤后 2~4 周。伤处疼痛拒按，动则加剧，功能活动障碍。舌红或有瘀点，苔白，脉弦。

3. 肝肾不足证　骨折后期，伤后大于 4 周。断骨未坚，筋脉疲软，可出现头晕耳鸣，腰膝酸软，两目干涩，视物模糊，五心烦热，遗精盗汗。舌淡，苔薄白，脉沉。

二、常见症状/证候施护

1. 疼痛

(1) 评估疼痛的程度、性质、原因及伴随症状，做好疼痛评分并记录。

(2) 遵医嘱予穴位贴敷，取阴陵泉、委中、足三里、三阴交等穴。

(3) 遵医嘱予耳穴压豆，取神门、交感、皮质下、肝、肾、髋等穴。

(4) 遵医嘱予贴敷疗法，取阿是穴。

2. 肿胀

(1) 评估患肢肿胀程度、范围及伴随症状，并做好记录。

(2) 绝对卧床休息，抬高患肢，牵引制动，保持外展中立位。

(3) 遵医嘱予灸法，取涌泉穴。

(4) 遵医嘱予贴敷疗法。

(5) 遵医嘱予中医定向透药。

3. 患肢功能活动障碍

(1) 评估患肢血运、感觉及肢体活动能力，抬高患肢并保持肢体功能位。

(2) 改变体位时注意保护患肢，切忌内收、外旋，防止内翻畸形和腓总神经损伤。

(3) 指导患者进行股四头肌等长收缩活动、踝关节背伸跖屈和足趾屈伸运动。

(4) 保持病室环境安全，物品放置有序，协助患者日常生活，满足各项需求。

(5) 遵医嘱予中药热奄包。

(6) 遵医嘱予中医定向透药。

4. 便秘

(1) 评估排便次数、排便费力程度，观察大便性状、量。

(2) 饮食调护，饮水量每日为 1500~2000 mL。

(3) 遵医嘱予耳穴压豆，取直肠、大肠、小肠、胃、脾、交感、皮质下、便秘点等穴。

(4) 遵医嘱予穴位贴敷，取神阙、关元、水分、天枢等穴。

(5) 遵医嘱予灸法，取神阙、天枢等穴。

(6) 遵医嘱予穴位按摩，取关元、足三里、大横、天枢等穴。

(7)遵医嘱予八卦揉腹。

(8)遵医嘱予脐灸，根据患者病情辨证用药。

三、中医特色治疗护理

(一)药物治疗

(1)内服中药。

(2)注射给药。

(3)外用中药。

(二)中医特色技术

贴敷疗法、耳穴压豆、穴位贴敷、中药热奄包、灸法、穴位按摩、八卦揉腹、脐灸、中医定向透药。

四、健康指导

(一)生活起居

(1)保持环境温湿度适宜，顺应四时增减衣被。

(2)保持全身皮肤清洁干燥。

(3)保持患肢外展中立位，维持患肢有效牵引。

(二)饮食指导

(1)气滞血瘀证：宜进食行气止痛、活血化瘀的食品，如白萝卜、红糖、山楂、生姜等，少食甜食、土豆等胀气食物，尤其不可过早食用肥腻滋补之品。

(2)瘀血凝滞证：宜进食活血化瘀的食品，以满足骨痂生长的需要，多摄入骨头汤、鸽子汤等高蛋白食物。

(3)肝肾不足证：宜进食滋补肝肾、补益气血的食品，如鱼、虾、肉、蛋、牛奶、新鲜蔬菜水果，适量食用榛子、核桃等坚果类食物，以补充钙和微量元素。

(三)情志调理

加强心理护理，给予患者耐心细致的安慰和解释，解除患者的恐惧心理。

(四)康复指导

(1)在医生(康复师)指导下，帮助和督促患者进行康复训练。

(2)牵引期间注意足趾及踝关节的屈伸、股四头肌等长收缩锻炼，每日 3 组，每组 30~50 次，同时指导患者进行扩胸运动、深呼吸及抬臀运动。防止肺部感染、压力性损伤、静脉血栓栓塞、髋内翻、泌尿系感染等并发症的发生。

(3)术后康复：遵医嘱指导患者正确功能锻炼；指导正确使用助行器，注意安全，防止跌倒；功能锻炼应以患者自感稍微疲劳、休息后能缓解、不引起疼痛为原则，循序渐进，以防跌倒再次损伤。

五、护理效果评价

股骨粗隆间骨折中医护理效果评价表(表 9-5)。

表 9-5 股骨粗隆间骨折中医护理效果评价表

医院：________科室：______入院日期：______出院日期：______住院天数：____床号：__________姓名：____性别：______年龄：______住院号：______

文化程度：　纳入中医临床路径：是□ 否□　证候诊断：气滞血瘀证□ 瘀血凝滞证□ 肝肾不足证□　其他：

一、护理效果评价

主要症状	主要辨证施护方法	中医护理技术	分级	护理效果			
				实施前评价		实施后评价	
				日期	分值	日期	分值
疼痛□	1. 评估疼痛□ 评分：________ 2. 患肢制动□ 3. 其他护理措施：	1. 贴敷疗法□　应用次数：____次；应用时间：____天 2. 耳穴压豆□　应用次数：____次；应用时间：____天 3. 穴位贴敷□　应用次数：____次；应用时间：____天 4. 其他：____　应用次数：____次；应用时间：____天	好(0分)：无疼痛 较好(2分)：轻度疼痛，疼痛评分1~3分，有疼痛但可忍受，生活正常，睡眠无干扰 一般(4分)：中度疼痛，疼痛评分4~6分，疼痛明显，不能忍受，要求服用镇痛药物，睡眠受干扰 差(6分)：重度疼痛，疼痛评分7~10分，不能忍受，需用镇痛药物，睡眠受严重干扰，可伴自主神经紊乱或被动体位				
肿胀□	1. 评估肿胀部位、程度□ 2. 观察血运□ 3. 抬高患肢□ 4. 其他护理措施：	1. 贴敷疗法□　应用次数：____次；应用时间：____天 2. 灸法□　应用次数：____次；应用时间：____天 3. 中医定向透药□　应用次数：____次；应用时间：____天 4. 其他：____　应用次数：____次；应用时间：____天	好(0分)：无肿胀或肿胀消失 较好(2分)：轻度肿胀，皮肤纹理变浅，关节的骨标志仍明显 一般(4分)：中度肿胀，关节肿胀明显，皮肤纹理基本消失，关节的骨标志不明显 差(6分)：重度肿胀，关节肿胀甚，皮肤紧，骨标志消失				

续表9–5

主要症状	主要辨证施护方法	中医护理技术	分级	护理效果			
				实施前评价		实施后评价	
				日期	分值	日期	分值
功能活动障碍□	1. 评估□ 2. 牵引□ 3. 安全防护□ 4. 功能锻炼□ 5. 其他护理措施：	1. 中药热奄包□　应用次数：____次；应用时间：____天 2. 中医定向透药□　应用次数：____次；应用时间：____天 3. 其他：____　应用次数：____次；应用时间：____天	好(0分)：正常 较好(2分)：髋关节功能稍受限，髋关节活动总度数>240° 一般(4分)：髋关节功能受限，髋关节活动总度数在120°~240° 差(6分)：髋关节功能明显受限，髋关节活动总度数<120°				
便秘□	1. 饮食护理□ 2. 腹部按摩□	1. 灸法□　应用次数：____次；应用时间____天 2. 穴位贴敷□　应用次数：____次；应用时间____天 3. 耳穴压豆□　应用次数：____次；应用时间____天 4. 穴位按摩□　应用次数：____次；应用时间____天 5. 八卦揉腹□　应用次数：____次；应用时间____天 6. 脐灸□　应用次数：____次；应用时间____天 7. 其他：____　应用次数：____次；应用时间____天	好(0分)：无 较好(2分)：大便偏硬，1~2日1次 一般(4分)：大便硬结，便难解，3~5日大便1次 差(6分)：大便硬结，异常难解，5日以上大便1次				

二、护理依从性及满意度评价

评价项目		患者对护理的依从性			患者对护理的满意度		
		依从	部分依从	不依从	满意	一般	不满意
中医护理技术	贴敷疗法						
	耳穴压豆						
	穴位贴敷						
	灸法						
	中药热奄包						
	穴位按摩						
	中医定向透药						
	脐灸						
	八卦揉腹						
健康指导		—	—	—			
签名		责任护士签名：			上级护士或护士长签名：		

注：1. 患者对护理的依从性。依从：患者在治疗期间遵医嘱完成规范化中医护理治疗。部分依从：偶尔不能配合完成中医护理治疗。不依从：经常不能配合或自主要求终止中医护理治疗。2. 患者对护理的满意度。询问患者对护理的满意度。

三、对本病中医护理方案的评价

实用性强：>90%□ 实用性较强：70%≤实用性≤90%□ 实用性一般：30%≤实用性<70%□ 不实用：<30%□

改进意见：

四、评价人（责任护士）

姓名：__________ 技术职称：__________ 完成日期：__________ 护士长签字：__________

第六节　肱骨外科颈骨折中医护理方案

一、常见证候要点

1. 气滞血瘀证　骨折早期，伤后1~2周。血离经脉，淤积不散，气血不得宣通，患处瘀肿、疼痛明显，活动受限。舌淡红或淡，苔薄白，脉弦。

2. 瘀血凝滞证　骨折中期，伤后2~4周。瘀血未尽，筋骨未复，肿胀渐消，肢体酸痛，活动不利。舌暗红、苔薄白，脉弦涩。

3. 肝肾不足证　骨折后期，伤后大于4周。表现为骨折愈合迟缓，骨痂较少，肿痛已消，腰膝酸软，面色少华。舌淡胖，苔薄白，脉沉细。

二、常见症状/证候施护

1. 疼痛

(1)评估疼痛的诱因、性质、上肢感觉、运动情况及伴随症状，做好疼痛评分并记录。

(2)手法复位后使用小夹板外固定，三角巾或前臂吊带悬吊，或用外展支架固定。病情允许时，日间可下床活动；卧床时床头抬高30°~40°，以患者舒适为宜。

(3)遵医嘱予贴敷疗法，取阿是穴。

(4)遵医嘱予耳穴压豆，取肝、肾、神门、交感、皮质下、肩等穴。

(5)遵医嘱予穴位贴敷，取肩髃、合谷、手三里等穴。

2. 肩关节肿胀

(1)评估患肢肿胀程度、范围及伴随症状，并做好记录。

(2)受伤早期予以局部冷疗，抬高患肢，以减轻肿胀。

(3)观察肢体血运及颜色。

(4)遵医嘱予贴敷疗法，取阿是穴。

(5)遵医嘱予中医定向透药。

3. 患肢活动受限

(1)评估患者患肢肌力、末梢血运、感觉及肢体活动能力，抬高患肢并保持肢体功能位。

(2)指导患者进行患肢手部张手握拳、腕关节屈伸旋转，肘关节屈伸功能锻炼。

(3)保持病室环境安全，物品放置有序，协助患者生活料理，做好安全防护措施。

(4)遵医嘱予中医定向透药。

(5)遵医嘱予中药热奄包。

(6)遵医嘱予灸法，取曲池、尺泽、手三里等穴。

三、中医特色治疗护理

（一）手法复位夹板外固定后的护理

（1）整复前告知患者整复方法及配合注意事项。

（2）整复后注意观察患者上肢的疼痛、肿胀、活动、感觉、血运及夹板松紧度等。

（3）平卧位时，应在肘后部垫软枕，以维持患肩外展位。外展型骨折应维持患肩于内收位，以免再移位。

（4）功能锻炼。在医生指导下进行功能锻炼，循序渐进，以不疲劳为度。

（二）围手术期护理

1. 术前护理

（1）做好术前宣教及心理护理，告知手术注意事项及相关准备工作的配合。

（2）对于吸烟者劝其戒烟，预防感冒。

（3）评估肿胀程度及疼痛、血运、感觉、活动，为患者选择合适的前臂悬吊带，并指导正确佩戴方法。

（4）完善术前检查，常规进行术区皮肤准备、禁食水、药物过敏试验等。

2. 术后护理

（1）根据不同麻醉方式，正确指导患者进食。

（2）注意观察患者生命体征变化，患肢末梢血液循环、感觉、活动情况。

（3）观察伤口敷料渗出情况及患肢疼痛肿胀情况等，并予以适当处理。

（4）遵医嘱正确使用抗生素，进行伤口无菌换药。

（5）在医生指导下进行功能锻炼，循序渐进，不疲劳为度。促进血液循环，防止关节粘连。

（6）卧床期间协助患者做好生活护理，满足各项需求。

（三）药物治疗

（1）内服中药。

（2）注射给药。

（3）外用中药。

（四）特色技术

耳穴压豆、中医定向透药、灸法、贴敷疗法、中药热奄包、穴位贴敷。

四、健康指导

（一）生活起居

（1）卧床时采取半坐卧位，防止肩部后伸；下床活动时戴前臂悬吊带，屈肘90°，前臂保持中立位。

（2）功能锻炼：①复位（手术）后2周内，指导患者进行握拳、屈伸腕、肘关节、前臂旋转、指腕抗阻、提肩等锻炼。②复位（手术）后2~4周，当疼痛、肿胀减轻后，遵医嘱逐步练习肩部内收、外展、前屈、后伸，弯腰画圈、旋转、手指爬墙、后伸摸背等动作。③外展型骨折不可进行外展活动，内收型骨折不可进行内收活动。

（二）饮食指导

（1）气滞血瘀证：宜进食行气止痛、活血化瘀的食品，如白萝卜、红糖、山楂、生姜等，少食甜食、土豆等胀气食物，尤其不可过早食用肥腻滋补之品。

（2）瘀血凝滞证：宜进食活血化瘀的食品，以满足骨痂生长的需要，多摄入骨头汤、鸽子汤等高蛋白食物。

（3）肝肾不足证：宜进食滋补肝肾、补益气血的食品，如鱼、虾、肉、蛋、牛奶、新鲜蔬菜水果，适量地食用榛子、核桃等坚果类食物，以补充钙和微量元素。

（三）情志调理

加强心理护理，给予患者耐心细致的安慰和解释，解除患者的恐惧心理。

五、护理效果评价

肱骨外科颈骨折中医护理效果评价表（表 9-6）。

表 9-6 肱骨外科颈骨折中医护理效果评价表

医院：________科室：______入院日期：______出院日期：______住院天数：____床号：__________姓名：____性别：______年龄：______住院号：______

文化程度： 纳入中医临床路径：是☐ 否 ☐ 证候诊断：气滞血瘀证☐ 瘀血凝滞证☐ 肝肾不足证☐ 其他：

一、护理效果评价

主要症状	主要辨证施护方法	中医护理技术	分级	护理效果			
				实施前评价		实施后评价	
				日期	分值	日期	分值
疼痛☐	1. 评估疼痛☐ 评分：______ 2. 患肢制动及体位☐ 3. 其他护理措施：	1. 贴敷疗法☐ 应用次数____次；应用时间____天 2. 耳穴压豆☐ 应用次数____次；应用时间____天 3. 穴位贴敷☐ 应用次数____次；应用时间____天 4. 中药热奄包☐ 应用次数____次；应用时间____天 5. 其他：____ 应用次数____次；应用时间____天	好(0分)：无疼痛 较好(2分)：轻度疼痛，疼痛评分1~3分，有疼痛但可忍受，生活正常，睡眠无干扰 一般(4分)：中度疼痛，疼痛评分4~6分，疼痛明显，不能忍受，要求服用镇痛药物，睡眠受干扰 差(6分)：重度疼痛，疼痛评分7~10分，不能忍受，需用镇痛药物，睡眠受严重干扰，可伴自主神经紊乱或被动体位				
肩关节肿胀☐	1. 评估☐ 2. 观察血运☐ 3. 抬高患肢☐ 4. 冷疗护理☐ 5. 其他护理措施：	1. 贴敷疗法☐ 应用次数____次；应用时间____天 2. 中医定向透药☐ 应用次数____次；应用时间____天 3. 其他：____ 应用次数____次；应用时间____天	好(0分)：无肿胀或肿胀消失 较好(2分)：轻度肿胀，皮肤纹理变浅，关节的骨标志仍明显 一般(4分)：中度肿胀，关节肿胀明显，皮肤纹理基本消失，关节的骨标志不明显 差(6分)：重度肿胀，关节肿胀甚，皮肤紧，骨标志消失				

续表9-6

主要症状	主要辨证施护方法	中医护理技术	分级	护理效果			
				实施前评价		实施后评价	
				日期	分值	日期	分值
患肢活动受限□	1. 评估肌力等□ 2. 体位护理□ 3. 安全防护□ 4. 功能锻炼□ 5. 其他护理措施：	1. 灸法□　应用次数____次；应用时间____天 2. 中药热奄包□　应用次数____次；应用时间____天 3. 中医定向透药□　应用次数____次；应用时间____天 4. 其他：____　应用次数____次；应用时间____天	好(0分)：好 轻(2分)：受伤部位功能轻度受限，可从事正常活动 中(4分)：受伤部位功能中度受限，生活可自理，但不能从事劳动 重(6分)：活动功能丧失，生活不能自理				

二、护理依从性及满意度评价

评价项目		患者对护理的依从性			患者对护理的满意度		
		依从	部分依从	不依从	满意	一般	不满意
中医护理技术	贴敷疗法						
	耳穴压豆						
	穴位贴敷						
	中药热奄包						
	中医定向透药						
	灸法						
健康指导		—	—	—			
签名		责任护士签名：			上级护士或护士长签名：		

注：1. 患者对护理的依从性。依从：患者在治疗期间遵医嘱完成规范化中医护理治疗。部分依从：偶尔不能配合完成中医护理治疗。不依从：经常不能配合或自主要求终止中医护理治疗。2. 患者对护理的满意度。询问患者对护理的满意度。

三、对本病中医护理方案的评价

实用性强：>90%□ 实用性较强：70%≤实用性≤90%□ 实用性一般：30%≤实用性<70%□ 不实用：<30%□

改进意见：

四、评价人（责任护士）

姓名：________________技术职称：________________完成日期：________________护士长签字：________________

第十章
肛肠病证

第一节　混合痔中医护理方案

优化内容

一、证候施护

1. 疼痛

(1)新增：耳针，取直肠下端、神门等穴。

(2)穴位按摩优化为：新增长强穴。

(3)耳穴压豆优化为：新增皮质下等穴。

(4)新增：腕踝针。

2. 便秘

(1)穴位按摩优化为：新增关元、气海、大横穴。

(2)耳穴压豆优化为：新增肛门、便秘点等穴。

(3)新增：八卦揉腹。

(4)新增：脐灸，根据患者情况辨证用药。

二、中医特色技术

新增中医特色技术：耳针、腕踝针、八卦揉腹、脐灸。

三、中医护理效果评价表

(一)护理效果

将效果评价中的4个选项(好、较好、一般、差)进行量化分级，实施前后分别进行评价，使评价更加客观和具有操作性。具体量化分级详见效果评价表。

（二）患者对护理的依从性评价进行规范

(1)依从：患者在治疗期间遵医嘱完成规范化中医护理治疗。

(2)部分依从：患者偶尔不能配合完成中医护理治疗。

(3)不依从：患者经常不能配合或自主要求终止中医护理治疗。

（三）对本病中医护理方案的评价

中医护理方案的4个评价（实用性强、实用性较强、实用性一般、不实用）参照国家药品监督管理局颁布的《中药新药临床研究指导原则》，将护理效果的评分采用尼莫地平评分法计算，疗效指数=（治疗前得分-治疗后得分）/治疗前得分×100%。具体如下：

(1)治愈：症状、体征消失或基本消失，疗效指数>90%，评价为实用性强。

(2)显效：症状、体征明显好转，70%≤疗效指数≤90%，评价为实用性较强。

(3)有效：症状、体征有好转，30%≤疗效指数<70%，评价为实用性一般。

(4)无效：症状、体征无改善或加重，疗效指数<30%，评价为不实用。

中医护理方案

一、常见证候要点

1. 风伤肠络证　大便带血，滴血或喷射状出血，血色鲜红，大便秘结或有肛门瘙痒。舌质红、苔薄黄，脉数。

2. 湿热下注证　便血色鲜，量较多，肛内肿物外脱，可自行回纳，肛门灼热，重坠不适。舌质红、苔黄腻，脉弦数。

3. 气滞血瘀证　肛内肿物脱出，甚或嵌顿，肛管紧缩，坠胀疼痛，甚则内有血栓形成，肛缘水肿，触痛明显。舌质暗紫、苔白，脉弦细涩。

4. 脾虚气陷证　肛门松弛，似有便意，内痔脱出不能自行回纳，需用手法回纳，便血色鲜或淡，伴头晕、气短、面色少华、神疲自汗、纳少、便溏等。舌淡、苔薄白，脉细弱。

二、常见症状/证候施护

1. 便血

(1)观察出血的色、质、量及伴随症状。若出现面色苍白、脉搏加快、血压下降、头晕、心慌等，及时报告医生，并协助处理。

(2)指导患者卧床休息，改变体位时宜缓慢，避免剧烈活动。

(3)保持肛门及会阴部清洁。

(4)遵医嘱给予中药熏洗。

2. 疼痛

(1)观察疼痛部位、性质、强度、伴随症状和持续时间。

(2)协助患者取舒适体位。

(3)指导患者采用放松疗法，如缓慢呼吸、全身肌肉放松、听舒缓的音乐等。

(4)遵医嘱予穴位按摩，取足三里、承山、长强等穴。

(5)遵医嘱予耳穴压豆，取肛门、直肠、神门、皮质下等。

(6)遵医嘱予耳针，取直肠下端、神门等穴。

(7)遵医嘱予中药熏洗。

(8)遵医嘱予腕踝针。

3. 肿物脱出

(1)观察脱出物的大小、颜色，以及痔核表面有无糜烂、分泌物、坏死。

(2)急性发作期宜采取侧卧位休息。

(3)出现痔核轻微脱出时，指导患者手指涂抹润滑油，轻轻将其回纳，回纳后平卧休息20分钟；如发生嵌顿或突发血栓外痔，须及时报告医生，并协助处理。

(4)遵医嘱予中药熏洗。

(5)遵医嘱予中药外敷。

4. 便秘

(1)观察排便的频次。

(2)遵医嘱予中药保留灌肠。

(3)遵医嘱予穴位按摩，取天枢、关元、气海、大横、胃俞、足三里、中脘、支沟等穴。

(4)遵医嘱予灸法，取气海、三阴交、足三里等穴。

(5)遵医嘱予耳穴压豆，取直肠、肛门、神门、大肠、脾、胃、皮质下等穴。

(6)遵医嘱予刮痧治疗，刮背脊部膀胱经腰骶段大肠俞穴刮至出痧；刮督脉腰阳关穴至长强穴至潮红或至出痧；刮肚脐两侧天枢、大横穴至出痧。

(7)遵医嘱予八卦揉腹。

(8)遵医嘱予脐灸，根据患者情况辨证用药。

5. 肛周潮湿瘙痒

(1)指导患者穿宽松清洁内衣，如有污染及时更换。

(2)指导患者保持局部皮肤清洁干燥，勿抓挠瘙痒部位。

(3)遵医嘱予中药熏洗。

(4)遵医嘱予中药外敷。

三、中医特色治疗护理

(一)药物治疗

(1)内服中药。

(2)注射给药。

(3)外用中药。

(二)中医特色技术

灸法、穴位按摩、耳穴压豆、中药保留灌肠、中药熏洗、中药外敷、刮痧治疗、耳针、腕踝针、八卦揉腹、脐灸。

(三)围手术期护理

(1)术后排尿困难者，遵医嘱予灸法，取关元、气海、中极等穴；或遵医嘱予穴位按摩，取中极、气海、三阴交、足三里、阴陵泉等穴。

(2)首次排便后，遵医嘱予中药熏洗及中药外敷。

四、健康指导

（一）生活起居

（1）保持肛门及会阴部清洁，指导患者每晚及便后用温水清洗。

（2）避免肛门局部刺激，便纸宜柔软，避免穿紧身裤和粗糙内裤。

（3）指导患者养成定时排便的习惯，便秘时指导患者绕脐周顺时针按摩腹部，每日 3 次，每次 20~30 圈。

（4）指导患者避免用力排便、咳嗽、久站、久蹲等。

（5）指导患者进行提肛运动。

（二）饮食指导

（1）风伤肠络证：宜食清热凉血的食品，如绿豆、苦瓜、芹菜、荸荠等。

（2）湿热下注证：宜食清热利湿的食品，如菜花、赤小豆、绿豆、薏苡仁、小米等。

（3）气滞血瘀证：宜食理气活血的食品，如山楂、木耳、桃仁、西红柿、黑米等。

（4）脾虚气陷证：宜食益气养血的食品，如茯苓、山药、薏苡仁、鸡肉等。

（5）便血者，进软食、多饮水，多食蔬菜水果及补血之品，忌食粗糙、坚硬的食品。

（6）忌食辛辣刺激肥甘的食品，术后初期避免进食产气食品。

（三）情志调理

（1）指导患者保持心情舒畅，避免烦躁、恐惧等不良情绪。

（2）多与患者沟通，了解其心理状态，及时给予心理疏导。

五、护理难点

患者对健康生活方式的依从性差。

解决思路：

（1）使用多种形式向患者宣传良好的生活方式，如发放健康教育手册等。

（2）根据患者情况进行个性化的健康教育。对吸烟喝酒的患者，使其充分认识到烟酒的危害性，帮助其制订详细的计划，树立戒烟、戒酒的决心和信心；对喜食辛辣油腻饮食的患者，可指导其逐步养成合理饮食的习惯。

（3）对患者进行电话回访，给予针对性干预。

六、护理效果评价

混合痔中医护理效果评价表（表 10-1）。

表 10-1　混合痔中医护理效果评价表

医院：________科室：______入院日期：______出院日期：______住院天数：____床号：__________姓名：____性别：______年龄：______住院号：______

文化程度：　纳入中医临床路径：是□ 否□　证候诊断：风伤肠络证□ 湿热下注证□ 气滞血瘀证□ 脾虚气陷证□　其他：

一、护理效果评价

主要症状	主要辨证施护方法	中医护理技术	分级	护理效果			
				实施前评价		实施后评价	
				日期	分值	日期	分值
便血□	1. 观察出血情况□ 2. 活动指导□ 3. 皮肤护理□ 4. 其他护理措施：	1. 中药熏洗□　应用次数：____次；应用时间：____天 2. 其他：____　应用次数：____次；应用时间：____天	好(0 分)：无 轻度(2 分)：大便带血或染纸 一般(4 分)：大便时滴血 差(6 分)：大便时射血				
疼痛□	1. 疼痛评估□ 评分： ____ 2. 体位□ 3. 放松疗法□ 4. 其他护理措施：	1. 中药熏洗□　应用次数：____次；应用时间：____天 2. 耳穴压豆□　应用次数：____次；应用时间：____天 3. 穴位按摩□　应用次数：____次；应用时间：____天 4. 耳针□　应用次数：____次；应用时间：____天 5. 腕踝针□　应用次数：____次；应用时间：____天 6. 其他：____　应用次数：____次；应用时间：____天	好(0 分)：无疼痛 较好(2 分)：轻度疼痛，疼痛评分 1～3 分，有疼痛但可忍受，生活正常，睡眠无干扰 一般(4 分)：中度疼痛，疼痛评分 4～6 分，疼痛明显，不能忍受，要求服用镇痛药物，睡眠受干扰 差(6 分)：重度疼痛，疼痛评分 7～10 分，不能忍受，需用镇痛药物，睡眠受严重干扰，可伴自主神经紊乱或被动体位				

续表10-1

主要症状	主要辨证施护方法	中医护理技术	分级	护理效果			
				实施前评价		实施后评价	
				日期	分值	日期	分值
肿物脱出□	1. 观察肿物脱出情况□ 2. 体位□ 3. 痔核回纳方法□ 4. 其他护理措施：	1. 中药外敷□　应用次数：____次；应用时间：____天 2. 中药熏洗□　应用次数：____次；应用时间：____天 3. 其他：____　应用次数：____次；应用时间：____天	好(0分)：不脱出 较好(2分)：脱出可自行回纳 一般(4分)：易脱出，需手回纳 差(6分)：脱出嵌顿或不能回纳				
便秘□	1. 观察排便频次□ 2. 其他护理措施：	1. 中药保留灌肠□　应用次数：____次；应用时间：____天 2. 耳穴压豆□　应用次数：____次；应用时间：____天 3. 刮痧治疗□　应用次数：____次；应用时间：____天 4. 灸法□　应用次数：____次；应用时间：____天 5. 穴位按摩□　应用次数：____次；应用时间：____天 6. 八卦揉腹□　应用次数：____次；应用时间：____天 7. 脐灸□　应用次数：____次；应用时间：____天 8. 其他：____　应用次数：____次；应用时间：____天	好(0分)：无 较好(2分)：大便偏硬，1~2日1次 一般(4分)：大便硬结，便难解，3~5日大便1次 差(6分)：大便硬结，异常难解，5日以上大便1次				

续表10-1

主要症状	主要辨证施护方法	中医护理技术	分级	护理效果			
				实施前评价		实施后评价	
				日期	分值	日期	分值
肛周潮湿、瘙痒□	1. 皮肤护理□ 2. 其他护理措施：	1. 中药熏洗□　应用次数：____次；应用时间：____天 2. 中药外敷□　应用次数：____次；应用时间：____天 3. 其他：____　应用次数：____次；应用时间：____天	好(0分)：无 较好(2分)：偶感瘙痒 一般(4分)：瘙痒频繁，但不影响睡眠 差(6分)：瘙痒持续不断，影响睡眠				
其他：□（请注明）							

二、护理依从性及满意度评价

评价项目		患者对护理的依从性			患者对护理的满意度		
		依从	部分依从	不依从	满意	一般	不满意
中医护理技术	灸法						
	耳穴压豆						
	中药保留灌肠						
	穴位按摩						
	刮痧治疗						
	耳针						
	中药外敷						
	中药熏洗						
	腕踝针						
	八卦揉腹						
	脐灸						
健康指导		—	—	—			
签名		责任护士签名：			上级护士或护士长签名：		

注：1. 患者对护理的依从性。依从：患者在治疗期间遵医嘱完成规范化中医护理治疗。部分依从：偶尔不能配合完成中医护理治疗。不依从：经常不能配合或自主要求终止中医护理治疗。2. 患者对护理的满意度。询问患者对护理的满意度。

三、对本病中医护理方案的评价

实用性强：>90%□　实用性较强：70%≤实用性≤90%□　实用性一般：30%≤实用性<70%□　不实用：<30%□

改进意见：

四、评价人（责任护士）

姓名：________ 技术职称：________ 完成日期：________ 护士长签字：________

第二节　肛漏病(肛瘘)中医护理方案

优化内容

一、证候施护

1. 肛周疼痛

(1)新增：耳针，取直肠下端、神门等穴。

(2)新增：穴位按摩，取足三里、承山、长强等穴。

(3)新增：腕踝针。

(4)新增：穴位贴敷，取承山、长强、足三里等穴。

二、中医特色技术

新增中医特色技术：耳针、穴位按摩、腕踝针。

三、中医护理效果评价表

(一)护理效果

将效果评价中的4个选项(好、较好、一般、差)进行量化分级，实施前后分别进行评价，使评价更加客观和具有操作性。具体量化分级详见效果评价表。

(二)患者对护理的依从性评价进行规范

(1)依从：患者在治疗期间遵医嘱完成规范化中医护理治疗。

(2)部分依从：患者偶尔不能配合完成中医护理治疗。

(3)不依从：患者经常不能配合或自主要求终止中医护理治疗。

(三)对本病中医护理方案的评价

中医护理方案的4个评价(实用性强、实用性较强、实用性一般、不实用)参照国家药品监督管理局颁布的《中药新药临床研究指导原则》，将护理效果的评分采用尼莫地平评分法计算，疗效指数=(治疗前得分-治疗后得分)/治疗前得分×100%。具体如下：

(1)治愈：症状、体征消失或基本消失，疗效指数>90%，评价为实用性强。

(2)显效：症状、体征明显好转，70%≤疗效指数≤90%，评价为实用性较强。

(3)有效：症状、体征有好转，30%≤疗效指数<70%，评价为实用性一般。

(4)无效：症状、体征无改善或加重，疗效指数<30%，评价为不实用。

中医护理方案

一、常见证候要点

1. 湿热下注证　肛周有溃口，经常溢脓，脓质稠厚，色白或黄，局部红、肿、热、痛明显，按之有索状物通向肛内，可伴有纳呆、大便不爽、小便短赤、形体困重。舌红、苔黄腻，脉弦或滑。

2. 正虚邪恋证　肛周瘘口经常流脓，脓质稀薄，肛门隐隐作痛，外口皮色暗淡，时溃时愈，按之较硬，多有索状物通向肛内，可伴有神疲乏力，面色无华，气短懒言。舌淡、苔薄，脉濡。

3. 阴液亏虚证　瘘管外口凹陷，周围皮肤颜色晦暗，脓水清稀，按之有索状物通向肛内，可伴有潮热盗汗，心烦不寐，口渴，食欲不振。舌红少津、少苔或无苔，脉细数。

二、常见症状/证候施护

1. 肛周溃口流脓

(1)观察脓液的颜色、性质、量。

(2)保持肛周皮肤清洁干燥。

(3)遵医嘱予中药熏洗。

(4)遵医嘱予中药外敷。

2. 肛周疼痛

(1)观察疼痛的部位、性质、程度、持续时间，做好疼痛评分并记录。

(2)协助患者更换舒适体位。

(3)遵医嘱予穴位贴敷，取足三里、三阴交、承山、大肠俞、天枢等穴。

(4)遵医嘱予耳穴压豆，取肛门、直肠、交感、神门、皮质下、三焦等穴。

(5)遵医嘱予耳针，取直肠下端、神门等穴。

(6)遵医嘱予穴位按摩，取足三里、承山、长强等穴。

(7)遵医嘱予中药熏洗。

(8)遵医嘱予物理治疗。

(9)遵医嘱予腕踝针。

三、中医特色治疗护理

(一)药物治疗

(1)内服中药。

(2)注射给药。

(3)外用中药。

(二)中医特色技术

中药熏洗、穴位贴敷、耳穴压豆、耳针、穴位按摩、中药外敷、腕踝针。

(三)围手术期中医护理

1. 术后疼痛

(1)可采用移情调志法。

(2)遵医嘱予耳穴压豆，取直肠、大肠、上屏尖、皮质下、交感、神门等穴。

(3)遵医嘱予穴位按摩，取合谷、关元等穴。

2. 排尿困难

(1)协助患者取舒适体位。

(2)热敷下腹部。

(3)遵医嘱予穴位按摩，取气海、关元、阴陵泉、三阴交等穴。

(4)遵医嘱予耳穴压豆，取尿道、肾、膀胱、交感、皮质下等穴。

(5)遵医嘱予药熨法，取气海、关元、阴陵泉等穴。

(6)遵医嘱予灸法，取气海、关元、中极等穴。

(7)遵医嘱予穴位贴敷，取神阙等穴。

(8)遵医嘱予中药热奄包。

四、健康指导

(一)生活起居

(1)保持肛周皮肤清洁、干燥。

(2)勿负重、远行，防止过度劳累；忌久坐、久立或久蹲，坐位时最好选用“O”形软坐垫。

(3)术后结扎线完全脱落后，指导患者进行提肛运动。方法：深吸气时收缩并提肛门，呼气时将肛门缓慢放松，一收一放为1次，每日晨起及睡前各做20~30次。

(二)饮食指导

饮食宜清淡、富含维生素，忌食生冷、辛辣、刺激、肥甘之品，戒烟酒。

(1)湿热下注证：宜食健脾利湿的食品，如菜花、白扁豆、冬瓜、粟米等。食疗方：粟米粥。

(2)正虚邪恋证：宜食扶正祛邪的食品，如大枣、木耳、藕、豌豆等。食疗方：大枣滋补粥。

(3)阴液亏虚证：宜食滋阴补肾的食品，如百合、银耳、核桃等。食疗方：百合银耳羹。

(三)情志调理

(1)责任护士多与患者沟通，了解其心理状态。

(2)疼痛不适时可听音乐、看电视或与家属、病友聊天，以分散注意力。

(3)鼓励家属多陪伴，给予患者心理支持。

五、护理效果评价

肛漏病(肛瘘)中医护理效果评价表(表10-2)。

表 10-2　肛漏病（肛瘘）中医护理效果评价表

医院：______科室：______入院日期：______出院日期：______住院天数：____床号：________姓名：____性别：______年龄：______住院号：______

文化程度：　纳入中医临床路径：是□ 否□　证候诊断：湿热下注证□ 正虚邪恋证□ 阴液亏虚证□　其他：

一、护理效果评价

主要症状	主要辨证施护方法	中医护理技术	分级	护理效果			
				实施前评价		实施后评价	
				日期	分值	日期	分值
肛周溃口流脓□	1. 观察□ 2. 皮肤护理□ 3. 其他护理措施：	1. 中药外敷□　应用次数：____次；应用时间：____天 2. 中药熏洗□　应用次数：____次；应用时间：____天 3. 其他：____　应用次数：____次；应用时间：____天	好（0 分）：无 较好（2 分）：偶尔流脓 一般（4 分）：经常流脓，肛门潮湿 差（6 分）：持续流脓，不能忍受				
肛周疼痛□	1. 评估疼痛□ 评分：______ 2. 体位□ 3. 其他护理措施：	1. 穴位贴敷□　应用次数：____次；应用时间：____天 2. 耳穴压豆□　应用次数：____次；应用时间：____天 3. 中药熏洗□　应用次数：____次；应用时间：____天 4. 耳针□　应用次数：____次；应用时间：____天 5. 穴位按摩□　应用次数：____次；应用时间：____天 6. 腕踝针□　应用次数：____次；应用时间：____天 7. 其他：____　应用次数：____次；应用时间：____天	好（0 分）：无疼痛 较好（2 分）：轻度疼痛，疼痛评分 1～3 分，有疼痛但可忍受，生活正常，睡眠无干扰 一般（4 分）：中度疼痛，疼痛评分 4～6 分，疼痛明显，不能忍受，要求服用镇痛药物，睡眠受干扰 差（6 分）：重度疼痛，疼痛评分 7～10 分，不能忍受，需用镇痛药物，睡眠受严重干扰，可伴自主神经紊乱或被动体位				

续表10-2

主要症状	主要辨证施护方法	中医护理技术	分级	护理效果			
				实施前评价		实施后评价	
				日期	分值	日期	分值
排尿困难□	1. 观察□ 2. 防止诱因□ 3. 卧床休息□ 4. 皮肤护理□ 5. 用药护理□ 6. 其他护理措施：	1. 灸法□　应用次数：____次；应用时间：____天 2. 穴位贴敷□　应用次数：____次；应用时间：____天 3. 耳穴压豆□　应用次数：____次；应用时间：____天 4. 穴位按摩□　应用次数：____次；应用时间：____天 5. 药熨法　□　应用次数：____次；应用时间：____天 6. 中药热奄包□　应用次数：____次；应用时间：____天 7. 其他：____　应用次数：____次；应用时间：____天	好(0分)：无 较好(2分)：偶尔出现 一般(4分)：间断出现 差(6分)：持续存在				
其他：□ (请注明)							

二、护理依从性及满意度评价

评价项目	患者对护理的依从性			患者对护理的满意度		
	依从	部分依从	不依从	满意	一般	不满意
穴位贴敷						
耳穴压豆						
耳针						
穴位按摩						
中药熏洗						
中药外敷						
腕踝针						
灸法						
中药热奄包						
药熨法						
健康指导	—	—	—			
签名	责任护士签名：			上级护士或护士长签名：		

注：1. 患者对护理的依从性。依从：患者在治疗期间遵医嘱完成规范化中医护理治疗。部分依从：偶尔不能配合完成中医护理治疗。不依从：经常不能配合或自主要求终止中医护理治疗。2. 患者对护理的满意度。询问患者对护理的满意度。

三、对本病中医护理方案的评价

实用性强：>90%□　实用性较强：70%≤实用性≤90%□　实用性一般：30%≤实用性<70%□　不实用：<30%□

改进意见：

四、评价人（责任护士）

姓名：________ 技术职称：________ 完成日期：________ 护士长签字：________

第三节 肛痈(肛门直肠周围脓肿)中医护理方案

优化内容

一、证候施护

1. 肛门肿痛

(1)新增：耳针，取直肠下端、神门等穴。

(2)新增：穴位按摩，取足三里、承山、长强等穴。

(3)新增：腕踝针。

(4)新增：穴位贴敷，取承山、长强、足三里等穴。

2. 发热

(1)新增：放血疗法，取耳尖等穴。

(2)新增：穴位贴敷，取大椎、曲池等穴

3. 便秘

(1)穴位贴敷优化为：新增天枢穴。

(2)新增：灸法，取神阙、双侧天枢等穴。

(3)新增：八卦揉腹。

(4)新增：脐灸，根据患者情况辨证用药。

4. 排尿困难

(1)穴位贴敷优化为：新增中极穴。

(2)新增：中药热奄包。

5. 围术期的中医护理

术后新增：腕踝针。

二、中医特色技术

新增中医特色技术：耳针、穴位按摩、腕踝针、放血疗法、八卦揉腹、脐灸、中药热奄包。

三、中医护理效果评价表

(一)护理效果

将效果评价中的4个选项(好、较好、一般、差)进行量化分级，实施前后分别进行评价，使评价更加客观和具有操作性。具体量化分级详见效果评价表。

(二)患者对护理的依从性评价进行规范

(1)依从：患者在治疗期间遵医嘱完成规范化中医护理治疗。

(2)部分依从：患者偶尔不能配合完成中医护理治疗。

(3)不依从：患者经常不能配合或自主要求终止中医护理治疗。

（三）对本病中医护理方案的评价

中医护理方案的4个评价（实用性强、实用性较强、实用性一般、不实用）参照国家药品监督管理局颁布的《中药新药临床研究指导原则》，将护理效果的评分采用尼莫地平评分法计算，疗效指数=（治疗前得分-治疗后得分）/治疗前得分×100%。具体如下：

（1）治愈：症状、体征消失或基本消失，疗效指数>90%，评价为实用性强。

（2）显效：症状、体征明显好转，70%≤疗效指数≤90%，评价为实用性较强。

（3）有效：症状、体征有好转，30%≤疗效指数<70%，评价为实用性一般。

（4）无效：症状、体征无改善或加重，疗效指数<30%，评价为不实用。

中医护理方案

一、常见证候要点

1. 火毒蕴结证　肛门周围突然肿痛，持续加剧，伴有恶寒、发热、便秘、溲赤，肛周红肿，触痛明显，质硬，表面灼热。舌质红、苔薄黄，脉数。

2. 热毒炽盛证　肛门肿痛剧烈，可持续数日，痛如鸡啄，夜寐不安，伴有恶寒发热、口干便秘、小便困难，肛周红肿，按之有波动感或穿刺有脓。舌质红、苔黄，脉弦滑或洪数。

3. 阴虚毒恋证　肛门肿痛、灼热，表皮色红，溃后难敛，伴午后潮热、心烦口干、夜间盗汗。舌质红、少苔，脉细数。

二、常见症状/证候施护

1. 肛门肿痛

（1）观察皮肤红、肿、热、痛的程度及范围。

（2）协助患者取舒适体位。

（3）遵医嘱予耳穴压豆，取肛门、神门、皮质下、直肠等穴。

（4）遵医嘱予穴位按摩，取足三里、承山、长强等穴。

（5）遵医嘱予耳针，取直肠下端、神门等穴。

（6）遵医嘱予中药熏洗。

（7）遵医嘱予中药坐浴。

（8）遵医嘱予中药外敷。

（9）遵医嘱予腕踝针。

（10）遵医予嘱穴位贴敷，取承山、长强、足三里等穴。

2. 发热

（1）观察体温及汗出情况。

（2）鼓励患者多饮水。

（3）遵医嘱予穴位按摩，取大椎、曲池、合谷、外关等穴。

（4）遵医嘱予刮痧治疗，取合谷、曲池、大椎等穴。

（5）遵医嘱予放血疗法，取耳尖等穴。

（6）遵医嘱予穴位贴敷，取大椎、曲池等穴。

3. 便秘

(1)定时排便，忌努挣，避免久蹲。

(2)遵医嘱予八卦揉腹。

(3)遵医嘱予穴位按摩，取天枢、关元、气海、大横、足三里等穴。

(4)遵医嘱予穴位贴敷，取神阙、天枢等穴。

(5)遵医嘱予耳穴压豆，取大肠、便秘点、脾、直肠、三焦、皮质下等穴。

(6)遵医嘱予灸法，取神阙、天枢等穴。

(7)遵医嘱予脐灸，根据患者情况辨证用药。

4. 排尿困难

(1)协助患者取舒适体位。

(2)热敷下腹部。

(3)遵医嘱予穴位按摩，取气海、关元、阴陵泉、三阴交等穴。

(4)遵医嘱予耳穴压豆，取脑、肾、膀胱、尿道、三焦、交感、皮质下等穴。

(5)遵医嘱予药熨法，取气海、关元、阴陵泉等穴。

(6)遵医嘱予灸法，取气海、关元、中极等穴。

(7)遵医嘱予穴位贴敷，取神阙、中极等穴。

(8)遵医嘱予中药热奄包，取下腹部。

三、中医特色治疗护理

(一)药物治疗

(1)内服中药。

(2)注射给药。

(3)外用中药。

(二)中医特色技术

耳穴压豆、中药熏洗、中药坐浴、中药外敷、穴位按摩、刮痧治疗、穴位贴敷、药熨法、灸法、耳针、腕踝针、放血疗法、八卦揉腹、脐灸、中药热奄包。

(三)围手术期中医护理

1. 术前护理

遵医嘱予耳穴压豆，取心、神门、皮质下等穴，以助睡眠。

2. 术后护理

(1)便后遵医嘱给予中药熏洗。

(2)挂线护理：告知患者轻拉挂线皮筋，以便彻底清洗，利于引流通畅。

(3)遵医嘱对创面采用物理治疗，如微波、红光、磁疗等。

(4)遵医嘱予耳穴压豆，取神门、交感、肛门等穴，以缓解术后疼痛。

(5)遵医嘱予腕踝针。

四、健康指导

（一）生活起居

（1）每次排便不宜超过 10 分钟，排便时勿努挣。

（2）保持肛周皮肤清洁干燥，勤换内裤，脓肿部位不宜挤压、碰撞。

（3）劳逸结合，加强体育锻炼。

（4）提肛运动。方法：深吸气时收缩并提肛门，呼气时将肛门缓慢放松，一收一放为 1 次，每日晨起及睡前各做 20~30 次。

（二）饮食指导

饮食宜清淡、少渣，忌食辛辣刺激之品，忌酒。

（1）火毒蕴结证：宜食清热泻火解毒的食品，如野菊花代茶饮。食疗方：凉拌鲜蒲公英。

（2）热毒炽盛证：宜食清热利湿解毒的食品，如冬瓜、丝瓜、西瓜等。食疗方：冬瓜苡仁汤。

（3）阴虚毒恋证：宜食滋阴降火的食品，如生梨、绿豆、黄瓜等。食疗方：绿豆粥。

（三）情志调理

（1）采用放松术，如听舒缓音乐、全身肌肉放松、谈话等方法转移注意力。

（2）护理人员应及时了解患者的心理状态，解释疾病的发生、发展及转归。

（3）加强病友间的沟通交流，树立战胜疾病的信心。

五、护理效果评价

肛痈（肛门直肠周围脓肿）中医护理效果评价表（表 10-3）。

表 10-3　肛痈（肛门直肠周围脓肿）中医护理效果评价表

医院：________科室：______入院日期：______出院日期：______住院天数：____床号：__________姓名：____性别：______年龄：______住院号：______

文化程度：　纳入临床路径：□是 否□　证候诊断：火毒蕴结证□ 热毒炽盛证□ 阴虚毒恋证□　其他：

一、护理效果评价

主要症状	主要辨证施护方法	中医护理技术	分级	护理效果			
				实施前评价		实施后评价	
				日期	分值	日期	分值
肛门肿痛□	1. 评估疼痛□ 评分：________ 2. 体位□ 3. 观察□ 4. 饮食□ 5. 情志□ 6. 用药护理□ 7. 其他护理措施：	1. 中药外敷□　应用次数：____次；应用时间：____天 2. 中药熏洗□　应用次数：____次；应用时间：____天 3. 耳穴压豆□　应用次数：____次；应用时间：____天 4. 中药坐浴□　应用次数：____次；应用时间：____天 5. 耳针□　应用次数：____次；应用时间：____天 6. 穴位按摩□　应用次数：____次；应用时间：____天 7. 穴位贴敷□　应用次数：____次；应用时间：____天 8. 腕踝针□　应用次数：____次；应用时间：____天 9. 其他：____　应用次数：____次；应用时间：____天	好（0 分）：无疼痛 较好（2 分）：轻度疼痛，疼痛评分 1~3 分，有疼痛但可忍受，生活正常，睡眠无干扰 一般（4 分）：中度疼痛，疼痛评分 4~6 分，疼痛明显，不能忍受，要求服用镇痛药物，睡眠受干扰 差（6 分）：重度疼痛，疼痛评分 7~10 分，不能忍受，需用镇痛药物，睡眠受严重干扰，可伴自主神经紊乱或被动体位				

续表10-3

主要症状	主要辨证施护方法	中医护理技术	分级	护理效果			
				实施前评价		实施后评价	
				日期	分值	日期	分值
发热□	1. 观察□ 2. 体位□ 3. 情志□ 4. 用药护理 5. 其他护理措施：	1. 穴位按摩□　应用次数：____次；应用时间：____天 2. 刮痧治疗□　应用次数：____次；应用时间：____天 3. 放血疗法□　应用次数：____次；应用时间：____天 4. 穴位贴敷□　应用次数：____次；应用时间：____天 5. 其他：____　应用次数：____次；应用时间：____天	好(0分)：正常 较好(2分)：37.3~38.0℃ 一般(4分)：38.1~39.0℃ 差(6分)：39.0℃以上				
便秘□	1. 观察□ 2. 饮食□ 3. 活动□ 4. 用药护理□ 5. 其他护理措施：	1. 灸法□　应用次数：____次；应用时间：____天 2. 穴位贴敷□　应用次数：____次；应用时间：____天 3. 耳穴压豆□　应用次数：____次；应用时间：____天 4. 穴位按摩□　应用次数：____次；应用时间：____天 5. 八卦揉腹□　应用次数：____次；应用时间：____天 6. 脐灸□　应用次数：____次；应用时间：____天 7. 其他：____　应用次数：____次；应用时间：____天	好(0分)：无 较好(2分)：大便偏硬，1~2日1次 一般(4分)：大便硬结，便难解，3~5次日大便1次 差(6分)：大便硬结，异常难解，5日以上大便1次				

续表10-3

主要症状	主要辨证施护方法	中医护理技术	分级	护理效果			
				实施前评价		实施后评价	
				日期	分值	日期	分值
排尿困难□	1. 观察□ 2. 防止诱因□ 3. 卧床休息□ 4. 皮肤护理□ 5. 用药护理□ 6. 其他护理措施：	1. 灸法□　应用次数：____次；应用时间：____天 2. 穴位贴敷□　应用次数：____次；应用时间：____天 3. 耳穴压豆□　应用次数：____次；应用时间：____天 4. 穴位按摩□　应用次数：____次；应用时间：____天 5. 药熨法□　应用次数：____次；应用时间：____天 6. 中药热奄包□　应用次数：____次；应用时间：____天 7. 其他：____　应用次数：____次；应用时间：____天	好（0分）：无 较好（2分）：偶尔出现 一般（4分）：间断出现 差（6分）：持续存在				
其他：□（请注明）							

二、护理依从性及满意度评价

评价项目		患者对护理的依从性			患者对护理的满意度		
		依从	部分依从	不依从	满意	一般	不满意
中医护理技术	灸法						
	穴位贴敷						
	耳穴压豆						
	中药坐浴						
	耳针						
	中药熏洗						
	中药外敷						
	刮痧治疗						
	药熨法						
	穴位按摩						
	腕踝针						
	放血疗法						
	八卦揉腹						
	脐灸						
	中药热奄包						
健康指导		—	—	—			
签名		责任护士签名：			上级护士或护士长签名：		

注：1. 患者对护理的依从性。依从：患者在治疗期间遵医嘱完成规范化中医护理治疗。部分依从：偶尔不能配合完成中医护理治疗。不依从：经常不能配合或自主要求终止中医护理治疗。2. 患者对护理的满意度。询问患者对护理的满意度。

三、对本病中医护理方案的评价

实用性强：>90%□　实用性较强：70%≤实用性≤90%□　实用性一般：30%≤实用性<70%□　不实用：<30%□

改进意见：

四、评价人（责任护士）

姓名：________技术职称：________完成日期：________护士长签字：________

第四节　肠结（肠梗阻）中医护理方案

一、常见证候要点

1. 气滞血瘀，阴虚肠燥证　腹痛阵作，胀满拒按，恶心呕吐，无排气排便，或大便少许干燥，小便短赤。舌红少津，脉弦或涩。

2. 肠腑热结证　腹痛腹胀，痞满拒按，恶心呕吐，无排气排便，发热，口渴，小便黄赤，甚者神昏谵语。舌质红，苔黄燥，脉洪数。

3. 虫积阻滞证　腹痛绕脐阵作，腹胀不甚，腹部有条索状团块，恶心呕吐，呕吐蛔虫，或有便秘。舌质淡红，苔薄白，脉弦。

4. 气阴亏虚证　腹痛缓解，肛门恢复排便排气，但便后乏力，体质虚弱，面白神疲，肢倦懒言。舌红少苔，脉细弱。

二、常见症状/证候施护

1. 腹痛

(1)观察疼痛的性质、部位、程度、持续时间、诱发因素及伴随症状，做好疼痛评分并记录。

(2)急性发作时宜卧床休息，注意防寒保暖。

(3)指导患者采用转移注意力或松弛疗法，如缓慢呼吸、全身肌肉放松、听舒缓音乐等，以减轻患者对疼痛的敏感性。

(4)遵医嘱予耳穴压豆，取腹、大肠、脾、胃、枕、艇中、三焦等穴。

(5)遵医嘱予灸法，取中脘、天枢、足三里、涌泉等穴。

(6)遵医嘱予穴位贴敷，取大肠俞、天枢、中脘等穴。

(7)遵医嘱予中药热奄包，取下腹部。

(8)遵医嘱予穴位按摩，取合谷、列缺等穴。

(9)遵医嘱予腕踝针。

2. 恶心、呕吐

(1)观察呕吐的性质、次数及呕吐物的性状、颜色、气味和量。

(2)呕吐时取半卧位，从上至下按摩胃部，以降胃气。

(3)可含服姜片，以缓解呕吐。

(4)做好情志护理，缓解患者的紧张情绪。

(5)遵医嘱予耳穴压豆，取贲门、胃、肝、胆、皮质下、三焦等穴。

(6)遵医嘱予穴位注射，取足三里等穴。

(7)遵医嘱予穴位按摩，取曲池、合谷、足三里等穴。

(8)遵医嘱予穴位贴敷，取曲池、合谷、足三里等穴。

(9)遵医嘱予灸法，取中脘等穴。

3. 腹胀

(1)观察腹胀的部位、性质、程度、时间、诱发因素、排便、排气情况及伴随症状。

(2)患者宜卧床休息，取半坐卧位。鼓励饭后适当运动，保持大便通畅。

(3)遵医嘱给予肛管排气，观察排便、排气情况。

(4)遵医嘱予中药直肠滴入，选用肠梗阻通气方。

(5)遵医嘱予灸法，取神阙、天枢、关元、气海等穴。

(6)遵医嘱予耳穴压豆，取胃、肝、胆、皮质下、三焦、艇中、耳迷根等穴。

(7)遵医嘱予穴位注射，取足三里等穴。

(8)遵医嘱予八卦揉腹。

4. 便秘

(1)评估排便次数、排便费力程度，观察大便性状、量。

(2)遵医嘱予穴位按摩，取胃俞、脾俞、内关、足三里、天枢、关元等穴。

(3)遵医嘱予耳穴压豆，取大肠、胃、脾、交感、皮质下、便秘点等穴。

(4)遵医嘱予中药直肠滴入。

(5)遵医嘱予穴位贴敷，取天枢、上巨虚、支沟等穴。

(6)遵医嘱予八卦揉腹。

(7)遵医嘱予脐灸，根据患者情况辨证用药。

5. 发热

(1)注意观察患者体温变化、精神状态，记录出入量。

(2)嘱患者禁食，卧床休息，及时更换汗湿衣物，勿受风寒。

(3)遵医嘱予放血疗法，取耳尖、轮四等穴。

(4)遵医嘱予穴位贴敷，取大椎等穴。

(5)遵医嘱予刮痧治疗，循经刮手太阴肺经、督脉、膀胱经等。

三、中医特色治疗护理

(一)药物治疗

(1)内服中药。

(2)注射给药。

(3)外用中药。

(二)中医特色技术

耳穴压豆、灸法、穴位按摩、中药直肠滴入、中药热奄包、穴位贴敷、八卦揉腹、脐灸、放血疗法、刮痧治疗、腕踝针。

四、健康指导

(一)生活起居

(1)养成定时排便的习惯，保证充足的休息和睡眠。

(2)避免终日静坐少动，适度运动，如散步、练气功、打太极拳等。

(3)避免受凉，防止感冒。

（二）饮食指导

（1）饮食有节，避免饮食不洁和餐后剧烈运动，养成规律的排便习惯。

（2）养成良好的生活习惯，积极预防和治疗肠道寄生虫病。

（3）鼓励多饮水，多进食蔬菜水果及富含纤维素的食物，忌烟酒及辛辣等刺激性食物。

（4）指导患者宜食健脾养胃的食品，如山药、大枣等。根据食滞轻重控制饮食，避免进食过饱。

（5）腹胀者：指导患者进食增加肠动力的食物，如苹果、西红柿等，避免产气食物的摄入。

（6）便秘者：宜食清热、润肠通便的食品，如白萝卜等。

（三）情志调理

（1）护士多与患者沟通，了解其心理状态，指导其保持乐观情绪。

（2）肠结病因复杂、病情急重，常使患者产生焦虑和恐惧心理，家属也不知所措。责任护士应向患者及家属讲解本病的性质，缓解患者紧张情绪，指导家属经常陪伴患者，给予患者心理支持。

（3）鼓励病友间多交流疾病防治经验，提高对疾病的认识，增强治疗信心。

（4）指导患者及家属掌握缓解疼痛的简单方法，以减轻身体痛苦和精神压力。

五、护理效果评价

肠结（肠梗阻）中医护理方案效果评价表（表10-4）。

表 10-4　肠结（肠梗阻）中医护理效果评价表

医院：________科室：______入院日期：______出院日期：______住院天数：____床号：__________姓名：____性别：______年龄：______住院号：______

文化程度：　纳入临床路径：□是 否□　证候诊断：气滞血瘀，阴虚肠燥证□ 肠腑热结证□ 虫积阻滞证□ 气阴亏虚证□　其他：

一、护理效果评价

主要症状	主要辨证施护方法	中医护理技术	分级	护理效果			
				实施前评价		实施后评价	
				日期	分值	日期	分值
腹痛□	1. 评估疼痛□ 评分：________ 2. 体位□ 3. 观察□ 4. 饮食□ 5. 情志□ 6. 用药护理□ 7. 其他护理措施：	1. 穴位按摩□　应用次数：____次；应用时间：____天 2. 穴位贴敷□　应用次数：____次；应用时间：____天 3. 中药热奄包□　应用次数：____次；应用时间：____天 4. 耳穴压豆□　应用次数：____次；应用时间：____天 5. 灸法□　应用次数：____次；应用时间：____天 6. 腕踝针□　应用次数：____次；应用时间：____天 7. 其他：____　应用次数：____次；应用时间：____天	好（0分）：无疼痛 较好（2分）：轻度疼痛，疼痛评分1～3分，有疼痛但可忍受，生活正常，睡眠无干扰 一般（4分）：中度疼痛，疼痛评分4～6分，疼痛明显，不能忍受，要求服用镇痛药物，睡眠受干扰 差（6分）：重度疼痛，疼痛评分7～10分，不能忍受，需用镇痛药物，睡眠受严重干扰，可伴自主神经紊乱或被动体位				
恶心、呕吐□	1. 观察□ 2. 体位□ 3. 情志□ 4. 用药护理 5. 其他护理措施：	1. 穴位按摩□　应用次数：____次；应用时间：____天 2. 穴位注射□　应用次数：____次；应用时间：____天 3. 耳穴压豆□　应用次数：____次；应用时间：____天 4. 穴位贴敷□　应用次数：____次；应用时间：____天 5. 灸法□　应用次数：____次；应用时间：____天 6. 其他：____　应用次数：____次；应用时间：____天	好（0分）：无 较好（2分）：偶有恶心，无物吐出，每天1～2次 一般（4分）：经常恶心，每天3～4次，时有涎沫或食物残渣 差（6分）：明显恶心，每次多伴有呕吐，吐出食物残渣，每天>4次				

续表10-4

主要症状	主要辨证施护方法	中医护理技术	分级	护理效果			
				实施前评价		实施后评价	
				日期	分值	日期	分值
腹胀□	1. 观察□ 2. 饮食□ 3. 活动□ 4. 用药护理□ 5. 其他护理措施：	1. 八卦揉腹□　应用次数：____次；应用时间：____天 2. 灸法□　应用次数：____次；应用时间：____天 3. 中药直肠滴入□　应用次数：____次；应用时间：____天 4. 耳穴压豆□　应用次数：____次；应用时间：____天 5. 穴位注射□　应用次数：____次；应用时间：____天 6. 其他：____　应用次数：____次；应用时间：____天	好(0分)：无 较好(2分)：偶尔腹胀 一般(4分)：时有腹胀，能忍受 差(6分)：持续胀满不适，不能忍受				
便秘□	1. 观察□ 2. 防止诱因□ 3. 卧床休息□ 4. 皮肤护理□ 5. 用药护理□ 6. 其他护理措施：	1. 穴位按摩□　应用次数：____次；应用时间：____天 2. 穴位贴敷□　应用次数：____次；应用时间：____天 3. 耳穴压豆□　应用次数：____次；应用时间：____天 4. 中药直肠滴入□　应用次数：____次；应用时间：____天 5. 八卦揉腹□　应用次数：____次；应用时间：____天 6. 脐灸□　应用次数：____次；应用时间：____天 7. 其他：____　应用次数：____次；应用时间：____天	好(0分)：无 较好(2分)：大便偏硬，1~2日1次 一般(4分)：大便硬结，便难解，3~5日大便1次 差(6分)：大便硬结，异常难解，5日以上大便1次				

续表10-4

主要症状	主要辨证施护方法	中医护理技术	分级	护理效果			
				实施前评价		实施后评价	
				日期	分值	日期	分值
发热□	1. 监测□ 2. 物理降温□ 3. 饮食□ 4. 用药护理 5. 其他护理措施：	1. 放血疗法□　应用次数：____次；应用时间：____天 2. 刮痧治疗□　应用次数：____次；应用时间：____天 3. 穴位贴敷□　应用次数：____次；应用时间：____天 4. 其他：____　应用次数：____次；应用时间：____天	好（0分）：正常 较好（2分）：37.3~38.0℃ 一般（4分）：38.1~39.0℃ 差（6分）：39.0℃以上				
其他：□ （请注明）							

二、护理依从性及满意度评价

评价项目		患者对护理的依从性			患者对护理的满意度		
		依从	部分依从	不依从	满意	一般	不满意
中医护理技术	穴位注射						
	中药直肠滴入						
	八卦揉腹						
	耳穴压豆						
	放血疗法						
	穴位按摩						
	灸法						
	脐灸						
	刮痧治疗						
	腕踝针						
	穴位贴敷						
健康指导		—	—	—			
签名		责任护士签名：			上级护士或护士长签名：		

注：1. 患者对护理的依从性：依从：患者在治疗期间遵医嘱完成规范化中医护理治疗。部分依从：偶尔不能配合完成中医护理治疗。不依从：经常不能配合或自主要求终止中医护理治疗。2. 患者对护理的满意度：询问患者对护理的满意度。

三、对本病中医护理方案的评价

实用性强：>90%□　实用性较强：70%≤实用性≤90%□　实用性一般：30%≤实用性<70%□　不实用：<30%□

改进意见：

四、评价人（责任护士）

姓名：________技术职称：________完成日期：________护士长签字：________

第五节　肠痈(阑尾炎)中医护理方案

一、常见证候要点

1. 瘀滞证　转移性右下腹痛，呈持续性、进行性加剧，右下腹局限性压痛或拒按，伴恶心纳差，可有轻度发热。苔白腻，脉弦滑或弦紧。

2. 湿热证　腹痛加剧，右下腹或全腹压痛、反跳痛，腹皮挛急，右下腹可触及包块，壮热，纳呆，恶心呕吐，腹泻或便秘。舌红，苔黄腻，脉弦数或滑数。

3. 热毒证　腹痛剧烈，全腹压痛、反跳痛，腹皮挛急，高热不退或恶寒发热，时时汗出，烦渴，恶心呕吐，腹胀，便秘或似痢不爽。舌红绛而干，苔黄厚干燥或黄糙，脉洪数或细数。

二、常见症状/证候施护

1. 腹痛

(1) 观察腹痛的特点，包括疼痛部位、性质、程度、持续时间，以及有无压痛、反跳痛，做好疼痛评分并记录。

(2) 卧床休息，取屈膝仰卧位或右侧卧位，缓慢深呼吸，轻者可适当活动。

(3) 指导患者采用转移注意力或松弛疗法，如全身肌肉放松、听舒缓音乐等，以减轻患者对疼痛的敏感性。

(4) 遵医嘱予耳穴压豆，取阑尾、大肠、脾、胃、交感、神门、耳尖、内分泌等穴。

(5) 遵医嘱予灸法，取中脘、天枢、足三里、涌泉等穴。

(6) 遵医嘱予穴位贴敷，取大肠俞、天枢、中脘等穴。

(7) 遵医嘱予中药热奄包(术后使用)，取下腹部。

(8) 遵医嘱予穴位按摩，取合谷、列缺等穴。

(9) 遵医嘱予腕踝针。

(10) 做好术前准备，解除患者对手术的顾虑和恐惧感。

2. 恶心、呕吐

(1) 观察呕吐的性质、次数，以及呕吐物的性状、颜色、气味和量。

(2) 呕吐时取半卧位，从上至下按摩胃部，以降胃气。

(3) 可含服姜片，以缓解呕吐。

(4) 做好情志护理，缓解患者的紧张情绪。

(5) 遵医嘱予耳穴压豆，取贲门、胃、交感、肝、胆、皮质下、内分泌等穴。

(6) 遵医嘱予穴位注射，取足三里等穴。

(7) 遵医嘱予穴位按摩，取曲池、合谷、足三里等穴。

(8) 遵医嘱予穴位贴敷，取曲池、合谷、足三里等穴。

3. 腹泻

(1) 评估排便次数，观察大便性状、量。

(2) 遵医嘱予耳穴压豆，取大肠、胃、脾、交感、皮质下、内分泌、耳尖等穴。

(3)遵医嘱予穴位贴敷，取天枢、上巨虚等穴。
(4)遵医嘱予灸法，取神阙等穴。

4. 腹胀

(1)观察腹胀的部位、性质、程度、时间、诱发因素、排便、排气情况及伴随症状。
(2)患者宜卧床休息，取半坐卧位。鼓励饭后适当运动，保持大便通畅。
(3)遵医嘱给予肛管排气，观察排便、排气情况。
(4)遵医嘱予中药直肠滴入。
(5)遵医嘱予灸法，取神阙、天枢、关元、气海等穴。
(6)遵医嘱予耳穴压豆，取胃、交感、肝、胆、皮质下、阑尾、艇中等穴。
(7)遵医嘱予穴位注射，取足三里等穴。
(8)遵医嘱予八卦揉腹。

5. 发热

(1)注意观察患者体温变化，观察精神状态，并记录出入量。
(2)嘱患者禁食，卧床休息，及时更换汗湿衣物，勿受风寒。
(3)遵医嘱予放血疗法，取耳尖、轮四等穴。
(4)遵医嘱予穴位贴敷，取大椎等穴。
(5)遵医嘱予刮痧治疗，循经刮手太阴肺经、督脉、膀胱经等。

三、中医特色治疗护理

(一)药物治疗

(1)内服中药。
(2)注射给药。
(3)外用中药。

(二)中医特色技术

耳穴压豆、灸法、穴位按摩、中药直肠滴入、中药热奄包、穴位贴敷、八卦揉腹、放血疗法、刮痧、腕踝针。

四、健康指导

(一)生活起居

(1)养成定时排便的习惯，保证充足的休息和睡眠。
(2)避免终日静坐少动，适度运动，如散步、练气功、打太极拳等。
(3)避免受凉，防止感冒。

(二)饮食指导

(1)饮食有节，避免饮食不洁和餐后剧烈运动，养成规律的排便习惯。
(2)便溏者，宜食山楂、乌梅；少食粗纤维的食物，如芹菜、韭菜等。
(3)瘀滞证：宜食行气活血、清热解毒的食物，如米汤、肉汤、莲子汤、山楂粥、大枣粥。
(4)湿热证：宜食清热解毒、行气活血的食物，如西瓜汁、橘汁、苹果汁。
(5)热毒证：宜食清热、排脓解毒、行气活血的食物，如鱼腥草粥、天花粉粥。

（三）情志调理

（1）指导患者保持心情舒畅，心胸豁达，精神愉快。

（2）主动介绍疾病知识，使患者了解疾病的发生与发展。

（3）鼓励病友间相互交流治疗体会，提高对疾病认知，增强治疗信心。

（4）鼓励家属多陪伴患者，给予情感支持。

五、护理效果评价

肠痈（阑尾炎）中医护理效果评价表（表 10-5）。

表 10-5　肠痛（阑尾炎）中医护理效果评价表

医院：________科室：______入院日期：______出院日期：______住院天数：____床号：__________姓名：____性别：______年龄：______住院号：______

文化程度：　纳入临床路径：□是 否□　证候诊断：瘀滞证□ 湿热证□ 热毒证□　其他：

一、护理效果评价

主要症状	主要辨证施护方法	中医护理技术	分级	护理效果			
				实施前评价		实施后评价	
				日期	分值	日期	分值
腹痛□	1. 评估疼痛□ 评分：________ 2. 体位□ 3. 观察□ 4. 情志□ 5. 用药护理□ 6. 其他护理措施：	1. 穴位按摩□　应用次数：____次；应用时间：____天 2. 穴位贴敷□　应用次数：____次；应用时间：____天 3. 中药热奄包□　应用次数：____次；应用时间：____天 4. 耳穴压豆□　应用次数：____次；应用时间：____天 5. 灸法□　应用次数：____次；应用时间：____天 6. 腕踝针□　应用次数：____次；应用时间：____天 7. 其他：____　应用次数：____次；应用时间：____天	好（0 分）：无疼痛 较好（2 分）：轻度疼痛，疼痛评分 1~3 分，有疼痛但可忍受，生活正常，睡眠无干扰 一般（4 分）：中度疼痛，疼痛评分 4~6 分，疼痛明显，不能忍受，要求服用镇痛药物，睡眠受干扰 差（6 分）：重度疼痛，疼痛评分 7~10 分，不能忍受，需用镇痛药物，睡眠受严重干扰，可伴自主神经紊乱或被动体位				
恶心、呕吐□	1. 观察□ 2. 体位□ 3. 情志□ 4. 用药护理 5. 其他护理措施：	1. 穴位按摩□　应用次数：____次；应用时间：____天 2. 穴位注射□　应用次数：____次；应用时间：____天 3. 耳穴压豆□　应用次数：____次；应用时间：____天 4. 穴位贴敷□　应用次数：____次；应用时间：____天 5. 其他：____　应用次数：____次；应用时间：____天	好（0 分）：无 较好（2 分）：偶有恶心，无物吐出，每天 1~2 次 一般（4 分）：经常恶心，每天 3~4 次，时有涎沫或食物残渣 差（6 分）：明显恶心，每次多伴有呕吐，吐出食物残渣，每天>4 次				

续表10-5

主要症状	主要辨证施护方法	中医护理技术	分级	护理效果			
				实施前评价		实施后评价	
				日期	分值	日期	分值
腹泻□	1. 观察□ 2. 防止诱因□ 3. 卧床休息□ 4. 皮肤护理□ 5. 用药护理□ 6. 其他护理措施：	1. 穴位按摩□ 应用次数：____次；应用时间：____天 2. 穴位贴敷□ 应用次数：____次；应用时间：____天 3. 灸法□ 应用次数：____次；应用时间：____天 4. 其他：____ 应用次数：____次；应用时间：____天	好（0分）：无 较好（2分）：大便不能成形，每日3~4次 一般（4分）：大便稀溏，每日5~10次 差（6分）：大便如水样，每日10次以上				
腹胀□	1. 观察□ 2. 饮食□ 3. 活动□ 4. 用药护理□ 5. 其他护理措施：	1. 八卦揉腹□ 应用次数：____次；应用时间：____天 2. 灸法□ 应用次数：____次；应用时间：____天 3. 中药直肠滴入□ 应用次数：____次；应用时间：____天 4. 耳穴压豆□ 应用次数：____次；应用时间：____天 5. 穴位注射□ 应用次数：____次；应用时间：____天 6. 其他：____ 应用次数：____次；应用时间：____天	好（0分）：无 较好（2分）：偶尔腹胀 一般（4分）：时有腹胀，能忍受 差（6分）：持续胀满不适，不能忍受				

续表10-5

主要症状	主要辨证施护方法	中医护理技术	分级	护理效果			
				实施前评价		实施后评价	
				日期	分值	日期	分值
发热□	1. 监测□ 2. 物理降温□ 3. 饮食□ 4. 用药护理 5. 其他护理措施：	1. 放血疗法□　应用次数：____次；应用时间：____天 2. 刮痧治疗□　应用次数：____次；应用时间：____天 3. 穴位贴敷□　应用次数：____次；应用时间：____天 4. 其他：____　应用次数：____次；应用时间：____天	好(0分)：正常 较好(2分)：37.3~38.0℃ 一般(4分)：38.1~39.0℃ 差(6分)：39.0℃以上				
其他：□ (请注明)							

二、护理依从性及满意度评价

评价项目		患者对护理的依从性			患者对护理的满意度		
		依从	部分依从	不依从	满意	一般	不满意
中医护理技术	耳穴压豆						
	穴位贴敷						
	灸法						
	八卦揉腹						
	腕踝针						
	放血疗法						
	穴位注射						
	中药热奄包						
	刮痧治疗						
	中药直肠滴入						
	穴位按摩						
健康指导		—	—	—			
签名		责任护士签名：			上级护士或护士长签名：		

注：1. 患者对护理的依从性。依从：患者在治疗期间遵医嘱完成规范化中医护理治疗。部分依从：偶尔不能配合完成中医护理治疗。不依从：经常不能配合或自主要求终止中医护理治疗。2. 患者对护理的满意度。询问患者对护理的满意度。

三、对本病中医护理方案的评价

实用性强：>90%□ 实用性较强：70%≤实用性≤90%□ 实用性一般：30%≤实用性<70%□ 不实用：<30%□

改进意见：

四、评价人（责任护士）

姓名：________ 技术职称：________ 完成日期：________ 护士长签字：________

第十一章
妇科病证

第一节　盆腔炎(盆腔炎性疾病后遗症)中医护理方案

一、常见证候要点

1. 热毒壅盛证　高热畏寒或寒战，头痛，下腹疼痛拒按，带下量多、色黄如脓、臭秽，大便秘结、小便黄赤。舌苔黄糙或黄腻，脉洪数或滑数。

2. 湿热瘀结证　下腹疼痛拒按，或胀满，热势起伏，寒热往来，带下量多、黄稠臭秽，经量增多，经期延长，淋漓不止，大便溏或燥结，小便短赤。舌红有瘀点，苔黄厚，脉弦滑。

3. 寒湿凝滞证　少腹冷痛或坠胀疼痛，得温则舒，白带增多、色白、质稀，月经后期，量少色黯有块，大便溏泄。舌略胖，色质黯，苔白腻，脉沉迟。

4. 气滞血瘀证　少腹胀痛或刺痛，带下量多，经行腹痛，血块排出则痛减，经前乳胀，情志抑郁。舌紫暗，有瘀点或瘀斑，脉弦涩。

5. 气虚血瘀证　下腹疼痛结块，缠绵日久，痛连腰骶，经行加重，疲乏无力，食少纳呆，精神不振，带下量多，经量多有血块。舌淡暗，有瘀点瘀斑，脉弦涩无力。

二、常见症状/证候施护

1. 疼痛

(1)观察患者疼痛的部位、性质、持续时间，做好疼痛评分并记录。

(2)卧床休息，可取半卧位，避免久站、久坐，禁止重体力劳动。

(3)遵医嘱予药熨法，热毒壅盛、湿热蕴结证者慎用。

(4)遵医嘱予灸法，取神阙、气海、关元、双侧子宫等穴，热毒壅盛、湿热蕴结证者慎用。

(5)遵医嘱予穴位贴敷，取神阙、气海、关元、双侧子宫等穴。

(6)遵医嘱予中药保留灌肠，注意经期不宜操作。

(7)遵医嘱予中药热烘，取小腹部和腰骶部，注意经期不宜操作。

(8)遵医嘱予中药热奄包，取小腹部和腰骶部，注意经期不宜操作。

(9)遵医嘱予耳穴压豆，取盆腔、内生殖器、神门、肾上腺、皮质下等穴。

2. 带下异常

(1)观察带下量、色、气味的变化。

(2)保持会阴清洁，遵医嘱进行中药外洗。

(3)遵医嘱予耳穴压豆，取盆腔、内生殖器、神门、肾上腺、皮质下等穴。

3. 月经异常

(1)观察月经的量、色、质、周期及伴随症状，病情变化时及时报告医生。

(2)注意经期卫生，选择宽松透气的衣裤，避免使用不洁卫生用品。

(3)教会患者通过自查基础体温等简单方式监测月经周期。

(4)遵医嘱予耳穴压豆，痛经者取盆腔、内生殖器、神门、肾上腺、皮质下等穴。

(5)遵医嘱予穴位贴敷，取神阙、气海、关元、双侧子宫穴等穴。

三、中医特色治疗护理

(一)药物治疗

(1)内服中药。

(2)中成药治疗。

(二)中医特色技术

中药保留灌肠、穴位贴敷、耳穴压豆、中药热烘、中药热奄包、灸法、药熨法、中药外洗。

四、健康指导

(一)生活起居

(1)慎起居，避寒湿，防劳累，节房事，注意个人卫生，重视经期、孕期、产褥期的保健，卫生用品要清洁。

(2)治疗期间避免性生活。经期及月经干净后3天内禁房事、盆浴、游泳。

(3)避免不洁性交，性伴侣如有性病者需一同治疗。

(4)做好计划生育措施，尽量避免人流、上环等手术。

(5)加强体育锻炼，可练气功、太极拳、八段锦、盆腔康复操等。

(二)饮食指导

饮食以清淡利湿的食品为宜，忌食辛辣刺激、生冷的食品。

(1)热毒壅盛证：饮食宜清淡、营养丰富、高热量、易消化。发热期宜多饮水，可饮西瓜汁等鲜果汁或绿豆汤，忌辛辣、煎炸、燥热、刺激之品。

(2)湿热瘀结证：宜食清热利湿的食品，如苦瓜、冬瓜等。食疗方：冬瓜赤小豆汤。

(3)寒湿凝滞证：宜食温经散寒、活血利湿的食品，如桃仁、荔枝等。饮食宜营养丰富、易消化，勿食生冷、寒凉之品。食疗方：桃仁粥。

(4)气滞血瘀证：宜食疏肝行气、化瘀止痛的食品，如乌梅、柠檬等。少食寒凉之品以免加重气血郁滞。食疗方：佛手玫瑰花汤。

(5)气虚血瘀证：宜食益气健脾化瘀的食品，如桃仁、山药、莲子等。食疗方：山药桃仁粥。

（三）情志调理

（1）护士应主动介绍疾病相关知识，鼓励患者坚持治疗，减少复发的概率。
（2）鼓励家属多陪伴患者，给予情感支持。
（3）鼓励病友间多沟通交流，以消除患者不安紧张情绪。
（4）根据患者的辨证，给予音乐疗法。

五、护理效果评价

盆腔炎（盆腔炎性疾病后遗症）中医护理效果评价表（表 11-1）。

表 11-1 盆腔炎(盆腔炎性疾病后遗症)中医护理效果评价表

医院：________科室：______入院日期：______出院日期：______住院天数：____床号：__________姓名：____性别：______年龄：______住院号：______

文化程度： 纳入中医临床路径：是□ 否□ 证候诊断：热毒壅盛证□ 湿热瘀结证□ 寒湿凝滞证□ 气滞血瘀证□ 气虚血瘀证□ 其他：

一、护理效果评价

主要症状	主要辨证施护方法	中医护理技术	分级	护理效果			
				实施前评价		实施后评价	
				日期	分值	日期	分值
疼痛□	1. 评估疼痛□ 评分：________ 2. 体位□ 3. 保暖□ 4. 其他护理措施：	1. 中药保留灌肠□ 应用次数：____次；应用时间：____天 2. 穴位贴敷□ 应用次数：____次；应用时间：____天 3. 耳穴压豆□ 应用次数：____次；应用时间：____天 4. 中药热烘□ 应用次数：____次；应用时间：____天 5. 中药热奄包□ 应用次数：____次；应用时间：____天 6. 药熨法□ 应用次数：____次；应用时间：____天 7. 灸法□ 应用次数：____次；应用时间：____天 8. 其他：____ 应用次数：____次；应用时间：____天	好(0分)：无疼痛 较好(2分)：轻度疼痛，疼痛评分1~3分，有疼痛但可忍受，生活正常，睡眠无干扰 一般(4分)：中度疼痛，疼痛评分4~6分，疼痛明显，不能忍受，要求服用镇痛药物，睡眠受干扰 差(6分)：重度疼痛，疼痛评分7~10分，不能忍受，需用镇痛药物，睡眠受严重干扰，可伴自主神经紊乱或被动体位				

续表11-1

主要症状	主要辨证施护方法	中医护理技术	分级	护理效果			
				实施前评价		实施后评价	
				日期	分值	日期	分值
带下异常□	1. 观察□ 2. 外阴清洁□ 3. 其他护理措施：	1. 中药外洗□　应用次数：____次；应用时间：____天 2. 耳穴压豆□　应用次数：____次；应用时间：____天 3. 其他：____　应用次数：____次；应用时间：____天	好(0分)：带下量少 转好(2分)：带下量多，色黄 一般(4分)：带下量多，质稠，异味 差(6分)：带下量多，质稠，臭秽				
月经异常□	1. 观察□ 2. 外阴清洁□ 3. 监测体温□ 4. 其他护理措施：	1. 穴位贴敷□　应用次数：____次；应用时间：____天 2. 耳穴压豆□　应用次数：____次；应用时间：____天 3. 其他：____　应用次数：____次；应用时间：____天	好(0分)：经期7天以内，色暗红，经质不稀不稠，无痛，无血块 较好(2分)：经期8~9天，色淡红或鲜红或暗，经质稀或质稠，偶有血块，偶有轻微疼痛 一般(4分)：经期10~12天，色淡暗或紫红或紫暗或深红，经质清稀，有较多血块，混杂黏液，中度疼痛 差(6分)：经期13~14天，痛不可忍，反复发作，辗转不安				
其他：□(请注明)							

二、护理依从性及满意度评价

评价项目		患者对护理的依从性			患者对护理的满意度		
		依从	部分依从	不依从	满意	一般	不满意
中医护理技术	中药保留灌肠						
	穴位贴敷						
	耳穴压豆						
	中药热烘						
	中药热奄包						
	中药外洗						
	药熨法						
	灸法						
健康指导		—	—	—			
签名		责任护士签名：			上级护士或护士长签名：		

注：1. 患者对护理的依从性。依从：患者在治疗期间遵医嘱完成规范化中医护理治疗。部分依从：偶尔不能配合完成中医护理治疗。不依从：经常不能配合或自主要求终止中医护理治疗。2. 患者对护理的满意度。询问患者对护理的满意度。

三、对本病中医护理方案的评价

实用性强：>90%□　实用性较强：70%≤实用性≤90%□　实用性一般：30%≤实用性<70%□　不实用：<30%□

改进意见：

四、评价人（责任护士）

姓名：________技术职称：________完成日期：________护士长签字：________

第二节　崩漏(排卵障碍性异常子宫出血)中医护理方案

一、常见证候要点

1. 脾虚证　经血非时而下，量多如注或淋漓不断，血色淡而质稀薄；面色㿠白或面浮肢肿，神疲体倦，气短懒言，手足不温，不思饮食。舌质淡或舌体胖，舌边有齿痕，苔薄白，脉沉弱或缓弱。

2. 肾阳虚证　经血非时而下，出血量多，淋漓不尽，色淡质稀；腰痛如折，畏寒肢冷，小便清长，大便溏薄，面色晦暗。舌淡黯，苔薄白，脉沉弱。

3. 肾阴虚证　经乱无期，出血量少或多，淋漓不尽，色鲜红，质稠；头晕耳鸣，腰膝酸软，手足心热。舌质红苔少，脉细数。

4. 血虚热证　经血非时而下，或量多势急，或量少淋漓，血色鲜红，质黏稠；心烦潮热，尿黄便结。舌质红，苔薄黄，脉细数。

5. 血实热证　阴道突然大量下血，或淋漓日久，血色深红；口干喜饮，头晕面赤，烦躁不寐。舌质红，苔黄，脉滑数。

6. 血瘀证　出血淋漓不断，或突然下血量多，夹有瘀块；小腹疼痛，拒按，瘀块排出后疼痛减轻。舌质黯红或舌尖边有瘀点，脉沉涩有力或脉涩。

二、常见症状/证候施护

1. 疼痛

(1)观察患者疼痛的部位、性质、持续时间，做好疼痛评分并记录。

(2)观察记录行经周期、经量、经色、经质。出血期间，避免淋雨、涉水，禁止盆浴、游泳、房事，禁止妇科检查。

(3)饮食宜清淡、富含营养，易于消化，鼓励多食鱼、瘦肉、鸡、蛋类等血肉有情之品。经期内禁食生冷、活血、香燥、辛辣等助阳之品，如姜、蒜、辣椒、胡椒等。

(4)遵医嘱予耳穴压豆，取内生殖器、盆腔、神门、枕、心、皮质下等穴。

(5)遵医嘱予手指点穴，取关元、气海、三阴交、百会等穴。

(6)遵医嘱予腕踝针。

2. 月经异常

(1)出血量大时应绝对卧床休息，必要时取头低足高位，及时采取有效的止血措施，密切观察病情变化。

(2)遵医嘱予耳穴压豆，取内生殖器、脾、肝、肾上腺、缘中等穴。

(3)遵医嘱予灸法，取断红、隐白、大敦等穴。注意血热证出血多者不宜灸下腹部。

3. 带下异常

(1)保持外阴清洁，勤换会阴垫、内裤，以防病邪侵入。

(2)指导患者作息规律，起居有常，病情稳定者适当运动以增强体质。

(3)遵医嘱予耳穴压豆，取盆腔、内生殖器、肾、脾、肝、内分泌、三焦等穴。

(4)遵医嘱予中药外洗。
(5)遵医嘱予中药熏洗。

三、中医特色治疗护理

(一)药物治疗

(1)内服中药。
(2)中成药治疗。

(二)中医特色技术

耳穴压豆、灸法、手指点穴、中药外洗、中药熏洗、腕踝针。

四、健康指导

(一)生活起居

(1)脾虚证患者宜选择向阳、温暖的房间，忌对流风，切忌劳累耗气，以免加重病情。体虚怕冷者要注意保暖。

(2)肾阳虚证患者病室宜温暖向阳，患者卧床休息，保证充足睡眠。阳虚易生内寒，故要特别注意腹部的保暖，尤其是夜间尿多者或大便溏稀者，避免受寒着凉。

(3)肾阴虚证患者病室光线应稍暗，衣被不宜过暖，盗汗者应勤换内衣，以防感冒。需保持病室安静，避免噪声等不良刺激，适当节制房事，避免房劳过度更伤肾元。出血量多时，应卧床休息，减少活动，起坐势缓，外出时需有人陪护，防止眩晕、跌仆。

(4)血虚热证患者病室宜温暖，湿度适宜，注意休息。血崩量多者应绝对卧床休息，加强基础护理，避免劳累，节制房事。

(5)血实热证患者病室宜通风凉爽，衣被要适中，不宜过暖。如有腹痛拒按者，禁用热敷和艾灸。

(6)血瘀证患者居室应安静、舒适，通风良好，温湿度适宜。

(7)起居有常，戒烟限酒。

(8)保持眼、口腔、会阴、皮肤等清洁卫生。

(二)饮食指导

(1)脾虚证：宜食温运脾胃之品，如新鲜蔬菜、鱼、肉、蛋、乳制品、大枣、赤小豆、薏苡仁、阿胶等。忌食寒凉生冷之品，以免损伤脾阳。若脾胃运化功能欠佳者，不宜过于滋补。

(2)肾阳虚证：宜食补肾之品，如鳝鱼、鸡肉、狗肉、羊肉等。忌食生冷、寒凉之品。

(3)肾阴虚证：宜食滋阴之品，如甲鱼、淡菜、黑木耳、猪腰、紫河车、牛腩等。忌食生冷、寒凉、辛辣助火之品。

(4)血虚热证：宜食清淡、易消化、富于营养之品，如银耳糯米粥、荷叶饮等。忌食辛辣、油腻、煎炸之品。

(5)血实热证：宜食清热凉血止血之品，如猪瘦肉、鸡、鸡蛋、鱼、猪肝、甘蔗汁、藕汁、生地黄汁、鲜墨旱莲汁等。忌辛辣、油腻、燥热等助阳动火之品。

(6)血瘀证：宜食疏肝、舒郁理气之品，如橘子、丝瓜、鲜藕、蜂蜜、荸荠等。忌食辛辣酸涩、有刺激性及壅阻气机之品。

（三）情志指导

（1）护士多与患者沟通，消除其紧张与恐惧心理。患者心情舒畅有助于气机调达，减轻病痛，使其能自我控制情绪，勿忧思、悲观。同时，向患者介绍本病的转归、预后情况和成功的病例，以增强其战胜疾病的信心。

（2）鼓励家属理解支持患者，避免不良情绪的影响。

（3）组织形式多样、寓教于乐的病友活动，开展同伴支持教育，介绍成功的病例，鼓励患者参与社会活动。

（4）应用中医七情归属，了解患者的情志状态，指导采用移情易性的方法，分散患者对疾病的注意力，改变其不良生活习惯。

五、护理效果评价

崩漏（排卵障碍性异常子宫出血）中医护理效果评价表（表 11-2）。

表 11-2　崩漏(排卵障碍性异常子宫出血)中医护理效果评价表

医院：________科室：______入院日期：______出院日期：______住院天数：____床号：__________姓名：____性别：______年龄：______住院号：______

文化程度：　纳入中医临床路径：是□否□　证候诊断：脾虚证□ 肾阴虚证□ 肾阳虚证□ 血虚热证□ 血实热证□ 血瘀证□　其他：

一、护理效果评价

主要症状	主要辨证施护方法	中医护理技术	分级	护理效果			
				实施前评价		实施后评价	
				日期	分值	日期	分值
疼痛□	1. 评估疼痛□ 评分：________ 2. 体位□ 3. 保暖□ 4. 其他护理措施：	1. 耳穴压豆□　应用次数：____次；应用时间：____天 2. 手指点穴□　应用次数：____次；应用时间：____天 3. 腕踝针□　应用次数：____次；应用时间：____天 4. 其他：____　应用次数：____次；应用时间：____天	好(0 分)：无疼痛 较好(2 分)：轻度疼痛，疼痛评分 1~3 分，有疼痛但可忍受，生活正常，睡眠无干扰 一般(4 分)：中度疼痛，疼痛评分 4~6 分，疼痛明显，不能忍受，要求服用镇痛药物，睡眠受干扰 差(6 分)：重度疼痛，疼痛评分 7~10 分，不能忍受，需用镇痛药物，睡眠受严重干扰，可伴自主神经紊乱或被动体位				
月经异常□	1. 观察□ 2. 外阴清洁□ 3. 监测体温□ 4. 其他护理措施：	1. 耳穴压豆□　应用次数：____次；应用时间：____天 2. 灸法□　应用次数：____次；应用时间：____天 3. 其他：____　应用次数：____次；应用时间：____天	好(0 分)：经期 7 天以内，色暗红，经质不稀不稠，无痛，无血块 较好(2 分)：经期 8~9 天，色淡红或鲜红或暗，经质稀或质稠，偶有血块，偶有轻微疼痛 一般(4 分)：经期 10~12 天，色淡暗或紫红或紫暗或深红，经质清稀，有较多血块，混杂黏液，中度疼痛 差(6 分)：经期 13~14 天，痛不可忍，反复发作，辗转不安				

续表11-2

主要症状	主要辨证施护方法	中医护理技术	分级	护理效果			
				实施前评价		实施后评价	
				日期	分值	日期	分值
带下异常□	1. 观察□ 2. 外阴清洁□ 3. 其他护理措施：	1. 耳穴压豆□ 应用次数：____次；应用时间：____天 2. 中药外洗□ 应用次数：____次；应用时间：____天 3. 中药熏洗□ 应用次数：____次；应用时间：____天 4. 其他：____ 应用次数：____次；应用时间：____天	好(0分)：带下量少 转好(2分)：带下量多，色黄 一般(4分)：带下量多、质稠、异味 差(6分)：带下量多、质稠、臭秽				
其他：□ (请注明)							

二、护理依从性及满意度评价

评价项目		患者对护理的依从性			患者对护理的满意度		
		依从	部分依从	不依从	满意	一般	不满意
中医护理技术	耳穴压豆						
	灸法						
	中药外洗						
	中药熏洗						
	手指点穴						
	腕踝针						
健康指导		—	—	—			
签名		责任护士签名：			上级护士或护士长签名：		

注：1. 患者对护理的依从性。依从：患者在治疗期间遵医嘱完成规范化中医护理治疗。部分依从：偶尔不能配合完成中医护理治疗。不依从：经常不能配合或自主要求终止中医护理治疗。2. 患者对护理的满意度。询问患者对护理的满意度。

三、对本病中医护理方案的评价

实用性强：>90%□　实用性较强：70%≤实用性≤90%□　实用性一般：30%≤实用性<70%□　不实用：<30%□

改进意见：

四、评价人（责任护士）

姓名：________________技术职称：________________完成日期：________________护士长签字：________________

第三节　乳痈（急性乳腺炎）中医护理方案

优化内容

一、常见证候要点

证型的脉象：
(1)气滞热壅证：脉弦数。
(2)热毒炽盛证：脉弦数。
(3)正虚毒恋证：脉弱无力。

二、证候施护

1. 疼痛
(1)新增穴位贴敷，取乳根、膺窗、天溪、膻中等穴。
(2)新增穴位按摩，取合谷、曲池等穴。按摩时可选择薄荷油、姜水等介质。
(3)新增腕踝针。
(4)新增贴敷疗法，取患处。
(5)优化耳穴压豆取穴，取胸、胸椎、肝、神门、心、交感、内分泌等穴。
2. 肿胀
(1)新增贴敷疗法，取患处。
(2)新增刮痧治疗，取乳根、颈椎、肩井、大椎等穴。
(3)优化耳穴压豆取穴，取胸、胸椎、肝、肾上腺、内分泌、三焦、耳尖、神门等穴。
3. 发热
(1)新增放血疗法，取耳尖、轮四等穴。
(2)新增刮痧治疗，循经刮手太阴肺经、督脉、膀胱经等。
(3)优化耳穴压豆取穴，取胸、胸椎、肝、耳尖、神门、内分泌等穴。

三、中医特色技术

新增中医特色技术：刮痧治疗、腕踝针、放血疗法。

四、中医护理效果评价表

（一）护理效果

将效果评价中的 4 个选项（好、较好、一般、差）进行量化分级，实施前后分别进行评价，使评价更加客观和具有操作性。具体量化分级详见效果评价表。

（二）患者对护理的依从性评价进行规范

(1)依从：患者在治疗期间遵医嘱完成规范化中医护理治疗。

(2)部分依从：患者偶尔不能配合完成中医护理治疗。

(3)不依从：患者经常不能配合或自主要求终止中医护理治疗。

(三)对本病中医护理方案的评价

中医护理方案的4个评价(实用性强、实用性较强、实用性一般、不实用)参照国家药品监督管理局颁布的《中药新药临床研究指导原则》，将护理效果的评分采用尼莫地平评分法计算，疗效指数=(治疗前得分-治疗后得分)/治疗前得分×100%。具体如下：

(1)治愈：症状、体征消失或基本消失，疗效指数>90%，评价为实用性强。

(2)显效：症状、体征明显好转，70%≤疗效指数≤90%，评价为实用性较强。

(3)有效：症状、体征有好转，30%≤疗效指数<70%，评价为实用性一般。

(4)无效：症状、体征无改善或加重，疗效指数<30%，评价为不实用。

中医护理方案

一、常见证候要点

1. 气滞热壅证　乳汁淤积结块，皮色不变或微红，肿胀疼痛，伴有恶寒发热、头痛、周身酸楚、口渴、便秘。舌红，苔黄，脉弦数。

2. 热毒炽盛证　壮热，乳房肿痛，皮肤焮红灼热，肿块变软，有应指感，或切开排脓后引流不畅，红肿热痛不消，有“传囊”现象。舌红，苔黄腻，脉弦数。

3. 正虚毒恋证　溃脓后乳房肿痛虽轻，但疮口脓水不断，脓汁清稀，愈合缓慢或形成乳漏，全身乏力，面色少华或低热不退，饮食减少。舌质淡，苔薄，脉弱无力。

二、常见症状/证候施护

1. 疼痛

(1)观察疼痛性质、持续时间及伴随症状，做好疼痛评分并记录。

(2)行抽脓术的患者，取半卧位或患侧卧位(以利引流)，观察脓液的量、色、质、气味及有无乳汁排出。

(3)遵医嘱予耳穴压豆，取胸、胸椎、肝、神门、心、交感、内分泌等穴。

(4)遵医嘱予穴位贴敷，取乳根、膺窗、天溪、膻中等穴。

(5)遵医嘱予穴位按摩，取合谷、曲池等穴。按摩时可选择薄荷油、姜水等介质。

(6)遵医嘱予腕踝针。

(7)遵医嘱予贴敷疗法，取患处。

(8)遵医嘱予中药外敷。

2. 肿胀

(1)观察局部皮肤有无红、肿、热、痛，是否形成脓肿或破溃。

(2)遵医嘱使用手法排乳挤出淤积乳汁。

(3)遵医嘱予耳穴压豆，取胸、胸椎、肝、肾上腺、内分泌、三焦、耳尖、神门等穴。

(4)遵医嘱予贴敷疗法，取患处。

(5)遵医嘱予中药熏洗。

(6)遵医嘱予中药外敷。
(7)遵医嘱予刮痧，取乳根、颈椎、肩井、大椎等穴。

3. 发热

(1)观察体温变化及汗出情况，保持皮肤清洁，及时协助更换衣物。
(2)遵医嘱使用中药漱口液漱口，保持口腔清洁。
(3)遵医嘱予穴位按摩，取合谷、曲池等穴。按摩时可选择薄荷油、姜水等介质。
(4)遵医嘱予耳穴压豆，取胸、胸椎、肝、耳尖、神门、内分泌等穴。
(5)遵医嘱予放血疗法，取耳尖、轮四等穴。
(6)遵医嘱予刮痧治疗，循经刮手太阴肺经、督脉、膀胱经等。
(7)遵医嘱予中药泡洗。

三、中医特色治疗护理

(一)药物治疗

(1)内服中药。
(2)外用中药。
(3)注射给药。

(二)中医特色技术

穴位贴敷、耳穴压豆、中药熏洗、放血疗法、穴位按摩、刮痧治疗、中药泡洗、中药外敷、贴敷疗法、腕踝针。

四、健康指导

(一)生活起居

(1)指导患者按需哺乳，哺乳后要排空剩余乳汁，高热或脓肿形成时应停止哺乳。
(2)使用三角巾或宽松的胸罩托起患乳，减少上肢活动。
(3)保持乳房及乳头清洁，如出现乳头皲裂，可用蛋黄油、麻油或橄榄油外涂。
(4)怀孕6个月后，用木梳沿乳腺导管方向梳理，可预防乳痈。

(二)饮食指导

产后48小时至72小时后补汤汁，忌油腻、刺激性食物。

(1)气滞热壅证：宜食疏肝理气、通乳消肿的食品，如白萝卜、白菜等。食疗方：萝卜丝汤。

(2)热毒炽盛证：宜食清热解毒、托里透脓的食品，如马兰头、鲜藕、绿豆、马齿苋等。食疗方：马兰头拌豆腐。

(3)正虚毒恋证：宜食益气合营托毒的食品，如鸡蛋、鱼肉、动物肝脏、豆制品、牛奶等。

(三)情志调理

(1)多与患者沟通，劝导安慰其正确对待疾病。

(2)针对忧思恼怒、恐惧紧张的患者，指导采用移情相制疗法，转移注意力；对焦虑或抑郁的患者，指导采用暗示疗法或顺情从欲法。

(3)鼓励家属多陪伴患者，给予心理支持。
(4)鼓励病友间多沟通，交流防治经验，增强治疗信心。

五、护理效果评价

乳痈(急性乳腺炎)中医护理效果评价表(表11-3)。

表 11-3 乳痈(急性乳腺炎)中医护理效果评价表

医院：________科室：______入院日期：______出院日期：______住院天数：____床号：__________姓名：____性别：______年龄：______住院号：______

文化程度： 纳入中医临床路径：是□ 否□ 证候诊断：气滞热壅证□ 热毒炽盛证□ 正虚毒恋证□ 其他：

一、护理效果评价

主要症状	主要辨证施护方法	中医护理技术	分级	护理效果			
				实施前评价		实施后评价	
				日期	分值	日期	分值
疼痛□	1. 评估疼痛□ 评分：________ 2. 观察□ 3. 体位护理□ 4. 其他护理措施：	1. 穴位按摩□ 应用次数：____次；应用时间：____天 2. 穴位贴敷□ 应用次数：____次；应用时间：____天 3. 耳穴压豆□ 应用次数：____次；应用时间：____天 4. 腕踝针□ 应用次数：____次；应用时间：____天 5. 中药外敷□ 应用次数：____次；应用时间：____天 6. 贴敷疗法□ 应用次数：____次；应用时间：____天 7. 其他：____ 应用次数：____次；应用时间：____天	好(0分)：无疼痛 较好(2分)：轻度疼痛，疼痛评分1~3分，有疼痛但可忍受，生活正常，睡眠无干扰 一般(4分)：中度疼痛，疼痛评分4~6分，疼痛明显，不能忍受，要求服用镇痛药物，睡眠受干扰 差(6分)：重度疼痛，疼痛评分7~10分，不能忍受，需用镇痛药物，睡眠受严重干扰，可伴自主神经紊乱或被动体位				
肿胀□	1. 观察□ 2. 手法排乳□ 3. 其他护理措施：	1. 中药熏洗□ 应用次数：____次；应用时间：____天 2. 耳穴压豆□ 应用次数：____次；应用时间：____天 3. 穴位贴敷□ 应用次数：____次；应用时间：____天 4. 刮痧治疗□ 应用次数：____次；应用时间：____天 5. 中药外敷□ 应用次数：____次；应用时间：____天 6. 其他：____ 应用次数：____次；应用时间：____天	好(0分)：无 较好(2分)：有疼痛性肿块，皮肤不红或微红，排乳不畅，可有乳头破裂糜烂 一般(4分)：肿块变硬，有压痛，皮肤发红，常在短期内软化，形成脓肿 差(6分)：化脓时乳房肿痛加重，肿块变软，有应指感，溃破或切开引流后，肿痛减轻；如脓液流出不畅、肿痛不消，可有传囊之变，溃后不收口，渗流乳汁或脓液，可形成乳漏				

续表11-3

主要症状	主要辨证施护方法	中医护理技术	分级	护理效果			
				实施前评价		实施后评价	
				日期	分值	日期	分值
发热□	1. 病情观察□ 2. 皮肤护理□ 3. 口腔护理□ 4. 其他护理措施：	1. 放血疗法□　应用次数：____次；应用时间：____天 2. 穴位按摩□　应用次数：____次；应用时间：____天 3. 耳穴压豆□　应用次数：____次；应用时间：____天 4. 刮痧治疗□　应用次数：____次；应用时间：____天 5. 中药泡洗□　应用次数：____次；应用时间：____天 6. 其他：____　应用次数：____次；应用时间：____天	好(0 分)：正常 较好(2 分)：37.3~38.0℃ 一般(4 分)：38.1~39.0℃ 差(6 分)：39.0℃以上				
其他：□ （请注明）							

二、护理依从性及满意度评价

评价项目		患者对护理的依从性			患者对护理的满意度		
		依从	部分依从	不依从	满意	一般	不满意
中医护理技术	穴位贴敷						
	放血疗法						
	中药外敷						
	耳穴压豆						
	穴位按摩						
	中药熏洗						
	中药泡洗						
	腕踝针						
	贴敷疗法						
	刮痧治疗						
健康指导		—	—	—			
签名		责任护士签名：			上级护士或护士长签名：		

注：1. 患者对护理的依从性。依从：患者在治疗期间遵医嘱完成规范化中医护理治疗。部分依从：偶尔不能配合完成中医护理治疗。不依从：经常不能配合或自主要求终止中医护理治疗。2. 患者对护理的满意度。询问患者对护理的满意度。

三、对本病中医护理方案的评价

实用性强：>90%□　实用性较强：70%≤实用性≤90%□　实用性一般：30%≤实用性<70%□　不实用：<30%□

改进意见：

四、评价人（责任护士）

姓名：________技术职称：________完成日期：________护士长签字：________

第十二章

其他

第一节　暴聋(突发性耳聋)中医护理方案

优化内容

一、常见证候要点

1. 风邪外犯证　优化为外邪侵袭证，症见听力骤然下降，或伴有耳胀闷感及耳鸣，可伴有鼻塞、流涕、咳嗽、头痛、发热恶寒等症。舌质淡红，苔薄，脉浮。

2. 肝火上炎证　优化为肝火上扰证，症见耳聋时轻时重，或伴耳鸣，多在情志抑郁或恼怒之后加重，口苦、咽干，面红或目赤，尿黄，便秘，夜寐不宁，胁肋胀痛，头痛或眩晕。舌红，苔黄，脉弦数。

3. 痰火郁结证　新增脉滑数。

4. 血瘀耳窍证　优化为气滞血瘀证，症见听力减退，病程可长可短，全身可无明显其他症状，或有爆震史。舌质暗红或有瘀点，苔薄白，脉细涩。

5. 气血亏虚证　新增脉细弱。

二、常见症状/证候施护

1. 耳聋

(1)优化：耳穴压豆，取内耳、颞、肾、肝、心、三焦、速听点(肘)、外耳等穴。

(2)新增：灸法，取耳部。

2. 耳鸣

(1)优化：耳穴压豆，取内耳、颞、三焦、肾、肝、心、胆等穴。

(2)新增：灸法，取耳部、涌泉等穴。

(3)新增：刮痧治疗，取耳部。

3. 头晕目眩

(1)优化：耳穴压豆，取内耳、颞、三焦、枕、肝、脾等穴。

(2)新增：放血疗法，取耳尖穴。

(3)新增：穴位贴敷，取涌泉穴。

(4)新增：穴位注射，取足三里、丰隆等穴。

三、中医特色技术

新增中医特色技术：灸法、放血疗法、穴位贴敷、穴位注射。

四、中医护理效果评价表

(一)护理效果

将效果评价中的 4 个选项(好、较好、一般、差)进行量化分级，实施前后分别进行评价，使评价更加客观和具有操作性。具体量化分级详见效果评价表。

(二)患者对护理的依从性评价进行规范

(1)依从：患者在治疗期间遵医嘱完成规范化中医护理治疗。

(2)部分依从：患者偶尔不能配合完成中医护理治疗。

(3)不依从：患者经常不能配合或自主要求终止中医护理治疗。

(三)对本病中医护理方案的评价

中医护理方案的 4 个评价(实用性强、实用性较强、实用性一般、不实用)参照国家药品监督管理局颁布的《中药新药临床研究指导原则》，将护理效果的评分采用尼莫地平评分法计算，疗效指数=(治疗前得分-治疗后得分)/治疗前得分×100%。具体如下：

(1)治愈：症状、体征消失或基本消失，疗效指数>90%，评价为实用性强。

(2)显效：症状、体征明显好转，70%≤疗效指数≤90%，评价为实用性较强。

(3)有效：症状、体征有好转，30%≤疗效指数<70%，评价为实用性一般。

(4)无效：症状、体征无改善或加重，疗效指数<30%，评价为不实用。

中医护理方案

一、常见证候要点

1. 外邪侵袭证　听力骤然下降，或伴有耳胀闷感及耳鸣，可伴有鼻塞、流涕、咳嗽、头痛、发热恶寒等症。舌质淡红，苔薄，脉浮。

2. 肝火上扰证　耳聋时轻时重，或伴耳鸣，多在情志抑郁或恼怒之后加重，口苦、咽干，面红或目赤，尿黄，便秘，夜寐不宁，胁肋胀痛，头痛或眩晕。舌红，苔黄，脉弦数。

3. 痰火郁结证　听力减退，耳中闷胀，或伴耳鸣，头重头昏，或见头晕目眩，脘腹满闷，咳嗽痰多，口苦或淡而无味，二便不畅。舌红，苔黄腻，脉滑数。

4. 气滞血瘀证　听力减退，病程可长可短，全身可无明显其他症状，或有爆震史。舌质暗红或有瘀点，苔薄白，脉细涩。

5. 气血亏虚证　听力减退，每遇疲劳之后加重，或见倦怠乏力，声低气怯，面色无华，食欲不振，脘腹胀满，大便溏薄，心悸失眠。舌质淡红，苔薄白，脉细弱。

二、常见症状/证候施护

1. 耳聋

(1)评估患者耳聋的程度以及有无眩晕等伴随症状。
(2)禁用耳塞，嘱患者勿用力挖耳，避免污水入耳。
(3)遵医嘱予耳穴压豆，取内耳、颞、肾、肝、心、三焦、速听点(肘)、外耳等穴。
(4)遵医嘱予穴位按摩，取听会、听宫、合谷、耳门、翳风等穴。
(5)遵医嘱予刮痧治疗，取风池、翳风、听宫、耳门等穴；背部取大杼、风门、肺俞等穴。
(6)遵医嘱予灸法，取耳部。

2. 耳鸣

(1)保持环境安静，避免噪声刺激。
(2)遵医嘱予耳穴压豆，取内耳、颞、三焦、肾、肝、胆、心等穴。
(3)遵医嘱予灸法，取耳部或涌泉穴。
(4)遵医嘱予刮痧治疗，取耳部。

3. 耳内胀闷

(1)观察有无耳痛情况。
(2)伴鼻塞、流涕时，指导患者正确擤鼻。
(3)行鼓气吹张法，即捏鼻、闭唇、鼓气。
(4)遵医嘱予穴位按摩，取耳门、听宫、听会、翳风等穴。

4. 头晕目眩

(1)观察患者眩晕发作的持续时间及伴随症状。
(2)改变体位时应缓慢，避免低头、旋转等动作，做好安全措施。
(3)遵医嘱予耳穴压豆，取内耳、颞、三焦、枕、肝、脾、肾等穴。
(4)遵医嘱予穴位按摩，取印堂、太阳、风池、百会等穴。
(5)遵医嘱予放血疗法，取耳尖穴。
(6)遵医嘱予穴位贴敷，取涌泉穴。
(7)遵医嘱予穴位注射，取足三里、丰隆等穴。

5. 夜寐不安

(1)遵医嘱予耳穴压豆，取心、肾、交感、神门、枕、垂前等穴。
(2)遵医嘱予穴位按摩，取神门、三阴交、肾俞、涌泉等穴；伴心悸者加内关、心俞等穴。
(3)遵医嘱予中药熏洗。

三、中医特色治疗护理

(一)药物治疗

(1)内服中药。
(2)注射给药。
(3)外用中药。

（二）中医特色技术

耳穴压豆、穴位按摩、刮痧治疗、灸法、放血疗法、穴位贴敷、穴位注射、中药熏洗。

四、健康指导

（一）生活起居

（1）减少噪声刺激，避免长时间使用手机。

（2）双耳重度耳聋者避免单独外出，注意行走安全。

（3）避免剧烈咳嗽。

（4）指导患者正确擤鼻，防止涕液注入耳窍。

（二）饮食指导

（1）外邪侵袭证：宜食疏风解表、散邪通窍的食品。食疗方：薄荷粥、葛根粥等。

（2）肝火上扰证：宜食清肝泄热的食品，如绿豆、冬瓜、梨、菊花叶、芹菜等。食疗方：芹菜瘦肉粥。

（3）痰火郁结证：宜食清热化痰的食品，如薏苡仁、梨、枇杷、莲藕、百合等。食疗方：百合粥。

（4）气滞血瘀证：宜食活血化瘀的食品，如红糖、山楂、韭菜、黑木耳、桃仁等。食疗方：桃仁拌黑木耳。

（5）气血亏虚证：宜食健脾益气、补血的食品，如大枣、枸杞子、山药、桂圆等。食疗方：大枣桂圆粥。

（三）情志调理

（1）可采取多种形式的沟通方式，如采用文字书写等。

（2）向患者介绍治疗成功的病例，以增强战胜疾病的信心。

（3）教会患者调节情绪及自我心理疏导的方法，如转移注意力等。

（四）康复指导

（1）鸣天鼓：调整好呼吸，将两手掌心紧贴于两外耳道口，使外耳道口暂时处于封闭状态，两手指放于枕部，食指叠于中指上，食指从中指上滑下，轻轻扣于脑后枕部。左右手各叩击 24 次，再两手同时叩击 48 次。

（2）营治城廓：以两手按耳轮，一上一下摩擦，每次做 15 分钟。

（3）鼓膜按摩：以手食指（或中指）按摩耳屏，随按随放，每次按 20~30 下，用力均匀，先左后右交替进行或同时进行。

（4）自行咽鼓管吹张术：用手指捏住鼻翼两侧，先用口吸气，然后闭唇，再用力用鼻呼气。可反复多次，以使咽鼓管通畅。急性鼻炎或鼻腔脓涕较多时不宜使用此方法。

五、护理效果评价

暴聋（突发性耳聋）中医护理效果评价表（表 12-1）。

表 12-1 暴聋（突发性耳聋）中医护理效果评价表

医院：________科室：______入院日期：______出院日期：______住院天数：____床号：__________姓名：____性别：______年龄：______住院号：______

文化程度： 纳入中医临床路径：是□ 否□ 证候诊断：外邪侵袭证□ 肝火上扰证□ 痰火郁结证□ 气滞血瘀证□ 气血亏虚证□ 其他：

一、护理效果评价

主要症状	主要辨证施护方法	中医护理技术	分级	护理效果			
				实施前评价		实施后评价	
				日期	分值	日期	分值
耳聋 □	1. 病情观察□ 2. 耳部护理□ 3. 其他护理措施：	1. 耳穴压豆□ 应用次数：____次；应用时间：____天 2. 穴位按摩□ 应用次数：____次；应用时间：____天 3. 灸法□ 应用次数：____次；应用时间：____天 4. 刮痧治疗□ 应用次数：____次；应用时间：____天 5. 其他：____ 应用次数：____次；应用时间：____天	好（0 分）：听力正常 较好（2 分）：听力减退（10~30 dB） 一般（4 分）：听力减退（31~60 dB） 差（6 分）：听力减退（61 dB 以上）				
耳鸣 □	1. 病室环境□ 2. 其他护理措施：	1. 耳穴压豆□ 应用次数：____次；应用时间：____天 2. 灸法□ 应用次数：____次；应用时间：____天 3. 刮痧治疗□ 应用次数：____次；应用时间：____天 4. 其他：____ 应用次数：____次；应用时间：____天	好（0 分）：无 较好（2 分）：耳鸣（高调、低调）偶有，或夜晚安静时明显 一般（4 分）：耳鸣（高调、低调）时有缓解，心烦 差（6 分）：耳鸣（高调、低调）较甚，心烦，不缓解，听力减退				

续表12-1

主要症状	主要辨证施护方法	中医护理技术	分级	护理效果			
				实施前评价		实施后评价	
				日期	分值	日期	分值
头晕目眩 □	1. 病情观察□ 2. 安全护理□ 3. 其他护理措施：	1. 耳穴压豆□　应用次数：____次；应用时间：____天 2. 穴位贴敷□　应用次数：____次；应用时间：____天 3. 穴位按摩□　应用次数：____次；应用时间：____天 4. 放血疗法□　应用次数：____次；应用时间：____天 5. 穴位注射□　应用次数：____次；应用时间：____天 6. 其他：____　应用次数：____次；应用时间：____天	好(0分)：无头晕 较好(2分)：头晕眼花，时作时止 一般(4分)：视物旋转，不能行走 差(6分)：眩晕欲仆，不能站立				
夜寐不安 □	1. 病室环境□ 2. 其他护理措施：	1. 耳穴压豆□　应用次数：____次；应用时间：____天 2. 穴位按摩□　应用次数：____次；应用时间：____天 3. 中药熏洗□　应用次数：____次；应用时间：____天 4. 其他：____　应用次数：____次；应用时间：____天	好(0分)：无不寐 较好(2分)：睡觉时常觉醒或睡不安稳，晨醒过早 一般(4分)：睡眠不足4小时，尚能坚持工作 差(6分)：彻夜不眠，难以坚持工作				
其他：□（请注明）							

二、护理依从性及满意度评价

评价项目		患者对护理的依从性			患者对护理的满意度		
		依从	部分依从	不依从	满意	一般	不满意
中医护理技术	耳穴压豆						
	穴位按摩						
	穴位注射						
	灸法						
	刮痧治疗						
	穴位贴敷						
	放血疗法						
	中药熏洗						
健康指导		—	—	—			
签　名		责任护士签名：			上级护士或护士长签名：		

注：1. 患者对护理的依从性。依从：患者在治疗期间遵医嘱完成规范化中医护理治疗。部分依从：偶尔不能配合完成中医护理治疗。不依从：经常不能配合或自主要求终止中医护理治疗。2. 患者对护理的满意度。询问患者对护理的满意度。

三、对本病中医护理方案的评价

实用性强：>90%□　实用性较强：70%≤实用性≤90%□　实用性一般：30%≤实用性<70%□　不实用：<30%□

改进意见：

四、评价人（责任护士）

姓名：________________技术职称：________________完成日期：________________护士长签字：________________

第二节　蛇串疮(带状疱疹)中医护理方案

优化内容

一、常见证候要点

(1)肝经郁热证优化为少阳郁热证。
(2)新增：气虚血瘀证，常见于带状疱疹恢复期。舌质暗红，苔白，脉细。
(3)新增脾虚湿蕴证脉象：脉沉缓或滑。
(4)新增气滞血瘀证脉象：脉弦细。

二、常见症状/证候施护

1. 疼痛
(1)优化：耳穴压豆，取神门、肺、肝、交感、枕、皮质下及相应部位等穴。
(2)新增：穴位贴敷，取阿是穴(皮肤破损处禁用)等。
(3)新增：穴位注射，取足三里、曲池等穴。
(4)新增：灸法，取曲池、阳陵泉、涌泉等穴。
(5)新增：刮痧治疗，刮疱疹周围。
(6)新增：放血疗法，取耳尖、风溪等穴。
(7)新增：中药湿敷，选用七叶一枝花、板蓝根、大青叶等。
2. 丘疹及水疱
新增：中药涂擦。

三、中医特色技术

新增中医特色技术：穴位贴敷、穴位注射、灸法、刮痧治疗、放血疗法、中药涂擦、中药湿敷。

四、健康指导

新增：气虚血瘀证，宜食益气活血通络之品，如山药薏苡仁粥、黄芪粥、桃仁粥等。

五、中医护理效果评价表

(一)护理效果

将效果评价中的 4 个选项(好、较好、一般、差)进行量化分级，实施前后分别进行评价，使评价更加客观和具有操作性。具体量化分级详见效果评价表。

(二)患者对护理的依从性评价进行规范

(1)依从：患者在治疗期间遵医嘱完成规范化中医护理治疗。

(2)部分依从：患者偶尔不能配合完成中医护理治疗。

(3)不依从：患者经常不能配合或自主要求终止中医护理治疗。

(三)对本病中医护理方案的评价

中医护理方案的4个评价(实用性强、实用性较强、实用性一般、不实用)参照国家药品监督管理局颁布的《中药新药临床研究指导原则》，将护理效果的评分采用尼莫地平评分法计算，疗效指数=(治疗前得分-治疗后得分)/治疗前得分×100%。具体如下：

(1)治愈：症状、体征消失或基本消失，疗效指数>90%，评价为实用性强。

(2)显效：症状、体征明显好转，70%≤疗效指数≤90%，评价为实用性较强。

(3)有效：症状、体征有好转，30%≤疗效指数<70%，评价为实用性一般。

(4)无效：症状、体征无改善或加重，疗效指数<30%，评价为不实用。

中医护理方案

一、常见证候要点

1. 少阳郁热证　常见于本病的急性期。皮损鲜红，疱壁紧张，灼热刺痛，口苦咽干，烦躁易怒，大便干或小便黄。舌质红，苔薄黄或黄厚，脉弦滑数。

2. 脾虚湿蕴证　皮损色淡，疱壁松弛，伴疼痛，口不渴，食少腹胀，大便时溏。舌质淡，苔白或白腻，脉沉缓或滑。

3. 气滞血瘀证　常见于后遗神经痛期。皮疹消退后局部疼痛不止。舌质暗有瘀斑，苔白，脉弦细。

4. 气虚血瘀证　常见于带状疱疹恢复期。舌质暗红，苔白，脉细。

二、常见症状/证候施护

1. 疼痛

(1)评估患者疼痛的部位、性质、强度、持续时间及伴随症状，做好疼痛评分，可应用疼痛自评工具数字分级评分法评分，记录具体分值。

(2)遵医嘱予耳穴压豆，取神门、肺、肝、交感、枕、皮质下及相应部位等穴。

(3)遵医嘱予穴位按摩，取合谷、阳陵泉、太冲等穴；后遗神经痛期取阿是穴。

(4)遵医嘱予拔罐疗法(刺血)。

(5)遵医嘱使用中医诊疗设备，如微波、低频、光疗、电疗、磁疗等，以减轻疼痛。

(6)遵医嘱予穴位贴敷，取阿是穴(皮肤破损处禁用)等。

(7)遵医嘱予穴位注射，取足三里、曲池等穴。

(8)遵医嘱予灸法，取曲池、阳陵泉、涌泉等穴。

(9)遵医嘱予刮痧治疗，刮疱疹周围。

(10)遵医嘱予放血疗法，取耳尖、风溪等穴。

(11)遵医嘱予中药湿敷，选用七叶一枝花、板蓝根、大青叶等。

2. 丘疹水疱

(1)评估皮损部位、水疱大小、疱液性状、疱壁紧张度等。

(2)指导患者修剪指甲，避免摩擦、搔抓。保持皮损处清洁干燥，忌用热水和肥皂烫洗局部皮肤，忌用化学洗涤剂清洗衣物，以避免对皮肤造成刺激。

(3)指导患者采取健侧卧位，防止挤压引起疱疹破裂。

(4)皮损累及眼部时，鼓励患者多做眨眼运动，防止粘连。遵医嘱使用眼药水和眼药膏，白天每2~3小时滴眼药水1次，晚上涂眼药膏后用纱布覆盖。注意观察眼部病情变化及视力变化，防止眼睑粘连及溃疡性角膜炎的发生。

(5)皮损发生于头皮、腋下、外阴等毛发部位时，应剪去局部毛发，保持创面清洁。

(6)遵医嘱予中药塌渍。

(7)遵医嘱予中药涂擦。

(8)遵医嘱使用中医诊疗设备，如微波、低频、光疗、电疗、磁疗等，以减轻疼痛。

三、中医特色治疗护理

(一)药物治疗

(1)内服中药。

(2)注射给药。

(3)外用中药。

(二)中医特色技术

耳穴压豆、拔罐疗法(刺血)、中药塌渍、穴位按摩、穴位贴敷、穴位注射、灸法、刮痧治疗、放血疗法、中药涂擦、中药湿敷。

四、健康指导

(一)生活起居

(1)保持床单及衣物的整洁，穿宽松、棉质衣物，以避免摩擦皮损，造成不适或创面感染。

(2)注意手卫生，勤修剪指甲，避免搔抓皮损。

(3)鼓励患者适当运动，如散步、八段锦、太极拳等。

(二)饮食指导

(1)少阳郁热证：宜食清肝胆之火的食品，如新鲜绿叶蔬菜、西瓜、冬瓜、黄瓜、橙子、苦瓜、绿豆；忌食腥发之品。

(2)脾虚湿蕴证：宜食健脾利湿的食品，如山药、白扁豆、大枣、红薯、薏苡仁；忌食生冷之品。

(3)气滞血瘀证：宜食行气、活血化瘀的食品，如白萝卜、柑橘、木耳、油菜、黑豆；忌食甜食及易胀气食品。

(4)气虚血瘀证：宜食益气活血通络之品，如山药薏苡仁粥、黄芪粥、桃仁粥等。

(三)情志调理

(1)主动与患者建立良好的关系，消除陌生感和紧张感，使患者愉快地配合治疗及护理。

(2)向患者讲解引起本病疼痛的原因、疾病的病程及缓解疼痛的方法，消除患者对疼痛的恐惧心理。

(3)指导患者通过聊天、听广播等方式放松，转移注意力，以减轻疼痛。

五、护理效果评价

蛇串疮(带状疱疹)中医护理效果评价表(表12-2)。

表 12-2　蛇串疮（带状疱疹）中医护理效果评价表

医院：________科室：______入院日期：______出院日期：______住院天数：____床号：__________姓名：____性别：______年龄：______住院号：______

文化程度：　纳入中医临床路径：是□ 否□　证候诊断：少阳郁热证□ 脾虚湿蕴证□ 气滞血瘀证□ 气虚血瘀证□　其他：

一、护理效果评价

主要症状	主要辨证施护方法	中医护理技术	分级	护理效果			
				实施前评价		实施后评价	
				日期	分值	日期	分值
疼痛□	1. 评估疼痛□ 评分：______ 2. 其他护理措施：	1. 穴位贴敷□　应用次数：____次；应用时间：____天 2. 穴位按摩□　应用次数：____次；应用时间：____天 3. 耳穴压豆□　应用次数：____次；应用时间：____天 4. 灸法□　应用次数：____次；应用时间：____天 5. 穴位注射□　应用次数：____次；应用时间：____天 6. 拔罐疗法（刺血）□　应用次数：____次；应用时间：____天 7. 刮痧治疗□　应用次数：____次；应用时间：____天 8. 放血疗法□　应用次数：____次；应用时间：____天 9. 中药湿敷□　应用次数：____次；应用时间：____天 10. 其他：____　应用次数：____次；应用时间：____天	好（0 分）：无疼痛 较好（2 分）：轻度疼痛，疼痛评分 1～3 分，有疼痛但可忍受，生活正常，睡眠无干扰 一般（4 分）：中度疼痛，疼痛评分 4～6 分，疼痛明显，不能忍受，要求服用镇痛药物，睡眠受干扰 差（6 分）：重度疼痛，疼痛评分 7～10 分，不能忍受，需用镇痛药物，睡眠受严重干扰，可伴自主神经紊乱或被动体位				

续表12-2

主要症状	主要辨证施护方法	中医护理技术	分级	护理效果			
				实施前评价		实施后评价	
				日期	分值	日期	分值
丘疹 水疱□	1. 评估□ 2. 体位□ 3. 修剪指甲□ 4. 疱疹护理□ 5. 其他护理措施：	1. 中药塌渍□　应用次数：____天，应用时间：____天 2. 中药涂擦□　应用次数：____天，应用时间：____天 3. 其他：____　应用次数：____天，应用时间：____天	好（0分）：无丘疹/水疱 较好（2分）：丘疹/水疱数<25个 一般（4分）：丘疹/水疱数为25~50个 差（6分）：丘疹/水疱数>50个				
其他：□ （请注明）							

二、护理依从性及满意度评价

评价项目		患者对护理的依从性			患者对护理的满意度		
		依从	部分依从	不依从	满意	一般	不满意
中医护理技术	穴位贴敷						
	中药塌渍						
	灸法						
	耳穴压豆						
	穴位按摩						
	拔罐疗法（刺血）						
	穴位注射						
	刮痧治疗						
	放血疗法						
	中药湿敷						
	中药涂擦						
健康指导		—	—	—			
签名		责任护士签名：			上级护士或护士长签名：		

注：1. 患者对护理的依从性。依从：患者在治疗期间遵医嘱完成规范化中医护理治疗。部分依从：偶尔不能配合完成中医护理治疗。不依从：经常不能配合或自主要求终止中医护理治疗。2. 患者对护理的满意度。询问患者对护理的满意度。

三、对本病中医护理方案的评价

实用性强：>90%□　实用性较强：70%≤实用性≤90%□　实用性一般：30%≤实用性<70%□　不实用：<30%□

改进意见：

四、评价人（责任护士）

姓名：________技术职称：________完成日期：________护士长签字：________

第三节 乳蛾(急性扁桃体炎)中医护理方案

一、常见证候要点

1. 风热外袭证 咽部灼热、疼痛，吞咽时痛甚，喉核红肿，表面有少量黄白色腐物，伴有发热、微恶寒、头痛、咳嗽。舌质红，苔薄黄，脉浮数。

2. 肺胃热盛证 咽部疼痛剧烈，连及耳根，吞咽困难，痰涎较多，喉核红肿，有黄白色脓点，甚者喉核表面腐脓成片，核下有臖核，伴高热、口渴引饮、咳嗽痰黄稠、口臭、腹胀、便秘、溲黄。舌质红，苔黄厚，脉洪大而数。

二、常见症状/证候施护

1. 咽痛

(1)观察咽痛的性质、持续时间、发作次数、咽部肿胀情况及伴随症状。

(2)遵医嘱予清热解毒利咽的中草药含片或丸剂含服。

(3)遵医嘱予耳穴压豆，取肺、胃、扁桃体、咽喉、耳尖等穴。

(4)遵医嘱予放血疗法，取耳尖、少商等穴。

(5)遵医嘱予穴位贴敷，取阿是穴、列缺等穴。

(6)遵医嘱予刮痧治疗，取大椎、曲池等穴。

2. 刺激性咳嗽

(1)观察咳嗽的性质、持续时间、发作次数及伴随症状。

(2)遵医嘱含服六神丸、草珊瑚含片或润喉丸。

(3)遵医嘱予耳穴压豆，取咽喉、口、气管、肺、肾上腺等穴。

(4)遵医嘱予穴位贴敷，取列缺、大椎、肺俞等穴。

3. 发热

(1)严密观察病情，监测体温的变化，汗出较多时及时擦洗，更换衣被。

(2)高热时，多饮水，协助患者进行温水擦浴以物理降温。

(3)遵医嘱予放血疗法，取耳尖等穴。

(4)遵医嘱予刮痧治疗，取足太阳膀胱经、两肩髃及曲池等穴。

三、中医特色治疗护理

(一)药物治疗

(1)内服中药。

(2)注射给药。

(3)外用中药。

(二)中医特色技术

耳穴压豆、放血疗法、穴位贴敷、刮痧治疗。

四、健康指导

（一）生活起居

（1）注意休息，保持居室通风良好，室温适中。

（2）注意口腔和咽部卫生，及时治疗邻近组织相关疾病。

（3）起居有常，增强体质，避免感冒诱发乳蛾。

（二）饮食调理

（1）饮食有节，患病期间饮食宜清淡，避免肥甘厚腻的食物，戒烟酒，少食辛辣刺激之品。

（2）风热外袭证，宜食疏风清热之品，如桑叶、菊花、薄荷、绿茶少量，代茶饮。

（3）肺胃热盛证，宜食薄荷粥，选用金银花、连翘代茶饮。

（三）情志调理

（1）向患者解释病情及治疗方法，消除恐惧心理，使其积极配合治疗。

（2）鼓励家属多陪伴患者，给予患者心理支持。

（3）鼓励病友间多沟通交流疾病防治经验，提高对疾病的认识，增强治疗信心。

五、护理效果评价

乳蛾（急性扁桃体炎）中医护理效果评价表（表 12-3）。

表 12-3 乳蛾（急性扁桃体炎）中医护理效果评价表

医院：________科室：______入院日期：______出院日期：______住院天数：____床号：__________姓名：____性别：______年龄：______住院号：______

文化程度： 纳入中医临床路径：是□ 否□ 证候诊断：风热外袭证□ 肺胃热盛证□ 其他：

一、护理效果评价

主要症状	主要辨证施护方法	中医护理技术	分级	护理效果			
				实施前评价		实施后评价	
				日期	分值	日期	分值
咽痛□	1. 评估疼痛□ 评分：________ 2. 观察□ 3. 监测生命体征□ 4. 饮食□ 5. 其他护理措施：	1. 耳穴压豆□ 应用次数：____次；应用时间：____天 2. 放血疗法□ 应用次数：____次；应用时间：____天 3. 穴位贴敷□ 应用次数：____次；应用时间：____天 4. 刮痧治疗□ 应用次数：____次；应用时间：____天 5. 其他：____ 应用次数：____次；应用时间：____天	好（0 分）：无疼痛 较好（2 分）：轻度疼痛，疼痛评分 1～3 分，有疼痛但可忍受，生活正常，睡眠无干扰 一般（4 分）：中度疼痛，疼痛评分 4～6 分，疼痛明显，不能忍受，要求服用镇痛药物，睡眠受干扰 差（6 分）：重度疼痛，疼痛评分 7～10 分，不能忍受，需用镇痛药物，睡眠受严重干扰，可伴自主神经紊乱或被动体位				
刺激性咳嗽□	1. 饮食□ 2. 观察□ 3. 其他护理措施：	1. 耳穴压豆□ 应用次数：____次；应用时间：____天 2. 穴位贴敷□ 应用次数：____次；应用时间：____天 3. 其他：____ 应用次数：____次；应用时间：____天	好（0 分）：无咳嗽 较好（2 分）：偶尔咳嗽 一般（4 分）：经常咳嗽 差（6 分）：频繁咳嗽				

续表12-3

主要症状	主要辨证施护方法	中医护理技术	分级	护理效果			
				实施前评价		实施后评价	
				日期	分值	日期	分值
发热□	1. 监测生命体征□ 2. 饮食□ 3. 物理降温□ 4. 其他护理措施：	1. 放血疗法□　应用次数：____次；应用时间：____天 2. 刮痧治疗□　应用次数：____次；应用时间：____天 3. 其他：____　应用次数：____次；应用时间：____天	好（0分）：正常 较好（2分）：37.3~38.0℃ 一般（4分）：38.1~39.0℃ 差（6分）：39.0℃以上				
其他：□ （请注明）							

二、护理依从性及满意度评价

评价项目		患者对护理的依从性			患者对护理的满意度		
		依从	部分依从	不依从	满意	一般	不满意
中医护理技术	耳穴压豆						
	放血疗法						
	穴位贴敷						
	刮痧治疗						
健康指导							
签名		责任护士签名：			上级护士或护士长签名：		

注：1. 患者对护理的依从性。依从：患者在治疗期间遵医嘱完成规范化中医护理治疗。部分依从：偶尔不能配合完成中医护理治疗。不依从：经常不能配合或自主要求终止中医护理治疗。2. 患者对护理的满意度。询问患者对护理的满意度。

三、对本病中医护理方案的评价

实用性强：>90%□　实用性较强：70%≤实用性≤90%□　实用性一般：30%≤实用性<70%□　不实用：<30%□

改进意见：

四、评价人（责任护士）

姓名：________________技术职称：________________完成日期：________________护士长签字：________________